国家卫生和计划生育委员会"十二五"规划教材
全国高等医药教材建设研究会"十二五"规划教材
全国高等学校制药工程、药物制剂专业规划教材
供 制 药 工 程 、 药 物 制 剂 专 业 用

中药提取工艺学

主 编　李小芳

副主编　邱智东　关 枫

编 者（以姓氏笔画为序）

关 枫（黑龙江中医药大学）

孙隆儒（山东大学药学院）

李小芳（成都中医药大学）

吴兆华（牡丹江医学院）

何宇新（西华大学生物工程学院）

邱智东（长春中医药大学）

胡慧玲（成都中医药大学）

秦少容（太极集团有限公司）

程建明（南京中医药大学）

曾 锐（西南民族大学民族医药研究院）

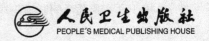

人民卫生出版社

PEOPLE'S MEDICAL PUBLISHING HOUSE

图书在版编目（CIP）数据

中药提取工艺学 / 李小芳主编 . —北京：人民卫生出版社，2014

ISBN 978-7-117-18570-7

Ⅰ. ①中⋯　Ⅱ. ①李⋯　Ⅲ. ①中药化学成分 – 提取 – 高等学校 – 教材　Ⅳ. ①R284.2

中国版本图书馆 CIP 数据核字（2014）第 013325 号

人卫社官网　**www.pmph.com**	出版物查询，在线购书
人卫医学网　**www.ipmph.com**	医学考试辅导，医学数据库服务，医学教育资源，大众健康资讯

版权所有，侵权必究！

中药提取工艺学

主　　编：李小芳
出版发行：人民卫生出版社（中继线 010-59780011）
地　　址：北京市朝阳区潘家园南里 19 号
邮　　编：100021
E - mail： pmph @ pmph.com
购书热线：010-59787592　010-59787584　010-65264830
印　　刷：北京虎彩文化传播有限公司
经　　销：新华书店
开　　本：787×1092　1/16　印张：15
字　　数：374 千字
版　　次：2014 年 3 月第 1 版　2021 年 8 月第 1 版第 5 次印刷
标准书号：ISBN 978-7-117-18570-7/R · 18571
定　　价：28.00 元

打击盗版举报电话：010-59787491　E-mail：WQ @ pmph.com
（凡属印装质量问题请与本社市场营销中心联系退换）

出 版 说 明

《国家中长期教育改革和发展规划纲要(2010-2020 年)》和《国家中长期人才发展规划纲要(2010-2020 年)》中强调要培养造就一大批创新能力强、适应经济社会发展需要的高质量各类型工程技术人才,为国家走新型工业化发展道路、建设创新型国家和人才强国战略服务。制药工程、药物制剂专业正是以培养高级工程化和复合型人才为目标,分别于 1998 年、1987 年列入《普通高等学校本科专业目录》,但一直以来都没有专门针对这两个专业本科层次的全国规划性教材。为顺应我国高等教育教学改革与发展的趋势,紧紧围绕专业教学和人才培养目标的要求,做好教材建设工作,更好地满足教学的需要,我社于 2011 年即开始对这两个专业本科层次的办学情况进行了全面系统的调研工作。在广泛调研和充分论证的基础上,全国高等医药教材建设研究会、人民卫生出版社于 2013 年 1 月正式启动了全国高等学校制药工程、药物制剂专业国家卫生和计划生育委员会"十二五"规划教材的组织编写与出版工作。

本套教材主要涵盖了制药工程、药物制剂专业所需的基础课程和专业课程,特别是与药学专业教学要求差别较大的核心课程,共计 17 种(详见附录)。

作为全国首套制药工程、药物制剂专业本科层次的全国规划性教材,具有如下特点:

一、立足培养目标,体现鲜明专业特色

本套教材定位于普通高等学校制药工程专业、药物制剂专业,既确保学生掌握基本理论、基本知识和基本技能,满足本科教学的基本要求,同时又突出专业特色,区别于本科药学专业教材,紧紧围绕专业培养目标,以制药技术和工程应用为背景,通过理论与实践相结合,创建具有鲜明专业特色的本科教材,满足高级科学技术人才和高级工程技术人才培养的需求。

二、对接课程体系,构建合理教材体系

本套教材秉承"精化基础理论、优化专业知识、强化实践能力、深化素质教育、突出专业特色"的原则,构建合理的教材体系。对于制药工程专业,注重体现具有药物特色的工程技术性要求,将药物和工程两方面有机结合、相互渗透、交叉融合;对于药物制剂专业,则强调不单纯以学科型为主,兼顾能力的培养和社会的需要。

三、顺应岗位需求,精心设计教材内容

本套教材的主体框架的制定以技术应用为主线,以"应用"为主旨甄选教材内容,注重学生实践技能的培养,不过分追求知识的"新"与"深"。同时,对于适用于不同专业的同一课程的教材,既突出专业共性,又根据具体专业的教学目标确定内容深浅度和侧重点;对于适用于同一专业的相关教材,既避免重要知识点的遗漏,又去掉了不必要的交叉重复。

四、注重案例引入,理论密切联系实践

本套教材特别强调对于实际案例的运用,通过从药品科研、生产、流通、应用等各环节引入的实际案例,活化基础理论,使教材编写更贴近现实,将理论知识与岗位实践有机结合。既有用实际案例引出相关知识点的介绍,把解决实际问题的过程凝练至理性的维度,使学生对于理论知识的掌握从感性到理性;也有在介绍理论知识后用典型案例进行实证,使学生对于理论内容的理解不再停留在凭空想象,而源于实践。

五、优化编写团队,确保内容贴近岗位

为避免当前教材编写存在学术化倾向严重、实践环节相对薄弱、与岗位需求存在一定程度脱节的弊端,本套教材的编写团队不但有来自全国各高等学校具有丰富教学和科研经验的一线优秀教师作为编写的骨干力量,同时还吸纳了一批来自医药行业企业的具有丰富实践经验的专家参与教材的编写和审定,保障了一线工作岗位上先进技术、技能和实际案例作为教材的内容,确保教材内容贴近岗位实际。

本套教材的编写,得到了全国高等学校制药工程、药物制剂专业教材评审委员会的专家和全国各有关院校和企事业单位的骨干教师和一线专家的支持和参与,在此对有关单位和个人表示衷心的感谢!更期待通过各校的教学使用获得更多的宝贵意见,以便及时更正和修订完善。

全国高等医药教材建设研究会

人民卫生出版社

2014 年 2 月

附：国家卫生和计划生育委员会"十二五"规划教材 全国高等学校制药工程、药物制剂专业规划教材目录

序号	教材名称	主编	适用专业
1	药物化学 *	孙铁民	制药工程、药物制剂
2	药剂学	杨 丽	制药工程
3	药物分析	孙立新	制药工程、药物制剂
4	制药工程导论	宋 航	制药工程
5	化工制图	韩 静	制药工程、药物制剂
5-1	化工制图习题集	韩 静	制药工程、药物制剂
6	化工原理	王志祥	制药工程、药物制剂
7	制药工艺学	赵临襄　赵广荣	制药工程、药物制剂
8	制药设备与车间设计	王 沛	制药工程、药物制剂
9	制药分离工程	郭立玮	制药工程、药物制剂
10	药品生产质量管理	谢 明　杨 悦	制药工程、药物制剂
11	药物合成反应	郭 春	制药工程
12	药物制剂工程	柯 学	制药工程、药物制剂
13	药物剂型与递药系统	方 亮　龙晓英	药物制剂
14	制药辅料与药品包装	程 怡　傅超美	制药工程、药物制剂、药学
15	工业药剂学	周建平　唐 星	药物制剂
16	中药炮制工程学 *	蔡宝昌　张振凌	制药工程、药物制剂
17	中药提取工艺学	李小芳	制药工程、药物制剂

注：* 教材有配套光盘。

全国高等学校制药工程、药物制剂专业
教材评审委员会名单

主任委员

尤启冬　中国药科大学

副主任委员

赵临襄　沈阳药科大学
蔡宝昌　南京中医药大学

委　员（以姓氏笔画为序）

于奕峰　河北科技大学化学与制药工程学院
元英进　天津大学化工学院
方　浩　山东大学药学院
张　珩　武汉工程大学化工与制药学院
李永吉　黑龙江中医药大学
杨　帆　广东药学院
林桂涛　山东中医药大学
章亚东　郑州大学化工与能源学院
程　怡　广州中医药大学
虞心红　华东理工大学药学院

前　言

中药提取是中药生产过程中重要的单元操作,其工艺方法、工艺流程的选择和设备配置将直接关系到产品的质量、临床疗效、经济效益及 GMP 的实施。掌握中药提取的基本原理、工艺技术及提取的新方法、新工艺、新设备,对于培养适应制药行业发展需求的实用型制药专业人才及实施中药现代化具有重要意义。

中药提取工艺学是从中药制剂学学科中分离出来,用现代科学加以充实而成的一个独立学科,其主要任务是阐明中药提取理论和技术,指导中药提取生产工艺,为中药制剂、中医处方和中药调剂提供能为中医药临床所接受的中药原料。

本教材为全国高等学校制药工程专业、药物制剂专业国家卫生和计划生育委员会“十二五”规划教材之一,全书以 2010 年版《中国药典》、新版 GMP 为标准;以制药工程和药物制剂专业相应职业岗位群的市场需求为导向;以制剂技术和工程应用为背景,紧密契合目前企业生产实际,重点介绍中药提取工艺方法、流程及设备;注重生动性和趣味性,特色鲜明,定位明确。

全书共分为三部分:上篇为总论,主要介绍中药提取基本理论,包括基本概念、研究内容、基本原理及影响提取的因素;中篇为中药提取方法与工艺,包括煎煮法、浸渍法、渗漉法、回流提取法、中药蒸馏法、超临界流体提取法、中药提取新方法及其他提取方法;下篇为中药分离纯化方法与工艺,包括离心分离法、醇沉(或水沉)法、大孔吸附树脂分离法、吸附澄清法、膜分离法、其他分离纯化方法以及中药提取工艺实例分析。中篇和下篇强调每种方法的特点、基本原理、操作方法及常用设备,结合实例分析及应用前景,对中药提取工艺中的常用提取分离方法及新方法进行了系统的介绍。教材内容紧密结合生产实践,注重内容的先进性、前沿性及新颖性;在结构上突出基本原理、操作方法及常用设备,并在每章设置学习目标及应用实例,便于学生学习。

本教材主要定位于普通高等学校制药工程及药物制剂专业使用,同时可供中药学及药学相关专业本科、专科及研究生,制药企业、科研院所、药品经营、药品检验等部门从事中药制剂生产与管理、药品质量分析与检测等工作的专业技术人员选用。

本教材由成都中医药大学、长春中医药大学、黑龙江中医药大学、南京中医药大学、山东大学、牡丹江医学院、西华大学及西南民族大学等 8 所高校长期从事中药提取有关的教学与科研的专家、学者等共同编写,具体编写分工为:第一章、第三章、第十五章、第十八章由成都中医药大学李小芳、胡慧玲共同编写;第二章、第四章由长春中医药大学邱智东编写;第九章、第十三章由黑龙江中医药大学关枫编写;第十四章、第十六章由南京中医药大学程建明编写;第六章、第十一章由山东大学孙隆儒编写;第五章、第十七章由牡丹江医学院吴兆华编写;第七章、第十二章由西华大学何宇新编写;第八章、第十章由西南民族大学曾锐编写。在编写过程中,得到太极集团有限公司行业专家的指导,在此表示感谢。

为编写好本书,全体编委紧密合作,发挥各自的特长,但限于编者水平,不足之处在所难免,敬请广大师生及读者批评指正,并提出宝贵意见和建议,以便使教材质量不断完善和提高。

《中药提取工艺学》编写组
2014 年 2 月于成都

目 录

上篇 总 论

中篇　中药提取方法与工艺

下篇 中药分离纯化方法与工艺

上篇 总 论

第一章 绪 论

学习目标
1. 掌握中药提取工艺学的性质、基本任务及常用术语。
2. 熟悉中药提取工艺学的研究内容,以及中药提取应遵循的原则。
3. 了解中药提取的发展概况及相关法规。

第一节 概 述

中药提取工艺学是在中医药理论指导下,应用现代科学技术,研究中药提取的原理、方法、工艺过程和技术要求的应用型技术科学,它不仅与中药类、药学类专业的各门基础课、专业基础课和其他专业课有密切联系,而且与中药制剂生产紧密相关,直接影响着中药制剂的质量和临床疗效。

一、中药提取工艺学的产生与学科定位

(一)中药提取工艺学的产生

中药传统剂型多由中药材粉末制成,经过提取制成的中药种类较少。近三十多年来,由于药物制剂技术的迅速发展,中药新剂型的大量投产,对中药物质基础的认识逐渐深入,中药提取物在中药制剂生产过程中所占的比例越来越大,如何更有效地提取中药有效成分已经成为制约中药制剂生产的关键问题之一。中药提取工艺学是以中医药理论为指导,通过研究中药提取过程中的传质和传热理论来解决上述问题,为中药制剂达到"三小"(剂量小、毒性小、副作用小)、"三效"(高效、速效、长效)、"五方便"(服用、携带、生产、运输、贮藏方便)奠定基础。

(二)中药提取工艺学的学科定位

中药制剂生产过程中关于提取有效成分方面的知识,一般都在中药制剂学中进行介绍。由于中药制剂学包含传统中药制剂、中药有效成分的提取、现代制剂、现代生物药剂学等多

方面的知识,而有关有效成分提取方面的知识在其中所占篇幅甚小,已经很难满足中药提取工艺发展与教学的需要。随着中药产业的蓬勃发展,越来越多的新工艺、新技术和新设备不断被运用到中药提取工艺中,而中药提取工艺所涉及的问题从理论或技术上都非常复杂,所以需要从中药制剂学这一学科中将中药提取部分分离出来,形成一个独立的学科,为保证中药制剂具有安全、有效、稳定、可控的原料提供理论依据。

为促进中药提取现代化和生产的发展,有必要把中药制剂生产分成两个组成部分,即中药提取物(即中成药原料)的生产和中药制剂的生产。在生产过程中,中药提取工艺学的任务是指导中药提取物的生产,为制剂提供原料;而中药制剂学的任务在于利用中药提取物作为原料,生产各种中药制剂。把中药有效成分的提取知识从中药制剂学中分离出来,用现代天然产物或药物的生产技术加以改造和充实。这样的分工有利于中药制剂学科和中药制剂生产的发展,是中药产业化和现代化的要求。

二、中药提取工艺学的性质与基本任务

(一) 性质

中药提取工艺学是根据传统中医药理论,利用现代中药化学、化工原理、生物学和天然产物等学科的相关知识,研究中药提取物的生产理论和技术,投入和产出的经济性,传质、传热理论和技术,由多学科融合的综合性、交叉性的一门应用科学。因此它具有工艺学、生物学、化学及物理学性质。

(二) 基本任务

中药提取工艺发展的滞后已成为影响中药制剂生产质量的瓶颈问题,研究提取过程的基本原理、方法、工艺过程和技术要求,利用多学科已有的技术成果,结合中药生产的具体情况,对中药提取过程进行全面的探索、研究,有利于促进中药制剂的现代化。

中药提取工艺学的基本任务是通过适宜的提取分离技术,将中药制成中药提取物,为后续中药制剂的制备、质量控制及临床合理应用提供基础。其具体任务是:

1. 加强中药提取工艺过程中的基本理论研究　研究中药提取分离过程中的基本原理,揭示中药制剂的内在规律,提高有效成分的提取率,使中药提取工艺学成为具有完善的先进理论支撑的学科。

2. 充分吸收现代科学技术研究成果,加强中药提取分离新技术、新工艺、新设备的研究　随着现代制药技术的发展,中药提取工艺水平有了较大提高。运用新技术,如生物酶解技术、超临界流体萃取技术、超声波辅助提取技术等来提高提取率;运用离子交换树脂、膜分离技术等来分离纯化、富集有效成分;应用新设备提高中药提取的生产机械化水平,以获得优良的中药提取物,促进中药制剂的发展。

三、中药提取工艺学的研究内容

(一) 研究中药提取的原理

中药提取、分离纯化的目的是最大限度地浸提出有效成分或有效部位,最低限度地浸出无效甚至有害的物质,研究中药提取的原理对于研究中药药效物质基础,工艺方法、工艺流程及设备的选择,提高药材资源的利用率,提高药品质量、生产效率与经济效益均具有重要的意义。中药提取的原理包括:①传质理论:双膜理论、扩散边界层理论、溶质渗透理论等。在中药浸提过程中,主要利用的是溶质的扩散原理。②传热理论:包括热传导、热对流和热

辐射三种。

（二）研究中药提取的方法

中药提取方法的选择应根据处方药料的性质、溶媒的性质、剂型要求和生产实际等综合考虑。常用的中药提取方法包括：①中药提取方法：煎煮法、浸渍法、渗漉法、回流提取法、蒸馏法、超临界流体提取法及微波辅助提取法、超声波辅助提取法、超高压提取法等。②中药分离纯化方法：离心分离法、水提醇沉法、醇提水沉法、大孔树脂吸附分离法、吸附澄清法、膜分离法、酸碱法、盐析法、结晶法等。

（三）研究中药提取的工艺过程

中药提取的工艺过程是指将以中药饮片为原料的方剂，采用各种工艺技术制成某一具体剂型的过程。由于中药成分复杂，工艺过程将直接影响制剂的质量及临床疗效。在选择适宜的剂型，并确认组方中有效成分（或组分）后，应制订合理的制备工艺，明确工艺流程及基本工艺参数（如提取溶媒、用量、提取时间、提取次数、提取温度等）。如参麦注射液，主要采用的是醇提水沉法制备，在制备中采用 80% 乙醇 600ml 水浴回流提取，共提取 2 次，每次 2 小时。

（四）研究中药提取物的技术要求

中药提取后主要得到的是中药提取物，《中国药典》2010 年版收载中药提取物 47 种，分别对其性状、鉴别、检查项等做出了相应的规定，主要包括：无异物、焦屑；溶解性能、相对密度、定性指标、定量指标等应符合规定要求。部分提取物的检查项中还包括了农药残留以及重金属的检查。为了保证提取物的质量，一些企业的企业标准中还增加了微生物限度检查和提取物总固体量检查。

四、中药提取应遵循的原则

（一）概述

中药化学成分复杂，药材常需要经过提取、纯化处理。中药提取纯化工艺是指根据临床用药和制剂要求，用适宜溶剂和方法从饮片中富集有效物质、除去杂质的过程，这个过程是中药制剂特有的工艺步骤。能否合理选择和正确运用提取、纯化技术直接关系到中药材资源能否被充分利用，制剂疗效能否充分发挥。在提取、纯化后，常需通过浓缩、干燥等过程，以达到作为制剂原料或半成品的要求。中药提取过程中提取、分离、精制、浓缩、干燥等单元操作对提取物成分及其含量有重要影响。中药制剂的效果不能仅通过有效成分的检测来决定，而是在生产过程形成的。从药物的有效性分析，提取过程对药效起着决定作用，所以，对中药提取过程进行全面监控是极其重要和必要的。

中药的生物多样性决定其具有多成分、多途径、多靶点的特点，中药提取工艺方法与技术繁多，同时，新方法与新技术不断涌现，不同的方法与技术所考虑的重点、需进行研究的难点、要确定的技术参数等，均有可能不同。因此，应遵循药品研究的一般规律，注重对其个性特征的研究，尊重传统组方、用药理论与经验，通过研究揭示其本质，以评价其工艺选择及其作为药品对于具体适应证治疗的利弊。同时，应根据药物的具体情况，结合生产实际进行必要的研究，以明确具体工艺参数，做到提取工艺科学、合理、稳定、可行，以保证产品安全有效、质量稳定。

因此，在中药的提取、分离、纯化及浓缩、干燥等工艺研究过程中，提取方法和工艺路线的确定、工艺条件的优选、评价指标的建立、实验设计方法的选定等均需遵循一定的原则。

（二）基本原则

1. **工艺路线**　中药提取纯化的工艺路线是以保证中药的安全、有效为目的,根据中医临床用药及组方特点,以及制剂成型要求所制订的工艺、方法、条件和程序为基础,其筛选结果将决定制剂质量的优劣,也关系到大生产的可行性和经济效益。因此,工艺路线是中药提取工艺科学性、合理性和可行性的基础和核心。工艺路线的设计应以使中药的生产工艺具有科学性、先进性及生产的可行性为原则。

鉴于中药所含成分的复杂性,中药的提取、分离与纯化、浓缩与干燥等工艺的研究应在分析处方组成,参考各药材所含成分的理化性质和药理作用的研究基础上,根据与治疗作用相关的有效成分及有效部位的理化性质,结合制剂制备上的要求、大生产的实际情况、环境保护的要求,进行工艺路线的设计及工艺方法和条件的筛选,制订出方法简便、参数可控的稳定工艺。

（1）提取、分离与纯化工艺

1) 中药的提取应尽可能多地提取出有效成分,或根据某一成分、某类成分的性质提取。提取溶剂的选择应尽量避免使用一、二类有机溶剂。

2) 中药的纯化应依据中药传统用药经验或根据药物中已确认的一些有效成分的存在状态、理化性质等设计科学、合理、稳定、可行的工艺,采用一系列分离纯化技术来完成。应在尽可能多地富集有效成分的前提下,除去无效成分。

3) 不同的提取纯化方法均有其特点与适用范围,应根据与治疗作用相关的有效成分(或有效部位)的理化性质,或药效研究结果,通过试验对比,选择适宜的工艺路线与方法。

（2）浓缩与干燥工艺:浓缩、干燥工艺应依据制剂的要求,根据物料的性质和影响浓缩、干燥效果的因素,选择适宜方法,使提取物达到要求的相对密度或含水量,以便于制剂成型,并确定主要工艺环节及其工艺条件与考察因素。应注意浓缩、干燥过程对药物成分的影响,如含有受热不稳定的成分,可作热稳定性考察,并对采用的工艺方法进行选择,对工艺条件进行优化。

2. **工艺条件**　工艺路线初步确定后,对采用的工艺方法,应进行科学、合理的试验设计,对工艺条件进行优化。工艺条件的优选应采用准确、简便、具有代表性、可量化的综合性评价指标与合理的方法。在多数情况下,影响工艺的因素不是单一的,需要对多因素、多水平同时进行考察。对于新建立的方法,还应进行方法的可行性、重现性等研究,必要时,应对所用原辅料的安全性进行考察,在确保其安全性、可行性的前提下,用于中药制剂工艺的研究。

选择适宜的工艺方法、工艺条件与设备,对保证制剂的质量,提高提取效率与经济效益是十分重要的。可根据具体品种的情况选择适宜的工艺与设备。为了保证工艺的稳定、减少批间质量差异,应固定工艺流程及其所用设备。

（1）提取、分离与纯化工艺条件的优化:采用的提取方法不同,影响提取效果的因素亦不同,因此应根据所采用的提取方法与设备,考虑影响因素的选择和提取参数的确定。一般需对溶媒、工艺条件进行选择,优化提取工艺参数。

中药的纯化工艺,应根据纯化的目的、可采用方法的原理和影响因素,选择适宜的纯化方法。纯化方法的选择,一般应考虑剂型与剂量、有效成分与无效成分的性质、制剂成型工艺的需要、生产的可行性、环保等因素。需对应用方法可能的影响因素进行研究,选择合适的工艺条件,确定工艺参数,以确保工艺的可重复性和药品质量的稳定性。应通过有针对性的试验,考察各步骤有关指标的情况,以评价各步骤工艺的合理性。如选择应用较多的水醇法来进行精制时,应考虑以下影响因素:浓缩液的相对密度,加入乙醇的方法(如乙醇加入时的快慢、搅拌速度),乙醇的浓度、用量,操作的温度,醇沉的时间等。

(2) 浓缩与干燥工艺条件的优化:在药物浓缩与干燥工艺过程中应注意保持药物成分的相对稳定。由于浓缩与干燥的方法、设备、程度及具体工艺参数等因素都直接影响药液中有效成分的稳定,在工艺研究中应结合制剂的要求对其进行研究和筛选。

3. 评价指标 工艺研究过程中,评价指标的选择十分重要。评价指标应该能客观、量化、科学、合理地对试验结果作出判断。在具体评价过程中,应结合中药的特点,遵循安全性、有效性、可控性的原则,选择科学合理的评价指标。需要注意的是,除了考虑化学成分、生物学方面的指标,环保、经济因素也应作为综合评价的指标。

(1) 提取与纯化工艺评价指标

1) 单一有效成分制剂:单一有效成分制剂的提取、纯化目标物为单一化学成分,其评价指标的选择应围绕方法的可行性与稳定性,以及所得目标物的得率和纯度等进行。

2) 有效部位制剂:有效部位制剂在选择提取、纯化方法评价指标时,除应考虑方法的可行性、稳定性、有效部位的得率和纯度等外,还应强调组成成分的稳定性。

3) 单味或复方制剂(指非有效成分或有效部位的制剂):应考虑制剂多成分作用的特点。一般而言,有效成分明确的,应以有效成分为指标;有效成分不明确的,应合理选择评价指标。既要重视传统用药经验、组方理论,充分考虑基础研究比较薄弱、对药物作用的物质基础和机制不清楚的现状,不宜盲目纯化;又要改善制剂的状况,应采用多指标综合评价,以满足临床用药要求。在具体评价指标的选择上,应结合中药的特点和品种的具体情况,选择对其安全性、有效性、可控性作出合理判断的评价指标,以期得到科学、合理、可行,又能真正反映药物疗效的工艺。

(2) 浓缩与干燥工艺评价指标:在研究过程中,应根据具体品种的情况,结合工艺、设备等特点,选择相应的评价指标。 对所含有效成分为挥发性、热敏性成分的药物在浓缩、干燥时还应考察其保留情况。

4. 实验设计方法 工艺研究过程中,工艺条件的筛选和确定,需要结合中药的特点,采用科学、客观、可量化比较的实验方法与评价指标,来获得科学、合理的结果。可采用的具体试验方法有多种,如单因素试验设计法、多因素试验设计法等,多因素试验设计法又包括正交设计法、均匀设计法、星点设计——效应面法、球面对称设计法等。

对于主要影响因素、水平取值的确定,应注意结合被研究对象特点灵活选择,一般可根据预试验结果来确定。具体的选择应根据研究的情况,需要考察的因素等来确定。但应考虑方法适用的范围,因素、水平设置的合理性,避免方法上的错误及各种方法的滥用和误用,例如因素、水平选择不当,样本量不符合要求,指标选择不合理,评价方法不妥,适用对象不符等;并应注意对试验结果的处理、分析,合理地选择试验结果。

由于工艺的多元性、复杂性以及研究中不可避免的实验误差,工艺优化的结果应通过重复和放大试验加以验证。

在工艺的优化过程中应尽可能有意识地引入数理实验设计的思想和方法,积极采用先进、科学、合理的设计方法以及数据的统计分析方法等,并加强计算机辅助设计及分析手段的应用。

五、中药提取工艺学的常用术语

(一) 药物分类名词

1. 中药　是指在中医基础理论指导下用以防病治病的药物。中药包含中药材、中药饮片、中成药。

2. 中药材　是指药用动物、植物、矿物的药用部分采收后经产地初加工形成的原料药材。

3. 中药饮片　是指药材经过炮制后可直接用于中医临床或制剂生产使用的处方药品。

4. 中成药　为中药成药的简称,指以中药饮片为原料,在中医药理论指导下,按法定处方和制法大批量生产,具特有名称,并标明功能主治、用法用量和规格,实行批准文号管理的药品。

5. 原料药　是指用于药品生产中的任何一种物质或物质的混合物,是制剂中的有效成分,须经进一步生产加工才能应用的药物。

6. 天然药物　是指在现代医药理论指导下使用的天然药用物质及其制剂。

(二) 中药提取物术语

1. 中药提取物　是以中药材为起始原料,按中医临床和中药现代制剂生产的处方要求,将原药材经加工、炮制、提取精制,制备出的物态稳定,含有一种(类)或几种(类)功能主治明确的化合物并具有稳定可控的质量标准的(中成药)制剂原料。提取物包括以水或醇等为溶剂经提取制成的流浸膏、浸膏或干浸膏,或含一类或数类有效成分的有效部位和含量达到90%以上的单一有效成分。

2. 有效部位　是指从单一植物、动物、矿物等物质中提取的一类或数类成分组成,其有效部位含量应占提取物的50%以上。如三七中的三七总皂苷、穿心莲中的穿心莲内酯等。

3. 有效成分　是指从植物、动物、矿物等物质中提取得到的天然的单一成分,其单一成分的含量应当占总提取物的90%以上。一般指化学上的单体化合物,能用分子式和结构式表达。如丹参酮 II_A、人参皂苷 Rg_1。

4. 干浸膏　是指中药以某一种溶剂浸出,所得浸出液经浓缩、干燥至含水量约为5%的提取物,如甘草浸膏、苎麻浸膏、紫花杜鹃浸膏等。

5. 稠浸膏　是指从中药材中以某一种溶剂浸出,所得浸出液经浓缩至含水量为15%~20%的制成品,称为稠浸膏。如刺五加浸膏。

6. 流浸膏　是指从中药材中以某一种溶剂浸出,所得浸出液经过浓缩除去部分溶剂而制成的浸出液。除另有规定外,每1ml流浸膏相当于中药材1g。如复方益母草流浸膏。

7. 浸出液　是指中药材以某一种溶剂采用各浸出法所得的浸出液。

(三) 中药提取术语

1. 提取　是指选择适当的溶剂和提取方法使中药材中所含的有效成分或有效部位尽可能浸出的单元操作。如小檗碱的提取、当归流浸膏的提取、大黄流浸膏的提取等。

2. 浸出　指从中药材中以某一种溶剂浸出一种浸出液的单元操作过程,是中药提取过程中的一个工序。它是从固体物质中分离一种溶剂可溶物的手段。

3. 蒸发　是指中药浸出液经过加热使溶剂蒸发,使溶剂与浸出物相分离,达到提高浸出液浓度的目的,是中药提取过程中的一个单元操作工序。

4. 浓缩　是为了提高中药浸出液浓度的一类单元操作工序的总称,它可以通过采用蒸发操作达到,也可以通过其他单元操作达到。常用的单元操作有沉淀过滤、离心和冷冻等方法。

5. 蒸馏 指利用液体混合物中各种组分挥发度的不同,加热使中药中的挥发性物质与其他物质相分离的方法。蒸馏是从中药材中以蒸馏的方法提取挥发性有效成分的操作工序。

6. 萃取 指利用化合物在两种互不相溶(或微溶)的溶剂中溶解度或分配系数的不同,使化合物从一种溶剂内转移到另外一种溶剂中。它是中药提取的一个单元操作工序。

7. 精制 指从中药浸出液中分离有效成分,除去杂质的一些单元操作的总称,亦称除杂。它包括萃取、沉淀、吸附、洗脱、离子交换、离心和过滤等。

8. 沉淀与沉降 这两个概念有些相似,均是对中药浸出液进行精制与除杂的操作过程和单元操作工序。沉淀是加入一种化学物质使有效物质或杂质与溶液相互分离的方法,以达到精制或除杂的目的。在沉淀这一生产过程中存在加入沉淀剂进行搅拌、产生固体不溶物后的沉降和沉淀物的分离等三个操作单元。

(四) 工艺术语

1. 工艺和工艺学 工艺是指利用中药提取设备对各种中药材、浸出液或其他半成品进行加工,使之最后成为产品的生产方法。专门研究工艺的学科叫"工艺学"。

2. 工艺流程 中药生产中从药材投入到取得产品,依次连续地通过设备或管道进行加工的过程。例如当归流浸膏的生产工艺流程就是粉碎、用 70% 乙醇浸渍、渗漉、浓缩及调整含量等。工艺流程又可称为生产流程或加工流程。

3. 工艺规程 是指工业企业中制订的对产品进行合理加工的技术文件。如浸出、蒸发浓缩等工序的操作规程和中间产品和产品的送检原则等。在这些文件中,规定了工艺路线,所采用的设备种类,产品的质量要求和检验方法,工人的技术水平和工时总额,所用的材料规格和消耗定额等。它是组织生产和工人进行操作的重要依据。

4. 工艺装备 制造产品所用的设备,如粉碎机、浸出罐、浓缩罐、反应罐、压滤机等。它可分成两类:标准工艺装备和专用工艺装备。标准工艺装备是国家定型生产的设备,它是生产很多产品的通用设备。专用工艺装备是为生产某一种产品而专门设计、加工的,有利于提高劳动生产率和产品质量,随着工业生产专业化、协作化的发展,工业企业中的专用设备将不断增加。

5. 工艺路线 物料按其工艺过程的顺序,依次经过各工序和场所(生产工序、生产装置、车间)的路线。

6. 工艺分析 它是产品试制过程中的一种工艺评价工作。它根据工艺技术上的各种要求来评定工艺条件、工艺过程和路线的合理性,进行生产的可能性、生产过程的经济性,以保证这种产品投入生产后能取得较好的经济效益。

7. 工艺学特性 指被加工的中药材或被提取化合物的某些可被利用于提取生产工艺的某一些特性,如药材的组织特性和物理特性,又如被提取物质的结构和物理化学特性等等。这些特性可作为制订中药提取生产工艺的科学依据。

第二节　中药提取工艺学的发展

一、中药提取工艺的发展简况

中药提取在我国已有悠久的历史,其发展大致可分为三个重要的历史时期:

(1) 商代和春秋战国时期:在商代(公元前 1600 年至公元前 1046 年)之前已有汤液的记载,据当时出土的甲骨文记载,已经有数种疾病的描述以及治疗方法,人们更以酒及热水作药物,利用针及青铜刀作手术用具,相传以中药汤液治病即由此发端。可见我国药物生产创造远在希波克拉底(Hippocrates, 约公元前 460—377 年,古希腊著名医师)及格林(Galen,公元 130—200 年,古罗马著名医师)之前。

大约成书于春秋战国时期的《黄帝内经》,是我国现存最早的医学典籍之一,其已记载了经过简单提取的汤、丸、膏、药酒等药物剂型。东汉著名的医学家张仲景编著的《伤寒杂病论》(后世将其分为《伤寒论》和《金匮要略》两书)中记载有经过提取的煎剂、浸剂、酒剂、浸膏剂、糖浆剂、洗剂、软膏剂等。东汉时期成书的《神农本草经》,是我国现存最早的药物学专著,书中记载"药性有宜丸者,宜散者,宜水煮者,宜酒渍者,宜膏煎者,亦有一物兼主者,亦有不可入汤、酒者,并随药性,不得违越"。体现了对药物剂型工艺的研究经验,同时书中对药物炮制加工方法亦有论述。

(2) 晋唐、明清及新中国成立前期:晋唐时期葛洪(公元 281—341 年)著《肘后备急方》,为早期的方剂学专书,曾记载了两种新的提取制剂浸膏和浓缩丸。宋代诞生了官办制药大作坊(如修合药所),已有简单的提取加工药品(如丸、膏、丹等)销售。上述历史说明我国应用提取的方法制备药物的起源甚早。

明清时期(公元 1368—1911 年),伟大的医学家、药学家李时珍(1518—1592 年),历时 27年写成巨著《本草纲目》。该书记载了当时我国的中药提取,已不限于一些简单的提取制剂,如酒剂、汤剂、浸膏、干浸膏等,出现了一些提纯品,如从五倍子中提取没食子酸结晶、从樟木中提取樟脑、从某些植物药材中提取吲哚化合物等。书中还记载了蒸馏、结晶、升华、沉淀、干燥等现代化学中应用的一些操作方法。据《本草经集注》《名医别录》和《本草纲目拾遗》等一些古代医药书籍记载,我国在 17 世纪已成功提取了乌头碱的结晶。

清朝末期,由于外敌入侵、战争的影响,中药提取生产工艺发展缓慢。直至新中国成立前夕,仅在酒剂、糖浆剂、煎剂、浸膏、干浸膏的小批量生产中对提取工艺有简单的应用,且生产多分散于私营中药店的作坊之中,生产方式非常落后,已经到了濒于灭亡的边缘。同一时期,西医药知识和大量西药传入中国,国外许多草药提取药如阿片、吗啡、洋地黄、莨菪制剂等传入中国,这些新提取药和新科学技术传入中国,对中药提取工业产生了巨大的影响。如陈克恢等从 1923 年开始从事中药麻黄的研究,对麻黄碱的提取、药物化学、药理作用和临床应用做出了伟大的贡献,使麻黄碱应用于世界各国,成了临床上不可缺少的现代药物。

我国进行了教育教学改革,建立了新的教学体系,国外的药学、医学知识传入中国,并逐步在各地建立医科大学,教授近代西医药学知识。国内学者则开始引进近代药学技术,并将其运用于中药生产中。从国外传入的植物药已在中国的一些大城市开始应用,并在药房制剂室制备一些经过简单提取的酊剂、流浸膏和浸膏制剂。在新中国成立前夕,已建立了一些以酊剂、浸膏、糖浆制剂为主的小药厂。在中药提取方面,建立了麻黄和甘草浸膏厂,产品主要以外售为主。一些小作坊和药店也进行一些简单的中药提取，多以师父带徒弟的方式传授技术。这个阶段我国的中药提取生产技术发展极其缓慢。

（3）新中国时期：新中国成立后，在政府的大力支持下，广大的医药工作者根据中西医相结合的原则，利用现代科学技术，广泛进行中药科学研究，特别重视中成药的剂型改革。在剂型改革中，将中药经过提取，制备成各种现代新剂型，提高了患者服用中药的顺应性。新中国成立 60 多年来，中药新剂型得到了迅速发展，全国各中药厂为了适应中药新剂型的需要，大部分都建立了提取生产车间，生产一些有效成分的提取物。随着中成药用药需求的增加，中成药的生产在各中药厂中所占比重逐步增大，各厂提取生产的任务也越来越重。因此，更多的先进设备和先进技术应用于中药提取，使得中药有效成分提取物的生产有了很大的发展。近年来，一些新的提取分离纯化技术受到青睐，多学科交叉融合，使得中药提取既符合传统的中医药理论，又提高了有效成分的收率。但从目前来看，这些高新技术多处于实验室研究阶段，要将其应用到中药制剂的生产中还存在很多技术问题，有待研究者和生产企业共同解决。

中药作为传统药物，历史悠久，疗效显著，是中华民族的文化瑰宝。虽然新中国成立以来，中药提取生产的发展很快，但是由于基础较差、工艺落后，生产还没有完全脱离手工作业，原材料、能源和人力浪费很大。还需要药学工作者对其进行生产技术改革，从而大幅度降低成本，提高经济效益，最终形成成熟的工业体系，以适应中药和中药生产现代化的需要。

二、中药提取工艺的研究进展与方向

中药组方各异、成分复杂，不同的提取方法和提取工艺条件对不同中药有效成分的提取率均会产生不同影响。因此，中药提取应根据中药材以及目标产物的特性，选择不同的提取方法以及提取工艺条件进行提取，最大限度地提高有效成分的提取率。近几十年来，新剂型中药的大量投产，中药有效成分提取物的生产在中药生产过程中所占比重越来越大，大部分制药企业都建立了提取车间，实现了一定程度的机械化和半机械化。2010 年版《中国药典》重视提升药品质量可控性，为中药生产向着过程可控、产物明确、质量严格的方向发展提供了明确的导向。中药提取纯化方面出现了许多新工艺，既提高了有效部位的收率和纯度，又降低了生产成本，从而提高了中药产品的科技含量，使传统中药向现代化、产业化、标准化的方向迈进。中药提取是中药制剂的重要生产环节之一，中药要实现生产的专业化和现代化，必将对中药提取工艺有更高的要求，中药提取工艺要顺应以下发展趋势：

1. 以中医药学和制剂学的要求为准则，将现代化学工程的概念、理论、技术和设备，引入我国的中药提取分离过程，进一步提高中药制剂质量和疗效；把化工原理的传质、传热理论，天然产物生产技术和设备引进到中药提取生产中；将粉体工程学中的粉体机械、粉体过程工艺技术、专用的功能性粉体材料及检测用装备引入中药提取生产中；利用这些工程学科已有的研究成果，结合中药生产的具体情况，从基本影响因素的研究入手，对中药提取工艺流程、生产设备、操作条件作全面改造和细致摸索，探寻中药提取的新途径、新方向。

2. 运用新型提取工艺进行提取过程强化，研究新工艺对不同药材及其不同组分提取的影响，寻找最佳操作条件和可能的作用机制，进行小型工业设备的设计。同时对新工艺的原理和参数进行优化和革新，使其能广泛地应用于工业化生产中。

3. 运用计算机技术，对中药有效成分或有效部位的提取、分离、纯化、浓缩、干燥全过程进行监测，实现从中药原料药到目标产品的全程控制，从而高效、优质地生产出中药提取物及中成药产品。同时,通过发展微电子技术和建立信息网络数据库,对生产过程中的条件、物料、能源和中间产物的质量进行控制,使中药提取标准化。

总之,要使中药提取质量可控化、规范化,必须结合现代药物理论、工程学相关技术和设备、现代化工理论、信息技术和管理技术,设计先进、合理的提取工艺,最终使其成本低廉,提取收率高,产品质量好。

第三节 中药提取的相关法规

一、GMP 中有关提取的法规

GMP,即药品生产质量管理规范,是药品生产和质量管理的基本准则。1963 年美国颁布了世界上第一部 GMP——《现行药品生产和质量管理规范》(Current Good Manufacturing Practice),1969 年 WHO 第 22 届大会提出建议各成员国药品生产实行 GMP 制度。其指导思想是:药品的质量是经由设计和生产形成的,而不是依靠检验而来的。因此必须强调预防为主,在生产过程中建立质量保证体系,实行全面质量保证,确保药品质量。实践证明,GMP是保证用药安全、有效的必要条件和最可靠基准,已成为国际上公认和通行的从事药品生产所必须遵循的基本准则。

我国于 20 世纪 80 年代引入 GMP 理念,1988 年首次颁布药品 GMP,作为正式法规执行。其间经历 1992 年、1998 年和 2010 三次修订,目前已实现了所有制剂、原料药和中药饮片均在 GMP 条件下生产的目标。现行版《药品生产质量管理规范》(以下简称 GMP)已于 2010年 10 月 19 日经卫生部部务会议审议通过,2011 年 3 月 1 日起施行,共有 14 章,313 条。该版 GMP 吸收国际先进经验,结合我国国情,按照"软、硬件并重"的原则,贯彻质量风险管理和药品生产全过程管理的理念,更加注重科学性,强调指导性和可操作性,对于规范我国中药工业发展起到了极为重要的作用。GMP 作为质量管理体系的一部分,旨在最大限度地降低药品生产过程中的污染、交叉污染以及混淆、差错等风险,确保持续稳定地生产出符合预定用途和注册要求的药品。其作为国际药品贸易和质量管理的重要内容和法律依据,是进入国际市场的先决条件。因此,贯彻执行 GMP 规范是实现中药生产现代化和产业国际化的一项重要任务。

中药提取是中药质量稳定的关键步骤,直接决定中成药的内在质量。现将现行版GMP "附录 5:中药制剂"中关于中药提取工序的相关条款节选如下:

第三条 中药制剂的质量与中药材和中药饮片的质量、中药材前处理和中药提取工艺密切相关。应当对中药材和中药饮片的质量以及中药材前处理、中药提取工艺严格控制。在中药材前处理以及中药提取、贮存和运输过程中,应当采取措施控制微生物污染,防止变质。

第十条 中药提取、浓缩等厂房应当与其生产工艺要求相适应,有良好的排风、水蒸气控制及防止污染和交叉污染等设施。

第十一条 中药提取、浓缩、收膏工序宜采用密闭系统进行操作,并在线进行清洁,以防止污染和交叉污染。采用密闭系统生产的,其操作环境可在非洁净区;采用敞口方式生产的,其操作环境应当与其制剂配制操作区的洁净度级别相适应。

第十二条 中药提取后的废渣如需暂存、处理时,应当有专用区域。

第十三条　浸膏的配料、粉碎、过筛、混合等操作,其洁净度级别应当与其制剂配制操作区的洁净度级别一致。中药饮片经粉碎、过筛、混合后直接入药的,上述操作的厂房应当能够密闭,有良好的通风、除尘等设施,人员、物料进出及生产操作应当参照洁净区管理。

第二十四条　应当制定控制产品质量的生产工艺规程和其他标准文件:

(一)制定中药材和中药饮片养护制度,并分类制定养护操作规程;

(二)制定每种中药材前处理、中药提取、中药制剂的生产工艺和工序操作规程,各关键工序的技术参数必须明确,如:标准投料量、提取、浓缩、精制、干燥、过筛、混合、贮存等要求,并明确相应的贮存条件及期限;

(三)根据中药材和中药饮片质量、投料量等因素,制定每种中药提取物的收率限度范围;

(四)制定每种经过前处理后的中药材、中药提取物、中间产品、中药制剂的质量标准和检验方法。

第二十五条　应当对从中药材的前处理到中药提取物整个生产过程中的生产、卫生和质量管理情况进行记录,并符合下列要求:

(一)当几个批号的中药材和中药饮片混合投料时,应当记录本次投料所用每批中药材和中药饮片的批号和数量。

(二)中药提取各生产工序的操作至少应当有以下记录:

1. 中药材和中药饮片名称、批号、投料量及监督投料记录;

2. 提取工艺的设备编号、相关溶剂、浸泡时间、升温时间、提取时间、提取温度、提取次数、溶剂回收等记录;

3. 浓缩和干燥工艺的设备编号、温度、浸膏干燥时间、浸膏数量记录;

4. 精制工艺的设备编号、溶剂使用情况、精制条件、收率等记录;

5. 其他工序的生产操作记录;

6. 中药材和中药饮片废渣处理的记录。

第二十六条　中药材应当按照规定进行拣选、整理、剪切、洗涤、浸润或其他炮制加工。未经处理的中药材不得直接用于提取加工。

第三十二条　中药提取用溶剂需回收使用的,应当制定回收操作规程。回收后溶剂的再使用不得对产品造成交叉污染,不得对产品的质量和安全性有不利影响。

第三十五条　中药提取、精制过程中使用有机溶剂的,如溶剂对产品质量和安全性有不利影响时,应当在中药提取物和中药制剂的质量标准中增加残留溶剂限度。

中药提取过程中,设备作为提取手段,与原料直接接触,是不能忽略的污染源之一。我国2010年修订的药品GMP单列一章介绍有关设备管理和使用,强调了设备及其管理的重要性。现将药品GMP中与中药提取相关的设备使用和管理条款节选如下:

第七十一条　设备的设计、选型、安装、改造和维护必须符合预定用途,应当尽可能降低产生污染、交叉污染、混淆和差错的风险,便于操作、清洁、维护,以及必要时进行的消毒或灭菌。

第七十二条　应当建立设备使用、清洁、维护和维修的操作规程,并保存相应的操作记录。

第七十四条　生产设备不得对药品质量产生任何不利影响。与药品直接接触的生产设备表面应当平整、光洁、易清洗或消毒、耐腐蚀,不得与药品发生化学反应、吸附药品或向药品中释放物质。

第七十七条　设备所用的润滑剂、冷却剂等不得对药品或容器造成污染,应当尽可能使用食用级或级别相当的润滑剂。

第七十九条　设备的维护和维修不得影响产品质量。

第八十一条　经改造或重大维修的设备应当进行再确认,符合要求后方可用于生产。

第八十二条　主要生产和检验设备都应当有明确的操作规程。

第八十三条　生产设备应当在确认的参数范围内使用。

第八十五条　已清洁的生产设备应当在清洁、干燥的条件下存放。

第八十六条　用于药品生产或检验的设备和仪器,应当有使用日志,记录内容包括使用、清洁、维护和维修情况以及日期、时间、所生产及检验的药品名称、规格和批号等。

第八十七条　生产设备应当有明显的状态标识,标明设备编号和内容物(如名称、规格、批号);没有内容物的应当标明清洁状态。

第八十九条　主要固定管道应当标明内容物名称和流向。

中药前处理工艺和提取工艺是中药生产的重要工序,是保证药品质量的关键环节,是中药生产工艺的核心。因此,各中药生产企业在 GMP 实施过程中,应当根据生产工艺要求,合理设计前处理以及提取车间,重视中药提取工艺设备的 GMP 建设和管理,从而避免在生产过程中产生污染以及交叉污染等,使中成药的内在质量稳定得到保障。

二、GEP 中有关提取的法规

按照中药制剂的生产环节,有了原料后,下一步就是提取有效物质。中药提取是中成药生产过程中的一个重要环节,是把原药材转化为最终制剂的中间环节,涉及提取、分离、浓缩、层析、萃取、结晶、过滤、干燥等多个单元操作,每个单元操作的正确性和规范化程度都对中药提取质量具有重要影响。在中药提取过程中,中药材的粉碎度、提取方法、溶剂、温度、时间、次数等,均会影响中药提取物的质量,进而影响中成药的质量。例如丹参中丹酚酸的提取,当其他条件完全相同,浓缩的条件不同时,丹酚酸 B 的含量会有约 40% 的变化。在这种情况下,要保证药品的安全、规范和统一,要确保药品的质量,在中药提取过程中必然需要一个可以遵循的"提取标准"。

中药提取质量管理规范(Good Extracting Practice,简称 GEP)最早于 2001 年提出,主要作为中药材生产质量管理规范(GAP)药源种植标准与 GMP 药品生产标准之间的中药提取可控性标准。中药 GEP 体现了中药整体和平衡的特征,借鉴现代质量管理技术,重视工艺生产过程中的每个环节的规范和控制,力求使每个单元操作都有明确的数字化质量标准。GEP 的实施可使中药提取加工生产的全过程都得到科学、全面的管理和全方位的质量控制,使中药提取加工生产达到预期的要求,将成为中药走出国门的桥梁,国外植物药走进国门的准入证。率先通过美国 FDA-IND 申请的现代中药复方丹参滴丸,已成功在欧盟注册上市的地奥心血康胶囊,已经成为遵循 GEP 的受益者,成为现代中药国际化的表率。

GEP 通过规范中药前处理和提取的各个环节,在生产过程中保持提取物组分的平衡并在规定的标准范围内,通过对生产工艺过程中关键参数的控制,确保提取物安全、有效和质量稳定。

（一）GEP 的主要内容

1. 原料管理

（1）中药材的种植及采购：提倡基地种植，将 GAP 基地作为原料中药材供应商管理，定期对供应商进行质量管理体系审计。

（2）中药材仓储管理：中药材仓储为高位货架式常温库，在库物料全部采用高位叉车进行作业，严格按照 GMP 的仓储要求进行管理，入库的药材均为经加工完毕的净药材。

（3）中药材的养护与监视测量：建立药材养护小组，定期进行检查养护监控。

2. 生产管理 为防止中药材的粉尘污染生产区，将投料区与其他生产区隔离，中药材投料通过封闭的管路直接进入提取罐提取。通过检测提取液中有效成分的含量，评价提取质量，要求准确计量提取液量。评价有效成分的含量，计量浓缩液量，评价浓缩有效成分含量，计量上清液量，评价提纯质量，检测水不溶物量，检测有效成分含量，评价干燥质量。要求责任落实到具体操作者，便于质量追踪，同时实行标准化的更衣程序。

3. 质量管理 实施指纹图谱控制，积极开展以中药材、浸膏（喷干粉等中间体）及其制剂成品指纹图谱相似度评价，作为控制中药材、浸膏及成品质量指标的依据。

4. 成品管理 对提取物视同成品进行管理，执行成品放行审核，成品销售记录对每批成品进行可追溯性检索。成品浸膏仓库为低温库，采用嵌入式仓储模式。

5. 关注环境和职业健康安全 倡导使用 GAP 基地种植生产的药材，同时对生产资源采取科学方法节能降耗，在关注有价值输出的同时，对无价值的输出实施影响及控制，如三废的排放和药渣的再利用。同时制订应急预案，关注危险源识别，关注职业健康安全。

（二）实施 GEP 的关键控制点

1. 确立适宜的质量标准 质量标准是保证整个生产过程质量可控的起点和基础。要有效地实施 GEP，就必须建立根据植物提取物品种的完善、规范的行业质量标准体系。国家相关部门应当制定相应的法规政策，加大科研支持力度，成立专门的科研部门，并参照国际标准，采用先进的检验、检测技术和方法，有针对性地对某些中药提取物品种建立完善、规范的行业质量标准体系。目前，研究重点集中于"建立药用植物的化学指纹图谱"和"以生物活性测定代替化学成分测定"。同时，生产企业也应积极配合制订适宜的质量内控标准，从而确保相关各单元标准操作规程（standard operating procedure，SOP）的制订有的放矢。

2. 优化生产工艺，制订相应的标准操作规程 生产企业应围绕质量标准来筛选经济合理的生产工艺，并按 GEP 要求制订具体品种的各项 SOP。

首先，应制订多种方案，通过对各种方案指导下生产的植物提取物与对照品的品质进行评价和比较，筛选出最佳方案供制订 SOP 时参考。在确定某一植物复方提取工艺前，应深入进行药效物质基础、作用机制、方剂配伍规律等方面的研究，必须明确各药单独提取与合并提取时其化学组分是否一致等。其次，要着重强调生产工艺中在线控制各参数的逐渐细化和检测指标具体化，建立一个简单、直接的方法进行质量控制，并保证逐批生产的提取物中标志化合物含量的重现性。最后，要注意科学与传统相结合。对于那些"久经考验"的传统工艺和方法，要在 GEP 的指导下有选择地纳入 SOP 中。

3. 采用先进技术和设备，提高科技含量 目前，国际上植物药工业较发达的国家主要采用指纹图谱结合指标成分定量检测的方法来控制样品的质量。

通过指纹图谱的特征性，不仅可以鉴别样品的真伪，还可以通过对其主要特征峰的面积和比例的确定来有效控制样品的质量，保证样品质量的相对稳定。对于功效成分的含量控制,一般采用紫外分光光度(UV)法或高效液相色谱(HPLC)法。其中,UV 法在国内普及较早,但因重现性欠佳、不能检测出是否添加了化学合成品等缺陷限制了其应用。相比之下,HPLC 更具优势。在植物提取物的质量控制中,现代分析仪器如 HPLC 仪、气相色谱(GC)仪、高效毛细管电泳(HPCE)仪、气相色谱 - 质谱(GC-MS)仪、高效液相色谱 - 质谱(HPLC-MS)仪、UV 仪和原子分光光度仪等的配备也必不可少。另外,生产企业还应时刻关注当前国际流行的先进提取 - 分离 - 纯化及干燥技术和设备的应用。

4. 严格控制有毒有害物质　生产企业在整个 GEP 过程中,应始终贯穿"绿色"思想,参考各国的药典和相关的食品卫生法规制订内控标准,采取各种先进分离提纯措施将有毒有害物质严格控制在限定范围内。

5. 把好原料药材关,加强与 GAP 的衔接　由于植物提取物的质量受最初原料的影响很大,因此应强调对原材料产地、种属等方面的选择与考证,努力做好与 GAP 的衔接工作,从源头上控制有毒有害物质。同时,还应加强对原料中药材功效成分指纹图谱鉴定方面的研究和应用。总之,在产、学、研各领域的积极协调配合下,GEP 的建立必将有助于推动我国中药材提取物质量控制的标准化和规范化。

总之,药品 GEP 的建立,在一定程度上促进了整个提取物行业的规范化和产业化,促进了我国提取物质量标准化。中药提取过程涉及提取工艺、分离纯化、浓缩干燥等多个方面,通过建立提取过程的质量标准,拓宽中药剂型、改善疗效,是中药现代化发展方向之一。中药现代化进程中,要坚持中医药理论为指导,进一步丰富充实 GEP 等规范,使药品生产朝着更加安全、稳定、高效、可控的方向发展。

(李小芳　胡慧玲)

第二章　中药提取的基本原理

学习目标
1. 掌握中药提取的定义;中药提取的传质、传热原理。
2. 熟悉药材中主要有效成分提取工艺特性;复方中药共提的工艺特性;含挥发性成分药材及含动植物组织药材的提取工艺特性。
3. 了解中药提取工艺的计算。

第一节　中药提取的定义和方法

一、中药提取的定义

中药提取是指选择适当的溶剂和提取方法使中药材中所含的有效成分或有效部位尽可能浸出的单元操作。中药的成分组成复杂,既含有效成分、辅助成分,又有无效成分。中药提取就是利用现代技术最大限度提取其中的有效成分,尽可能避免或减少杂质类成分的溶出,使得中药制剂质量得以保证,疗效得到提高,减少服用剂量,增加稳定性,并在一定程度上降低毒副作用,提高中药材资源的附加值。因此,中药提取是中药制剂制备的首要环节,也为后续的分离和精制、浓缩等过程奠定了基础。

在中药新药研究开发过程中,需要综合考虑处方中各味药物的特性、提取溶剂的性质、拟制备的剂型要求、临床达到的疗效以及经济技术的合理性等,并结合生产实际条件,通过正交设计法、均匀设计法等优选出最佳提取方法和工艺参数,以保证制剂的内在质量及临床疗效,使得中药复方用药能够发挥多成分、多环节、多靶点的综合效应。

二、中药提取的方法

中药提取实际上是有效成分(溶质)从固相向液相转移的过程,主要应用物理学、化学和生物学的原理。中药的提取方法可以分为传统方法和新技术。

中药提取方法的选择应根据处方药物成分的特性、溶剂的性质、剂型的要求及生产实际情况等因素综合考虑。提取方法选择是否合理、操作是否正确,将直接影响有效成分的后续分离和纯化。传统方法有煎煮法、浸渍法、渗漉法、回流法、水蒸气蒸馏法等。近年来,医药工作者开展了中药提取的一系列新方法的研究,如超临界流体提取法、超声提取法、微波提取法、超高压提取法、生物酶解法、连续逆流提取法、半仿生提取法等新技术越来越多地应用到了中药制剂提取的领域。

（一）中药提取的传统方法

1. 煎煮法　煎煮法（decoction）是最为传统的中药提取方法，现广泛应用于工业化生产，由于提取成分范围广、方法简单，设备便宜，技术成熟，能将药材中的大部分有效成分提取出来，且符合中医传统用药的习惯，故对于有效成分尚未清楚的中药及方剂进行剂型改进时，常常采用煎煮法进行粗提。但仍存在以水加热煎煮，溶解范围广，煎液中杂质较多，不利于精制及对于含有多糖类成分的中药，煎煮后药液较为黏稠，滤过不便，且易发生霉变的缺点。

2. 浸渍法　浸渍法（maceration）是提取酒剂、酊剂等常用的方法，具有简单易行，制剂澄明度较好，无须加热或者加热时不达沸点，因而能耗小，生产成本低等优点。但由于溶剂使用量较大，且呈静止状态，溶剂利用率低，有效成分浸出不够完全，浸渍液中有效成分的浓度低，且生产周期较长，不宜用水作为溶剂，易发霉变质，因此应用具有一定局限性。

3. 渗漉法　渗漉法（percolation）属于动态浸出，在整个浸出过程中始终保持着较大的浓度差，有效成分浸出较完全，故其提取效率比浸渍法要高，是浸渍法的发展和优化。渗漉法所得漉液较澄清，不经滤过处理可直接收集。但同浸渍法相比，存在操作复杂及不易控制的缺点。

4. 回流提取法　回流提取法（circumfluence）常用于脂溶性成分的提取，较渗漉法省时，溶剂耗用量少，与常温提取相比，提取成分较多。但由于后续需要增加溶剂回收工序，成本相应提高；且挥发性溶剂易燃易爆，试验或者生产中需采取相应安全防护措施。

5. 水蒸气蒸馏法　水蒸气蒸馏法（vapor distillation）常用于中药挥发油、小分子生物碱、小分子酚类物质的提取。与超临界二氧化碳提取法相比，提取液杂质含量少，且设备简单，成本较低；但由于水蒸气蒸馏药材成分受热时间长，容易氧化或分解。

（二）中药提取的新技术

1. 超临界流体提取法　超临界流体提取法（supercritical fluid exteaction，SFE）利用超临界流体具有高密度、低黏度、扩散系数大的特性，对分子量较小、亲脂性、热敏性及易挥发物质具有较好的溶解能力而进行提取的一种新技术。该方法具有提取温度低、生产周期短、无溶剂残留、易于回收、选择范围较广等优点，具有较大的推广应用前景。但由于设备投资较大、生产成本高、萃取产物成分复杂，需进一步精制，且萃取物中小分子挥发性成分易散失，该技术工业化应用有待进一步开发。

2. 微波辅助提取法　微波辅助提取法（microwave-assisted extraction，MAE）是利用微波强烈的热效应而提取中药成分的一种新技术。应用微波辅助具有提取效率高、产品纯度高；可供选择的溶剂较多，减少排污，保护环境；设备简单，易于操作，耗能低等优点；但由于微波穿透的厚度有限，应用范围受一定限制，该技术适用于大工业生产的设备还有待进一步开发。

3. 超声波辅助提取法　超声波辅助提取法（ultrasonic-assisted extraction，UAE）利用超声波能够增大物质分子运动频率和速度，增加溶剂穿透力，以提取中药材有效成分的一种新技术。超声波辅助提取具有无需高温、提取效率高、溶剂用量少、适用性广等优点，但由于超声波功率较大，易产生令人不适的噪声，且对设备要求较高，因此目前仍未能广泛应用于大工业生产。

4. 超高压提取法　超高压提取法（ultrahigh-pressure extraction，UHPE）是在室温下以高压进行的提取中药有效成分的一种新技术，能够最大限度保留中药中的生物活性物质，提取效率高，且无溶剂挥发，不会对环境造成污染，安全性较高，适于由实验室研发推广到大工业生产当中。

5. 生物酶解法　生物酶解法(enzymatic hydrolysis)是利用具有生物催化作用的酶,能够对动植物药材细胞壁的组成成分进行水解或降解,破坏细胞壁结构,使其有效成分暴露、溶解、混悬或胶溶于溶剂中,从而达到提取细胞内有效成分的一种新技术。该法不仅可以提高中药有效成分的提取率,提高浸出物的纯度,还能降低溶剂用量及缩短提取时间,节约成本。但目前对生物酶解法的研究主要停留在实验室阶段,应用于大工业生产还需要进一步深入研究。

6. 连续逆流提取法　连续逆流提取法(continuous counter current extraction)在提取过程中能够确保各个提取单元的物料与溶剂之间保持较大的浓度梯度,降低后续浓缩能耗,确保物料中有效成分被充分提取,该方法通过循环操作,降低溶剂使用量,提高提取效率,缩短生产周期,具有广泛的推广应用前景。

第二节　中药提取的原理

中药提取是中药制剂生产过程中的关键环节之一,提取技术的优劣直接影响到药品质量、药材资源的利用率、生产效率及经济效益。通过研究中药药效物质基础,寻找新药物、新药源,并采用适宜方法将有效成分从药材中提取分离出来,有助于设计或拟定合理的制剂生产工艺,从而提高中药制剂疗效。提取分离是选择性传质过程,利用质量传递的基本理论描述中药提取分离过程的传质机制,探究其中的传热规律,借鉴相关经验开发研究新型高效的提取分离工艺和设备,是中药生产现代化研究的基础。

一、中药提取的传质原理

中药提取是采用适宜的方法使中药所含的有效成分即溶质从固相向液相中转移的质量传递过程。矿物药与树脂类中药无细胞结构,其成分可直接溶解或分散悬浮于溶剂中;中药经粉碎后,对破碎的细胞来说,其所含成分可被溶出、胶溶或洗脱下来。对具完好细胞结构的动植物中药来说,细胞内的成分向细胞外转移浸出,需经过一个复杂的提取过程。

传质(mass transfer),也称为物质传递,是物质系统由于浓度不均匀而发生的质量迁移过程。当某一组分在两相中的浓度尚未达到相平衡,即有浓度梯度存在时,浓度高的一相转移入浓度低的一相,直至两相间浓度达到平衡为止。在中药生产过程中,发生在两种互不相溶的液相之间的物质传递生产过程称为萃取,发生在固相和液相之间的物质传递生产过程称为浸出。整个中药提取生产过程都是一些不同的传质过程。

目前有关中药提取过程的传质理论很多,有双膜理论、扩散边界层理论、溶质渗透理论等。

将中药材看成由溶质(可溶物)和药渣(惰性固相)所组成,药材中的可溶物由固相转移到液相中来,得到含有溶质的提取液,即是一种传质动力学过程,理论依据是扩散原理。

在提取过程中可以假设溶质与惰性固相之间无物理和化学作用,且溶质量相对于溶剂量未达到饱和状态,当中药材长时间置于溶剂中,溶质完全溶解,固相中液体的浓度将等于固相周围液体的浓度,液体的组成将不再随提取时间的延长而改变,即达到了平衡。传质过程主要经历了浸润与渗透、解吸与溶解、浸出成分的扩散三个相互联系的阶段。

（一）浸润与渗透阶段

中药提取过程中要求浸出溶剂在加入后能够浸润物料,细胞膨胀恢复通透性,溶剂通过细胞膜、毛细管及细胞间隙渗入细胞组织中,即提取的浸润、渗透阶段。

溶剂能否使中药表面湿润,与溶剂及中药材性质有直接关系,取决于固液接触层即附着层的特性,如果中药材与溶剂之间的附着力大于溶剂分子间的内聚力,则药材易被浸润;反之,如果溶剂分子间的内聚力大于中药材与溶剂之间的附着力,则药材不易被浸润。

在溶剂中加入适量表面活性剂,可降低界面张力,促进溶媒尽快润湿中药材。也可在加入溶剂后密闭容器内抽真空或挤压,以排出组织毛细管内的空气,使溶剂更容易通过细胞壁向细胞组织渗透。

（二）解吸与溶解阶段

中药材的各成分之间或与细胞壁之间,存在一定吸附作用,当溶剂渗入中药组织内部或细胞中时,必须首先解除彼此间的吸附作用(即解吸过程)才能使一些有效成分以分子、离子或胶体粒子等形式或状态分散于溶剂中(即溶解过程)。目标成分能否被溶解,取决于中药材成分的结构和溶剂的性质,遵循"相似相溶"的规律。

溶剂通过毛细管和细胞间隙进入细胞内部后,部分细胞壁膨胀破裂,可溶性成分逐渐溶解,胶性物质由于胶溶作用,转入溶剂中或膨胀生成凝胶,随着成分的溶解和胶溶,浸出液的浓度逐渐增大,渗透压提高,为已溶解的成分向外扩散创造了有利条件。

提取过程中,应选择具有解吸作用的溶剂,如水、乙醇等,必要时可通过加热提取或于溶剂中加入酸、碱、甘油及表面活性剂,来加速分子的运动或增加某些有效成分的溶解性,以助有效成分的解吸和溶解。

（三）浸出成分的扩散阶段

当浸出溶剂溶解了大量溶质后,由于组织或细胞内外有效成分存在浓度差,即细胞内液体浓度显著高于细胞外液体浓度,形成内高外低的渗透压,引起细胞外侧纯溶剂或稀溶液向细胞内渗透,细胞内高浓度的液体不断地向周围低浓度方向扩散,直至内外浓度相等,渗透趋于平衡时,扩散进程终止。扩散的实质就是溶质从高浓度向低浓度方向渗透的过程,推动力来自于浓度差或浓度梯度。使提取过程保持最大的浓度梯度。

物质的扩散速率可用 Fick's 第一扩散公式(2-1)来说明:

$$ds = -DF\frac{dc}{dx}dt \qquad\qquad 式(2-1)$$

式(2-1)中,dt 为扩散时间;ds 为在 dt 时间内物质(溶质)的扩散量;F 为扩散面,代表中药材的粒度及表面状态;dc/dx 为浓度梯度;D 为扩散系数,负号表示扩散趋向平衡时浓度降低。扩散系数 D 值随药材而变化,与浸出溶剂的性质亦有关。可按下式(2-2)求得:

$$D = \frac{RT}{N_A}\cdot\frac{1}{6\pi r\eta} \qquad\qquad 式(2-2)$$

式(2-2)中,R 为摩尔气体常数,T 为绝对温度,N_A 为阿伏伽德罗常数,r 为扩散物(溶质)分子半径,η 为黏度。

从式(2-1)和式(2-2)可以看出,扩散速率(ds/dt)与扩散面(F),即中药材的粒度及表面状态、扩散过程中的浓度梯度(dc/dt)和温度(T)成正比;与扩散物质(溶质)分子半径(r)和液体的黏度(η)成反比。药材的粒度(即 F 值)、浸出持续的时间只能依据实际情况适当掌握。D 值随药材而变化。生产中最重要的是保持最大的浓度梯度。如果没有浓度梯度,其他的因素,如 D 值、F 值、t 值都将失去作用。因此,用浸出溶剂或稀浸出液随时置换药材周围的浓浸出液,创造最大的浓度梯度是提高提取效率的设计关键。

中药材的提取是一个复杂的制剂工艺过程。借助于扩散公式可从理论上说明影响浸出的因素。

二、中药提取的传热原理

传热(heat transfer),也称为热传递,是物质系统内的热量转移过程。热量由温度高的地方向温度低的地方传递,基本方式有热传导、对流传热和热辐射三种。实际上三种方式往往在许多过程中伴随而进行。在中药提取生产过程中,许多过程与传热有关,浸提通常是在一定的温度下进行的,为此需将提取物加热到适当的温度,如加热浸出、蒸馏等;而提取的产物常需冷却以移去热量,如蒸发、干燥等。因此,在中药提取中,传热过程具有相当重要的地位。

(一)传热的基本方式

1. **热传导**　热量从物体内温度较高的部分传递到温度较低的部分,或传递到与之接触的另一物体的过程称为热传导,又称导热。在纯的热传导过程中,物体各部分之间不发生相对位移,即没有物质的宏观位移。

2. **热对流**　在传热过程中流体内部质点发生相对位移,称为热对流。由于引起质点发生相对位移的原因不同,可分为自然对流和强制对流。对流传热只能发生在流体中。流体原来是静止的,但内部由于温度不同、密度不同,造成流体内部上升下降运动而发生对流即为自然对流;流体在某种外力的强制作用下运动而发生的对流即为强制对流。

3. **热辐射**　辐射是一种以电磁波传播能量的现象。物体会因各种原因发射出辐射能,其中物体因热的原因发出辐射能的过程称为热辐射。物体放热时,热能变为辐射能,以电磁波的形式在空间传播,当遇到另一物体,则部分或全部被吸收,重新又转变为热能。热辐射不仅是能量的转移,而且伴有能量形式的转化。此外,辐射能可以在真空中传播,不需要任何物质作媒介。

(二)中药提取中常见的传热现象

1. **加热浸出**　中药提取过程是复杂的传热过程,且传热过程要求发生的两物体间必须存在温度差,浸提过程中浸提温度的高低影响目标组分的扩散速度。温度适当升高可促使分子运动加速,软化药材组织,提高药物成分的溶解度,加速溶剂对药材的渗透及对药物成分的解吸、溶解,促进药物成分的扩散,从而提高提取效果。当温度适当升高,还可破坏细胞内蛋白质凝固酶,从而杀死微生物有利于浸提和保证中药制剂稳定性。但含有多糖、淀粉、黏液质等成分较多的中药,加热可增加此类成分的溶解度或致使有效成分容易分解,影响滤过速度或者成品的药效,故应尽量不采用加热浸出法。且高温浸提液中往往无效杂质也较多,冷却后会因溶解度的降低而出现浑浊或沉淀,影响制剂的稳定性。

在工业实际生产中,中药提取过程中传热速度加快,能够缩短加热或者冷却、冷凝的时间,从而增加产量;但有时也应考虑到提取设备、管道的保温处理,而适当减慢或阻止它们和外界的传热。

2. **蒸馏**　中药蒸馏技术是基于组成混合物的各组分沸点不同,利用蒸气压力的不同,将挥发性液体成分从混合物中分离出来的过程。它利用被蒸馏物质与水不相混溶,且在常压下较易挥发的物质或在较高温度下容易分解的物质在加热沸腾时,经传热过程,混合物低沸点组分变为蒸气,而高沸点组分则留在液体中,蒸气被冷凝后,得到蒸馏液,从而使中药中的挥发性成分分离出来。目前,与传统蒸馏技术相比,新兴的分子蒸馏技术由于在高真空度(0.1~100Pa)下进行连续蒸馏,能使得液体在远低于其沸点的温度下将其分离,特别适用于高沸点、热敏性及易氧化化合物的分离,越来越受到广泛的应用。

3. 蒸发　浓缩通常是在沸腾状态下,经传热过程,利用汽化作用,将挥发性大小不同的物质进行分离,从液体中除去溶剂得到浓缩液的工艺操作。蒸发是浓缩药液的重要手段,沸腾蒸发的效率常以蒸发器的生产强度来表示。即单位时间、单位传热面积上所蒸发的溶剂或水量。可用式(2-3)表示:

$$U = \frac{W}{A} = \frac{K \cdot \Delta t_m}{r'} \qquad \text{式(2-3)}$$

式(2-3)中,U 为蒸发器的生产强度[kg/(m²·h)];W 为蒸发量(kg/h);A 为蒸发器的传热面积(m²);K 为蒸发器传热总系数[kJ/(m²·h·℃)];Δt_m 为加热蒸汽的饱和温度与溶液沸点之差(℃);r' 为二次蒸汽的汽化潜能(kJ/kg)。

由式(2-3)可以看出,影响蒸发效率的主要因素有总传热系数、加热蒸汽的饱和温度与溶液沸点之差,二次蒸汽的汽化潜能。

(1) 传热温度差(Δt_m)对蒸发效率的影响:依照分子运动学说,汽化是由于获得了足够的热能,使分子振动能力超过了分子间内聚力而产生的。因此,在蒸发过程中必须不断地向料液供给能量。良好的传导传热也必须有一定的 Δt_m。

提高加热蒸汽的压力可以提高 Δt_m,但是,不适当地提高 Δt_m 可能导致热敏性成分破坏,也不经济。借助减压方法适当降低冷凝器中二次蒸汽的压力,可降低料液的沸点和提高 Δt_m,且可及时移去蒸发器中的二次蒸汽,有利于蒸发过程顺利进行。因为要维持冷凝器中二次蒸汽过低的压力,且真空度过高,既不经济,也易因料液沸点降低而引起黏度增加,使传热系数(K)降低。所以,Δt_m 的提高也应有一定的限度。蒸发操作过程中,随着蒸发时间的延长,料液浓度增加,其沸点逐渐升高,会使 Δt_m 逐渐变小,蒸发速率变慢。

(2) 传热系数(K)对蒸发效率的影响:提高 K 值是提高蒸发器效率的主要因素。可用式(2-4)表示:

$$K = \frac{1}{\dfrac{1}{\alpha_0} + \dfrac{1}{\alpha_i} + R_w + R_s} \qquad \text{式(2-4)}$$

式(2-4)中,α_0 为管间蒸汽冷凝传热膜系数[kJ/(m²·h·℃)];α_i 为管内料液沸腾传热膜系数[kJ/(m²·h·℃)];R_w 为管壁热阻 1/[kJ/(m²·h·℃)];R_s 为管内垢层热阻 1/[kJ/(m²·h·℃)]。

由传热原理可知,增大 K 的主要途径是减少以上各部分的热阻。通常管壁产生的热阻(R_w)很小,可忽略不计;在一般情况下,操作过程中只要注意除去不凝性气体,那么由蒸气冷凝所产生的热阻也可不计;管内料液侧壁的垢层热阻(R_s),在许多情况下是影响总传热系数 K 的重要因素,尤其是处理易结垢或结晶的药液时,往往很容易就在传热面上形成垢层,致使传热速率降低。为了减少垢层热阻(R_s),除了可选用适宜的蒸发器设备如带有强制循环装置的蒸发器之外,还要加强搅拌和定期除垢。

三、中药提取工艺计算

从中药中提取稳定的有效成分,保证药品量效关系的均一性和稳定性,是中药生产现代化的重要研究内容之一。中药提取研究是十分复杂和精细的研究,想要达到最理想的中药提取工艺要求,必须经过数据的验证和细致的分析,这就涉及中药提取工艺的计算。

（一）影响提取工艺计算的因素

提取工艺设计考察因素主要有提取时间、溶剂量、提取次数、提取容器的大小、提取器的级数等。

1. 提取时间　提取所需的时间决定于提取的速率。在理论上提取完毕后,固体中残留的溶质(被浸取成分)量与提取时间存在一定的函数关系,但鉴于中药提取机制的复杂性,这个关系无法完全用理论模型描述,常凭实际经验或者正交试验优选来确定。

2. 溶剂量　溶剂的所需量可根据提取过程中物料的开始和终了情况,由物料平衡计算公式(2-5)求得：

$$\sum F - \sum D = A \qquad\qquad 式(2\text{-}5)$$

对任一个过程单元,依照质量守恒原理、质量平衡关系得出：进入的质量(F)总和 – 流出的质量(D)总和 = 累积的质量(A)。对于连续稳定的提取过程,$A=0$,则有式(2-6)：

$$\sum F = \sum D \qquad\qquad 式(2\text{-}6)$$

如果过程伴有化学反应,进入的物料将有部分转化为新的物料流出体系,平衡关系应增加一个"消耗项"和"生成项",即为：进入量 + 生成量 – 流出量 – 消耗量 = 累积量。在此情况下,质量守恒原理不能用组分的平衡关系,而要用元素或参与反应的基团的平衡式来表示。因为物流中组分的元素发生了重新组合。这种重新组合是按照化学反应式和化学计量关系进行的,所以进行物料衡算时必须引进化学计量关系。

一般来说,溶剂的加入量需通过单因素考察试验或正交试验确定。

3. 提取次数　在中药材提取过程中,提取次数是影响提取效率的一个重要因素。提取次数可通过经验判断,但对于实际工业生产来说,更精确的提取次数一般通过正交试验优选获得。

4. 提取容器大小　一般提取器容积也凭经验确定。可取浸取器的总容积等于原料混合物和溶液所占的容积,加上浸取器内附属设备(如搅拌器、蛇管等)所占的容积,此外,尚需留 30% 的自由空间。

5. 提取器的级数　在多级逆流接触的浸取中,提取单元数目(级数)是重要的计算项目。浸取级数的计算是建立在理论级数的基础上的,但实际浸取时间不可能无限延长,惰性固体和浸取溶质不可能彻底分离,根本不吸附,所以浸取的溢流和底流浓度就不可能达到完全平衡。这样,实际所需的级数 N_r 必须大于理论级数 N_t,级效率 η 必然降低,即式(2-7)理论级数与实际级数之比：

$$\eta = N_t / N_r \qquad\qquad 式(2\text{-}7)$$

通常级效率 η 由经验确定。

（二）常见的提取工艺计算

1. 水煎煮提取工艺计算　中药水煎煮是中药制剂生产的一道重要工序,一般提取二次。在应用水煎煮法优选提取工艺时,通常要考察浸泡时间、加水量、煎煮时间、煎煮次数、有效成分转移率等多方面因素。一直以来,加水量多凭经验估计,即使做正交试验,水平取值也多凭经验,得出的结果也只是在取值范围内的较好水平,不一定是最佳水平。加水量少,不能充分提取有效成分,造成药材浪费。加水量大,煎煮、浓缩都耗时、耗能,增加生产成本。因此,科学计算加水量具有重要的经济意义。

2. 浸渍法提取工艺计算　浸渍法是用定量的溶剂,在一定的温度下将中药浸泡一定的时间,以提取所含成分的一种方法。按提取的温度和浸渍次数可分为:冷浸渍法、热浸渍法、重浸渍法。重浸渍法即多次浸渍法,此法可减少药渣吸附浸液所引起的中药成分的损失量,能大大地提高浸提效果。在应用浸渍法作为提取工艺时,需对浸渍时间、溶剂浓度、溶剂加入量等参数进行综合考察,优选出较优浸渍条件。一般情况下,浸渍 2~3 次,浸渍次数过多并无实际意义。

3. 渗漉法提取工艺计算　渗漉法是将中药粗粉置于渗漉器中,溶剂连续地从渗漉器的上部加入,渗漉液不断地从下部流出,从而浸出药材中有效成分的方法。渗漉效果与渗漉设备的几何形状、渗漉器的直径、溶剂通过药粉柱的高度等因素相关。应用渗漉法提取,需考察优选浸渍时间、溶剂浓度、渗漉速度、溶剂用量等工艺参数。

4. 水蒸气蒸馏法提取工艺计算　水蒸气蒸馏法是提取中药挥发油的重要方法。水蒸气蒸馏时,由于水与挥发性有机物质比较,分子量要小得多,因此当水与某些不相混溶的挥发性物质混合蒸馏时,挥发性有机物质可在低于其沸点的温度沸腾蒸出。在用水蒸气蒸馏法提取时,可采用挥发油提取器提取挥发油,所用药材量应使提出的挥发油量不低于 0.5ml,以提取器刻度管中的油量不再增加作为判断挥发油是否提取完全的标准,同时为提高出油率,还需要考察药材粉碎程度、加水倍数、蒸馏时间等因素对提取工艺的影响。

5. 醇沉法提取工艺计算　乙醇的浓度是醇沉工艺中的关键技术参数。调药液含醇量达某种浓度时,只能将计算量的乙醇加入到药液中,而用酒精计直接在含醇的药液中测量的方法是不正确的。分次醇沉时,每次需达到某种含醇量,应通过计算求得。

第三节　中药提取过程中各类药材的提取工艺特性

由于中药材中的有效成分(有效部位)的理化特性不同,所适用的提取方法也有所不同。选择适宜的提取工艺对浸出生产时保证药材中有效成分的生物活性至关重要,可为提取生产工艺与设备的进一步研究提供基本的理论依据。

提取工艺特性包括含挥发性成分药材的提取工艺特性,含动植物组织药材的提取工艺特性,药材中主要有效成分(有效部位)的提取工艺特性,复方中药共提的工艺特性。

一、含挥发性成分药材的提取工艺特性

中药材中植物药占有比例最大,很多植物药所含的挥发油成分具有确切的疗效,但在研究制备中药制剂的过程中,挥发油提取存在的问题在一定程度上影响了药物的疗效。挥发油大多化学成分众多,主要是具有挥发性、可随水蒸气蒸馏、与水不相混溶的油状液体。它们的理化特性决定提取工艺特性已如前述,尽管沸点多在 100℃以上,但其中多数液体或固体化合物只要存在一定的蒸气压,还是可以利用在常压下接近或低于 100℃时与水共同沸腾的特性来提取挥发性成分,经冷凝在大量水中得到挥发油层或析出结晶。挥发性成分常用的提取方法有水蒸气蒸馏法、压榨法、溶剂提取法、超临界二氧化碳提取法等。

1. 水蒸气蒸馏法提取挥发性成分　含挥发性成分的叶类、花类中药材中较柔软的组织不需经预处理即可直接蒸馏,根茎类等较坚硬的组织则要经过切割、粉碎以提高挥发油的提取速率。由于挥发性成分与水接触时间较长,温度较高,某些挥发油所含的对热不稳定的成分易分解而影响挥发油的品质,因此对热不稳定的挥发油不能用水蒸气蒸馏法提取。水蒸气蒸馏法提取挥发性成分工艺简便易行,成本较低,易于工业化生产。

2. 压榨法提取挥发性成分 压榨法是最传统、最简单的提取挥发油的方法。一般药材经粉碎压榨,将挥发油从植物组织中挤压出来,然后静置分层或用离心机分出油,即得。制取的油能保持药材原有的香气。压榨法操作方便,能有效地保留挥发性成分,且能耗低、污染少,适于制取含油量高的新鲜药材的挥发油。

3. 有机溶剂提取法提取挥发性成分 含挥发性成分的药材可采用低沸点有机溶剂连续回流提取或冷浸,常用的有机溶剂有石油醚、乙醚等,提取液经蒸馏或减压蒸馏除去溶剂,即可得到粗制挥发油。此方法得到的挥发油含杂质较多,必须进一步精制提纯。将挥发油粗品加适量的浓乙醇浸渍,放置冷冻,滤除析出物后,再蒸馏除去乙醇;也可将挥发油粗品再行蒸馏,以获得较纯的挥发油。

4. 二氧化碳超临界提取法提取挥发性成分 超临界流体提取技术(SFE)是用超临界流体(SF)作溶剂提取和分离中药材成分的新技术。由于挥发性成分沸点较低,相对分子质量小,极性小,在超临界 CO_2 流体中有良好的溶解性能,是最适于用超临界 CO_2 提取的成分。该方法提取挥发油,操作温度低,系统密闭,使对热不稳定及易氧化的挥发油成分收率高,同时还具有提取时间短、效率高、活性组分含量高等优点。

5. 固相微提取法提取挥发性成分 固相微提取法(SPME)是固相提取结合顶空分析的新样品预处理方法。利用被测样品对活性固体表面(熔融石英纤维表面的涂层)有一定的吸附亲和力而达到分离、富集的目的。SPME 法具有被测样品选择性高,样品用量少,溶质更易洗脱,几乎无空白值和复现性好等特点。固相微提取法提取、富集、取样一步完成,特别适合提取含量微小的挥发、半挥发性物质,操作简单快速,与蒸馏法相比,最大限度地减少了制样过程中挥发油的丢失,可灵敏准确有效地检测挥发油成分。

在中药挥发油的提取中首先要抓好原料药的质量,将新技术、新方法应用到中药挥发油的提取中,将实验室与大生产相结合,并在研究制备中加强挥发油稳定性的研究,以提高中药制剂的质量。

二、含动植物组织药材的提取工艺特性

中药中的动植物药材又称为生药材,占有绝大部分比例。其中植物药材比例占到 80% 以上。以药用部位进行分类,植物药材可分为根及根茎类、茎木类、皮类、叶类、花类、果实及种子类、全草类;动物药材可分为脏器类、皮类、甲类、角类等。每种不同的药材,都具有一定的细胞组织结构,且药材中的有效成分绝大部分都存在于细胞组织之中。在提取之前要根据药材的组织结构及其特点来设法破坏药材组织和其细胞结构,使有效成分从细胞中的原生质中转移至提取溶剂中,或者使细胞壁破碎,目的是使有效成分能够提取完全。

(一) 含植物组织药材的提取工艺特性

药材中有效成分主要存在于细胞的内部,细胞中的细胞膜类似于半透膜,具有一定的通透性,相对来说,小分子的物质容易通过,分子较大的不容易通过。当植物药材浸泡在水中时,由于细胞膜的存在,直接影响细胞内物质的外出及外界物质的进入。因此要使药材中的有效成分被提取出来,需要改善细胞膜的通透性,使浸出溶剂能够顺利进入细胞内部将有效成分浸出来。

1. 根类、根皮类、茎类药材 在中药材的应用中根类居多,以块根入药的药材含有较多的淀粉类物质,如何首乌、赤芍、山药等。此类药材细胞壁及细胞膜较易被破坏,容易被粉碎,但由于粉性较大,加热易导致淀粉糊化,故以水作浸出溶剂不宜加热,以免过滤困难。若以

冷水浸出,细胞壁、细胞膜不能被破坏,浸出效果差,因此多采用乙醇等有机溶剂浸出。以根皮入药的药材主要含生物碱、苷类等物质,易于粉碎和破坏。

木质茎类药材如沉香、苏木等,质地都很坚硬,在提取之前,应通过粉碎扩大其表面积,使有效成分容易被浸出;树皮或茎皮类药材如黄柏、秦皮等,在加工时应先除去表皮上的厚角质层及表皮下的木栓层,再以乙醇等溶剂进行浸出;根状茎类药材多类似于根类药材,如甘草、白术等药材多含淀粉、果胶等成分,但一般来说含量不够高,加热时不会产生淀粉糊化问题,但少数除外;块茎类药材如半夏、知母等多含有大量的淀粉,因而不宜采用热水浸取;鳞茎类、球茎类药材如大蒜、贝母、荸荠等,含水量较大,富含果胶类成分,此类药材经过干燥后细胞膜可被破坏,有效成分易被浸出,但由于果胶类成分在加热时产生胶类物质而影响浸出溶液的过滤。

2. 果实类药材　果实类药材包括果皮、果肉和种子。一些种子较小,实际应用时常常和果皮一同入药,在浸提时不用粉碎;对于果实不开裂,种子紧密包裹在果实中的药材采用一般煎煮法或其他浸出方法浸提很难将有效成分提取完全,常常根据实际情况进行处理。如种子和果实表面有特殊角质结构时,常常需要适当粉碎,并采用加热、酶、发酵或加入适当化学物质进行浸提;果肉类、果实类药材如枸杞子、龙眼、冬瓜皮、陈皮等多含有较多的果胶质,直接用水提取难以将果胶类成分提取出来,常常采用有机溶剂浸提法或以相应的酶类水解后再水浸提,效果较好。

3. 花类、叶类药材　花类药材如红花、菊花等一般经干燥后细胞壁和细胞膜能够被破坏,有利于成分的浸出,可采用水提取的方法。但花粉类药材细胞壁上有以果胶类物质组成的坚固的角质层,需要采用酶法或者发酵的方法处理后,才能用溶剂提取。叶类药材如荷叶、大青叶等药材在浸提时多采用汽油、苯、三氯甲烷除去蜡质成分。

4. 地上部草类和全草类药材　地上部草类及全草类药材质地较轻,经适当碎断即可提取,不需要采用特殊方法处理。

(二) 含动物组织药材的提取工艺特性

动物类药材与植物类药材有所不同,无细胞壁和细胞膜之分,主要由蛋白质类成分组成。动物药材中骨、甲、胶类成分质地较为坚硬,提取前需适当粉碎;动物脏器、胎盘类药材主要含有甾体固醇、蛋白质、酶类等活性成分,多为热敏性物质,多采用生化方法处理;动物的皮类药材应先适当破碎,用匀浆机制成浆状物后再加热煎煮;虫类药材的有效成分多为酶类、毒性的活性成分,需要注意的是,加热可能会使有效成分受到损失。

综上可知,动植物药材的提取多采用粉碎的方法破坏细胞膜、细胞壁,或利用细胞膜的通透性将细胞内的有效物质浸出。

三、药材中主要有效成分提取工艺特性

中药所含化学成分复杂,传统中医药的鲜明特征就是复方共提,所得提取液的化学成分的组成将更加复杂,主要有效成分的性质与中药制剂的提取工艺、成型工艺及药效紧密相关。

植物药材中主要有效成分按照化学性质分类可分为亲水性成分及亲脂性成分。其中亲水性成分主要包括糖类、蛋白质、氨基酸、生物碱等极性较大的活性成分;亲脂性成分主要包括叶绿素、脂肪油、挥发油、萜类、甾类、蒽醌等极性较小的活性成分。药材中的各类成分的化学结构决定了它们的理化特性,如在各种提取溶剂中的溶解能力等,同时也决定了其提取工艺的特性。

药材中主要有效成分的提取方法主要有溶剂法、水蒸气蒸馏法、升华法等,大多数情况

采用溶剂提取法。

1. 利用药材成分的挥发性 多数药材中含有的有效成分如丁香酚等,在常温下为液态,尽管组分本身的沸点较高,但难以采用减压蒸馏的方法得到,由于水与挥发性物质相比较,分子量小很多,因此当水与不相混溶的挥发性物质混合蒸馏时,挥发性物质可于低于其沸点的温度沸腾蒸出,经冷凝可分取得到挥发性成分。该法适用于具有挥发性、能随水蒸气蒸馏而不被破坏、在水中稳定且难溶或不溶于水的药材成分的浸提,如中药挥发油、某些小分子生物碱及小分子酚性物质。

2. 选择不同极性的溶剂 根据不同有效成分的理化特性,可采用不同极性的溶剂。成分的亲水性和亲脂性的程度决定了溶剂的选择。药材成分中,萜类、甾体等脂环类及芳香类化合物极性较小,易溶于三氯甲烷、乙醚等亲脂性溶剂;糖苷、氨基酸等类成分则极性较大,易溶于水及含水醇中;对于酸性、碱性及两性化合物,因存在状态随溶液而异,故溶解度将随pH而改变。药材有效成分在溶剂中的溶解度遵循"相似相溶"的规律。提取溶剂的选用应秉着对有效成分具有较大的溶解度,对无效成分少溶或不溶解,且价廉、易得、使用安全的原则。目前,生产中常用于浸提的溶剂有水和乙醇,某些有机溶剂如乙酸乙酯、三氯甲烷、乙醚、石油醚等可用于有效部位或单体成分的提取纯化,但在实际生产中较少应用。溶剂选择适当,就能够比较顺利地将所需成分提取出来,减少后续分离纯化的工作量。

3. 利用药材成分的酸、碱性 利用某些中药成分的具有酸性或碱性,可在生产中常加入浸提辅助剂如酸或碱以提高提取效果:①在含有生物碱的药材成分提取中,加入适当的稀酸,可使生物碱成盐而增加其在水中的溶解性能以利于浸出;将药材以弱碱性水浸润,生物碱盐类可转化为游离生物碱,可进一步以三氯甲烷或苯等溶剂萃取。②在含有芳香族有机酸类以及桂皮酸、阿魏酸等成分的药材提取中,加入适当碱,可生成溶于水的盐,进一步采用水或者碱水萃出,游离的酸则用有机溶剂萃取。因此,此时碱的加入促进目标成分的浸出。③在含有酚类物质的药材提取中,加入氢氧化钠等碱类,生成酚钠而溶于水,浸出液经酸化后游离的酚类成分由于在水中的溶解度减小而析出。

4. 提取液中加入适当的沉淀剂 中药在提取过程中加入沉淀剂通过化学反应生成难溶性的沉淀,最终使有效成分成为沉淀析出或者将杂质成为沉淀除去。沉淀剂种类较多,金属离子(如醋酸铅)可与酸性或酚性物质结合生成不溶性铅盐并沉淀;碱式醋酸铅还可用来沉淀皂苷、一些生物碱等碱性物质。

5. 利用复合方法程序提取有效成分 中药提取工艺中常采用的水提醇沉法或醇提水沉淀法,都是通过改变提取溶剂的极性而改变中药成分的溶解度达到纯化的目的。中药中活性物质的化学结构直接影响其理化性质,因而可采用不同的溶剂(如水、醇、有机溶剂等)提取,在提取液中加酸或者碱溶解析出、沉淀等方法进行分离纯化。如亲脂性生物碱以酸水提取后,再以碱液碱化,使成为游离生物碱,再以乙醚、三氯甲烷等亲脂性有机溶剂萃取,合并浓缩液,即得总生物碱。

四、复方中药共提的工艺特性

传统中药的主要特色就是复方的运用。复方中药是指由两味或两味以上药味组成,按照中医的辨证论治的原则,针对病情有机的组方配伍,系与单味药相对而言。复方中药由多药味、组分以及成分所构成,而人体与中药复方之间的相互作用和关系又是多层次、多因果的,因此中药复方的复杂成分与机体复杂系统的相互作用表现由整体水平上的综合效应,中药复方的效用往往很难以复方中部分化学成分来阐明,是复杂成分通过多途径、多靶点的整合调节作用实现的。

1. 复方中药共提的相互作用　复方中各种药材的地位通常是不同的,一般主要由主治药、辅助药、佐药、调和药四个组成部分。主治药(即君药)是针对疾病的病因、病机起主要治疗作用的药物;辅助药(即臣药)是辅助主药以加强疗效的药物;佐药是治疗兼证或制约主药副作用的药物;调和药(即使药)是具矫味、调和等作用的药物。在复方中药提取工艺设计前应根据方剂的功能和主治,针对每味中药在方剂中君、臣、佐、使的地位不同,分析有效成分与药理作用以及临床适应证,充分考虑共煎和分煎的合理性,再根据提取原理和预试验,最终制订适宜的工艺路线。

复方中药共提时会发生相互作用,一般可分为协同效应和拮抗效应。这种作用对中药整体的疗效及有效成分的提取具有很大影响。协同效应,包括疗效增强作用,促进溶出作用,减毒、降低副作用。拮抗作用,包括降低疗效、增加副作用等,属于配伍禁忌。

(1) 复方共提时对中药成分溶出率的影响:中药中的蛋白质、糖类、鞣质、无机盐、氨基酸、小分子有机酸及其盐、生物碱盐、苷类大多能溶于水;亲脂性成分则较难溶于水。如某些中药单煎不溶于水而难以提取或者提取率极低,但复方共提后,由于某些成分对难溶性物质的增溶或助溶作用,促进有效成分的溶出,但也有降低溶解度的情况。再如石膏与含有机酸、鞣质、生物碱盐的药材在水中共煎可提高其在水中的溶解度,而与碱性物质、淀粉、黏液质等共煎时溶解度则降低。

(2) 复方共提时的化学反应:复方中药共提过程中,各个浸出成分的水解、氧化、聚合、解离、还原反应均可能发生。如酸碱度对有效成分的浸出有一定的影响,当复方中药水煎共提时,由于酸、碱性物质的溶出,可能改变煎液的 pH,比如,游离生物碱,加酸提取可增加溶解度,加快溶出效率。煎液的酸碱度又容易引起水解反应。如生脉散中,将人参、五味子和麦冬三味药共煎和单煎的两种煎液对比后发现,共煎过程中发生人参皂苷的水解转化,共煎液中人参皂苷 Rg_3、Rh_1 明显高于单味人参煎液的含量。因此避免有效成分在提取过程中的损失,减少及避免水解,是复方中药共煎的技术关键。

2. 复方中药共提工艺设计　目前,大生产中对于中药复方提取最常用的工艺还是水提取和醇提取。目前,无论水提取还是醇提取,溶剂倍数、提取时间、提取次数等因素对复方中药有效成分的浸出均有一定影响,乙醇提取法中乙醇浓度对有效成分的影响也较大。复方中药的提取在查阅相应文献资料后,通过预试验确定提取方法,再进行提取工艺的研究设计,建立正交试验法,实际设计中应以三水平四因素为宜。需要注意的是,可在不增加试验次数的前提下,考虑通过单因素考察实验精减影响提取的因素。一般来说,为了提高正交试验分析结果的准确性,常常留有一个空白因素。对于正交试验法,其目的在于用最少的试验次数考察不同因素在三种水平下的提取差异和趋势,因此应以提取干膏重作为一个评价指标;针对制剂处方的功能主治,再加上某类有效浸出物的总提取量(如水浸出物、乙醇浸出物、有机溶剂提取物或者有效大类成分等)作为评价指标,最后两个因素乘以权重系数进行加和计算来综合评分,作为评价工艺的优劣。由于指标成分在一定程度上不能纯粹代表方剂的功能主治,且通常含量较低,含量测定要求的技术水平和仪器设备较高,而采用某类有效成分作为评价指标,不仅可以弥补单纯采用指标成分的缺陷,还可根据实际情况提高工艺研究的现代技术水平,最终提高复方中药共提的科学性、合理性和可行性。

(邱智东)

第三章 中药提取的影响因素

学习目标
1. 掌握溶媒、提取条件对提取的影响。
2. 熟悉中药提取中关于有效成分、有害物质含量以及化学稳定性方面的要求；原药材对提取的影响；多因素问题的试验设计。
3. 了解影响中药复方提取的因素。

第一节 对中药提取物的要求

中药提取物是以中药材为原料，按中医临床和中药现代制剂生产的处方要求，将原药材经加工炮制，提取精制，制备出的物态稳定，含有一种(类)或几种(类)功能主治明确的成分，并具有稳定可控的质量标准的(中成药)制剂原料。目前，很多中药提取物没有国家标准或行业标准，因此，在无通用标准情况下，企业有必要建立自己的企业标准。《中国药典》2010年版收载中药提取物仅 47 种，对其性状、鉴别、检查项也做出了相应的规定，主要包括：无异物、焦屑；溶解性能符合规定要求；相对密度符合规定要求；定性指标符合规定要求；定量指标符合规定要求等。部分提取物的检查项中还包括了农药残留以及重金属的检查，但并未对提取物的微生物限度和总固体量做出规定，因此为了保证提取物的质量，许多企业将微生物限度检查和提取物总固体量检查纳入自己的企业标准。

在国际市场上，中药提取物商品可以划分为以下三类：①纯度达到 95% 以上，以单一化合物为检测对象的中药提取物，其结构清楚、药效确切、药理学研究资料全面，属国外药典收载品种或药品专利保护品种，在国内一般称其为天然药物或植物化学药物，如芦丁、甘草酸、紫杉醇等；②经过一定分离技术如柱层析分离、沉淀分离、萃取分离等获得的成分较为富集的多组分中药提取物，有明确的含量检测指标，被测成分一般为活性成分，含量在 20%~50% 之间，并得到认可的提取物，如银杏黄酮提取物、蓝莓提取物；③经过水或乙醇提取但未加分离的单一中药浸膏或流浸膏，有明确的质量控制标准，如银杏提取物。

一、对中药提取物的技术要求

1. 浸膏、药材成分、毒性成分

(1) 浸膏：泛指中药饮片用适宜的溶剂浸出的提取物。根据所含水分的多少可分为干浸膏、稠浸膏及流浸膏。干浸膏含水量一般约为 5%；稠浸膏含水量一般为 15%~20%；流浸膏的含水量则体现在对其所作的"每 1ml 相当于 1g 原药材"的规定之中。流浸膏至少含 20%以上的乙醇，若以水为溶剂的流浸膏，其成品中亦需加入 20%~25% 的乙醇作防腐剂，以利于保存。传统浸膏一般没有运用分离纯化手段对浸出物进行纯化，但在现代中药制剂中将经分离纯化后得到的某类药材成分也称为浸膏。

(2) 药材成分：指某味药材或某一复方药材中所含的原始化学成分。药材中化学成分的种类、数量都是极为复杂的，概括说来可以分为四类，即有效成分(包括有效部位)、辅助成分、无效成分和组织成分。有效成分是指从植物、动物、矿物等物质中提取得到的天然的单一成分，其单一成分的含量应当占总提取物的90%以上。同一味药材或复方药材中的有效成分一般有许多个，一般指同一类化学性质相同的物质为有效部位，如银杏叶中的有效部位是银杏叶总黄酮、总内酯，有效部位的含量应占提取物的50%以上。中药提取时往往得到的是有效部位，如总黄酮、总生物碱、总挥发油、总苷等，在临床上用有效部位代替有效成分更能代表或部分代表原药材或原方的疗效，有利于发挥综合效能，更符合中医用药的特点。辅助成分系指本身无特殊疗效，但能增强或缓和有效成分作用的物质，或是有利于有效成分浸出或增强制剂稳定性的物质。例如，大黄中所含的鞣质可以缓和大黄蒽醌苷的泻下作用。无效成分是指无生物活性，不起药效的物质。有的甚至会影响浸出效能、制剂的稳定及外观和药效等。如树脂、黏液质、果胶等。组织成分系指一些构成药材细胞的或其他不溶性的物质，如纤维素、栓皮、石细胞等。

(3) 特殊成分——毒性成分：系指药材的化学成分中对机体有害的成分。毒性成分可分为两种：①非有效成分：即与治疗作用无关的毒性成分，如半夏、白果、苍耳子等都含有无治疗作用的有毒成分，去掉后可防止中毒；②有效成分：即利用毒性成分来治疗疾病，如川乌、草乌、雪上一支蒿等乌头类药物，其毒性成分是乌头碱，剧毒，尝之麻辣刺喉；马钱子中的士的宁、巴豆中的巴豆油，既是有毒成分，又是有效成分，若将其去掉则药效丧失，而用生药又会引起中毒。因此只有将毒性成分的含量控制在一定的范围内，才能既保证安全又保证药效。

2. 浸出物收率及其计算

(1) 浸出物收率：传统中药因为对产品缺少某些指定成分的定量要求，一般由浸膏、浸出物的得量来计算收率，如浸膏/药材(%)、挥发油/药材(%)等；现代中药对产品所含活性成分有比较明确的定量要求，按某个成分或按某类成分的纯量来计算收率，如茶叶中的茶多酚，银杏中的总黄酮、总内酯计算收率。

(2) 计算公式：根据不同的计算基准，可以得到以下公式：

1) 只计算粗浸出物(浸膏)的浸出率或浸膏收率

$$浸膏率(\%) = \frac{浸膏得量(kg)}{投料药材总重量(kg)} \times 100\%$$　　　　式(3-1)

2) 计算浸出物中某成分的浸出率或浸出收率

$$某成分浸出率(\%) = \frac{浸出物得量(kg) \times 某成分在浸出物中含量(\%)}{投料药材总量(kg) \times 某成分在药材中的含量(\%)} \times 100\%$$

式(3-2)

3) 计算粗浸出物(浸膏)中经过分离纯化得到某成分的精制率

$$某成分精制率(\%) = \frac{精制品得量(kg) \times 某成分含量(\%)}{粗浸出物投量(kg) \times 粗浸出物中某成分含量(\%)} \times 100\%$$

式(3-3)

4）经过精制后某成分的浸出总收率

$$精制品某成分浸出总收率(\%) = \frac{精制品得量(kg) \times 某成分含量(\%)}{投料药材总量(kg) \times 药材中某成分含量(\%)} \times 100\%$$

$$式(3-4)$$

3. 浸出物收率的计算举例

【例 3-1】100g 花椒籽加水 500ml,微沸下保持 5 小时、8 小时、10 小时,提取挥发油,得量分别为 0.55g、0.65g、0.88g,试计算挥发油成分的浸得率。

解:用式(3-1)计算,微沸下保持 5 小时、8 小时、10 小时,提取挥发油的得率分别为:

$$\frac{0.55}{100} \times 100\% = 0.55\%$$

$$\frac{0.65}{100} \times 100\% = 0.65\%$$

$$\frac{0.88}{100} \times 100\% = 0.88\%$$

即每 100g 花椒籽可提得的挥发油为 0.55g、0.65g、0.88g。

【例 3-2】100kg 银杏叶干粉(测得银杏内酯含量为 0.11%),用 400L 丙酮 - 水(60:40)50℃提取 4 小时。提取液以 500L 正己烷逆流连续脱脂,丙酮 - 水液于 40℃减压浓缩至 200L,20℃放置过夜,离心,沉淀物水洗干燥,得 400g 双黄酮等物质。上清液以 400L 正丁醇 - 甲苯(8:1)逆流提取,有机相于 40℃下减压浓缩,浓缩物加 70% 乙醇 50L 处理,滤过,乙醇液浓缩至 25L,喷雾干燥得 1.98kg,其中黄酮苷 24%,原花青色素 9%,银杏内酯 3.60%,白果内酯 3.10%。求喷雾干燥所得产品中银杏内酯的得率。

解:用式(3-4)计算

$$浸出物精制后的总得率(\%) = \frac{精制品得量(kg)}{银杏叶粉投量(kg)} \times 100\%$$

$$= \frac{1.98}{100} \times 100\%$$

$$= 1.98\%$$

$$精制品中银杏内酯浸出率(\%) = \frac{精制品得量(kg) \times 银杏内酯含量(\%)}{投料药材总量(kg) \times 药材中银杏内酯含量(\%)} \times 100\%$$

$$= \frac{1.98 \times 0.036}{100 \times 0.0011} \times 100\%$$

$$= \frac{0.07128}{0.11} \times 100\%$$

$$= 64.80\%$$

结果表明:每 100kg 银杏叶干粉,用上述提取工艺可提出精制品 1.98kg,其中药材中的银杏内酯有 64.80% 被浸出到精制品中。

二、对中药提取物中有效成分的要求

1. 作为原料的药材浸提物含量要求　我国一些以生产药材浸提物作为产品出口的企业,订货方常常对浸提物中某些成分的含量提出了明确的要求,如银杏叶提取物在国际市场上一般要求总黄酮醇苷含量≥24%,银杏内酯含量≥6%。

2. 传统中药浸提物向现代化发展所提出的含量要求 作为中成药生产原料的药材浸提物中间产品,目前已经开始向设立药材中某些有效成分含量的定量指标发展。《中国药典》2010年版中一些药材中某些成分的含量要求见表3-1,一些药材浸提物、成药中指定成分的含量要求见表3-2。

表3-1 《中国药典》2010年版中一些药材中某些成分的含量要求

药材名称	有含量要求的成分	含量指标
天麻	天麻素 $C_{13}H_{18}O_7$	≥0.20%
杜仲	松脂醇二葡萄糖苷 $C_{32}H_{42}O_{16}$	≥0.10%
牡丹皮	丹皮酚 $C_9H_{10}O_3$	≥1.20%
杜仲叶	绿原酸 $C_{16}H_{18}O_9$	≥0.08%
白芍	芍药苷 $C_{23}H_{28}O_{11}$	≥1.20%
丹参	丹参酮ⅡA $C_{19}H_{18}O_3$	≥0.20%
	丹酚酸B $C_{36}H_{30}O_{16}$	≥3.00%
黄芩	黄芩苷 $C_{21}H_{18}O_{11}$	≥9.00%
山香圆叶	女贞苷 $C_{33}H_{40}O_{18}$	≥0.30%
	野漆树苷 $C_{27}H_{30}O_{14}$	≥0.10%

表3-2 《中国药典》2010年版中一些药材浸提物、成药中指定成分含量要求

药材浸提物名称	有含量要求的指定成分	含量指标
银黄口服液中:金银花提取物	绿原酸 $C_{16}H_{18}O_9$	≥1.70mg/ml
黄芩提取物	黄芩苷 $C_{21}H_{18}O_{11}$	≥18.00mg/ml
茵陈提取物	绿原酸 $C_{16}H_{18}O_9$	≥1.00%
	对羟基苯乙酮 $C_8H_8O_2$	≥0.10%
山楂叶提取物	总黄酮(以芦丁 $C_{27}H_{30}O_{16}$ 计)	≥80.00%
	牡荆素鼠李糖苷 $C_{27}H_{30}O_{14}$	≥8.80%
广藿香油	百秋李醇 $C_{15}H_{26}O$	≥26.00%

三、对中药提取物中有害物质含量控制要求

1. 药材中的有害物质

(1) 内源性有害物质:该类物质存在于药材本身,是药材本身所含的化学成分,但对人体有害。如马兜铃、关木通等药材中含的马兜铃酸,在短期内、大剂量临床使用时会对肾功能产生损害。许多药材中的有害物质需通过炮制加工去除,有些药材作为单味药存在时对人体显示出毒性,但通过复方配伍后则显示不出毒性。如附子中所含的乌头碱属于毒性成分,若不按照中医药理论的指导而进行单独使用,则其有毒成分的毒副作用就会显现。中医用药的重要特点是复方配伍,附子在大黄附子汤等方剂中因与大黄共煎而使煎出液中乌头碱含量低于各味药单煎后合并药液中的含量,且共煎液中乌头碱的含量随着大黄量的增加而减少。

(2) 外源性有害物质:此类物质主要是重金属、农药残留、黄曲霉毒素和微生物等。该类

有害物质的主要来源是药材的种植、储存的环境与过程,因此外源性有害物质的控制应主要从栽培与储存两方面进行控制,严格控制种植、储存的环境与过程。

2. 中药浸提物对有害物质含量控制的要求

(1) 对作为植物药用原料的浸提物提出的要求:浸提物中毒性成分、重金属与农药残留量应有一定的限量要求,主要是通过控制原料药材的重金属与农药残留量,同时设计合理的浸提、分离与纯化工艺对毒性成分含量进行控制,最终控制其在浸提物中的含量。

(2) 对传统中药浸提物向现代化发展所提出的要求:对中药浸提物的有害成分、重金属以及农药残留等的控制是中药现代化发展的必然趋势。我国应该尽快按照"两个标准三个规程"建立中药提取物的技术标准体系。"两个标准三个规程"即药材与提取物的质量标准和原药材种植、提取工艺、检验操作的规范化规程。

随着经济的发展,环境污染日益严重,人们也开始担心受污染的环境对自身健康所造成的危害,因此绿色产品受到了越来越多的欢迎,当今世界崇尚自然,信赖绿色产品。所谓绿色产品,是指在生产过程中对环境没有或较少产生污染,或产品本身没有被污染的产品,并且比传统的产品更符合保护生态环境或社会环境要求的产品。它是由一个完整的质量控制指标体系组成,包括生产产品的环境质量,生产的标准操作规程,产品自身的品质,产品的包装、储存和运输等方面均不对产品及环境构成污染。而无污染或污染物在安全范围内的中药材,称为"绿色中药材"。目前绿色中药材还没有正式通用标准,一般采用国家绿色食品的标准。

四、中药提取过程对化学稳定性的影响

有效、安全、稳定和经济是对药物制剂的基本要求,其中稳定性又是保证药物有效和安全的基础。化学稳定性变化是指药物由于水解、氧化等化学降解反应,使药物含量(或效价)降低、色泽产生变化,是评价药物质量的主要内容之一。中药提取过程影响产品的稳定性,主要体现在:

1. 药材成分的化学稳定性对浸提物质量与收率的影响　药材中各种成分的化学稳定性有很大的差别,一些不稳定的化学成分可能在热浸提时或在酸、碱物质作用下发生化学变化,也有可能在分离纯化过程中发生变化。例如对药材丹参醇提工艺中丹参酮ⅡA降解的动力学研究表明,丹参乙醇浸提液在室温下不避光放置20天,丹参酮ⅡA的含量基本不变;而在70℃下的降解动力学符合一级反应方程,降解半衰期为54.5小时;在干燥过程中丹参酮ⅡA降解迅速,80℃半衰期为4.5小时,100℃半衰期为2.5小时。如果以药材中丹参酮ⅡA量为100.00%计,在新鲜醇提液中保留率是96.30%,贮存5天后保留率是95.70%,经水浴8小时回收乙醇后的保留率为85.40%,又经2小时直火浓缩后的保留率为68.10%,再经水浴浓缩2小时至稠膏的保留率是18.10%,最后100℃烘干后的丹参酮ⅡA保留率为0,说明丹参酮ⅡA在受热情况下不稳定,降解迅速。

可见,药材中一些不稳定的化学成分在浸提、浓缩、干燥等过程中可能发生化学变化而降低成分的浸出率,还可能导致浸提物有效成分含量的下降,进而影响浸提物的质量及临床疗效。

2. 在浸提生产过程中影响化学稳定性的因素及解决方法　化学不稳定性物质是客观存在的,但这些物质并不是在所有情况下都会发生化学变化,内因是变化的根本,外因是变化的条件。外因主要有温度、受热时间、光照的强度与时间、空气中的氧气、催化剂及酸碱性

介质等,在药材成分浸提生产过程中应尽量避开这些化学不稳定因素,保证浸提物的质量。

一般可通过选择生产工艺条件或生产设备避开化学不稳定性因素。例如可将热浸提改为冷浸提或渗漉以避免温度过高或受热时间过长;用有机溶剂代替酸或碱性水溶液作为浸提溶剂,以避免酸碱的影响;采用喷雾干燥或气流干燥使被干燥物料在干燥器内迅速干燥,避免物料受热时间过长。

第二节　原药材质量对提取的影响

一、原药材质量控制

中药材、中药饮片、中成药是中药的三大支柱。中药材的质量直接影响中药饮片与中成药的质量与疗效,是中医临床用药和各种中药制剂研究开发的物质基础。而且中药多为复方制剂,内在成分复杂,即使是同一批号的药品也不能保证成分的完全均一性,因此,仅仅依靠工艺规程和质量检验不能保证其安全性和有效性。中药材的种植是中药的第一工序,要获得稳定优良的提取物,必须首先保证中药材原料的优质安全,这也是目前正在贯彻实施的中药材生产质量管理规范(GAP)的核心思想。

1. GAP　GAP(Good Agricultural Practice of Medicinal Plants and Animals)的中文名称为《中药材生产质量管理规范》,是我国药监部门对中药材生产质量控制的基本法规。GAP 的目标是为中药生产过程提供质量稳定、有效成分可控、指标成分清晰的道地原料中药材;其次是确保药材安全性,即使用规定的农药,而且农药残留量必须在规定范围内,同时重金属含量应符合要求。

2. 药材道地性　为了确保天然药材的质量,必须重视药材的产地。在长期的用药实践中,前人逐渐形成了"道地药材"概念。道地药材是指具有明显地域性,由著名产地所出,质量优于其他地区同类产品的药材。决定道地药材的因素是多方面的,但最关键的是临床疗效。道地药材的优质与疗效已经为一些现代研究证实,例如对来源于全国 4 省 25 个不同产地的当归药材中总挥发油、藁本内酯、正丁烯基酞内酯、阿魏酸、总多糖的含量进行多指标综合分析和质量评价,结果表明以甘肃产岷归质量为优,为药材道地性科学内涵的揭示提供了依据。

3. 同种药材不同药用部位的差异　同种药材的不同部位所含的有效成分存在着一定的差异,例如对茯苓药材的不同药用部位所含的茯苓酸进行测定,经采用相同的提取方法提取后,检测所得浸提液中茯苓酸(pachymicacid)含量,结果表明有很大的差异,如表 3-3 所示。

4. 药材真伪优劣　"真"即正品,凡是国家药品标准所收载的品种均为正品;"伪"即伪品,凡是不符合国家药品标准规定的该中药的品种及以非药品冒充中药或者以他种药品冒

表 3-3　不同药用部位茯苓中所含茯苓酸的差异

序号	样品	茯苓酸含量(%)
1	白茯苓	0.0959
2	赤茯苓	0.1558
3	茯苓皮	0.2420
4	茯神	0.3201

充正品的均为伪品;"优"即质量优良,是指符合或高于国家药品标准质量规定的各项指标的中药;"劣"即劣药,是指虽品种正确,但质量不符合国家药品标准或地方药品标准规定的中药。

中药浸提过程中,若原料药出现假药,轻则影响浸提物及中成药、中药保健食品的质量与功效,重则产生毒副作用,甚至发生严重事故,因此控制好原料药材的真伪非常重要,需要建立完整的程序与制度来控制药材的真伪,保证用药安全有效。药材的优劣主要影响提取物的质量,药材品质优则提取出的提取物质量好,反之,则质量差,有些甚至达不到临床治疗效果。

二、原药材的炮制加工

中药提取用原料成分复杂,且不定因素较多,因此药材必须经过加工炮制成饮片才能供提取投料,以提高药效及用药安全。

1. 炮制的目的

(1) 降低或消除药物的毒性或副作用:有的药物虽有较好的疗效,但因毒性或副作用较大,通过炮制可以降低其毒性或副作用。如川乌含有毒性较大的乌头碱,经漂洗和加热处理后,可使乌头碱水解成毒性较弱的苯甲酰乌头胺或乌头胺,从而降低毒性。

(2) 改变或缓和药物的性能:中药是以寒、热、温、凉(即"四气")和辛、甘、酸、苦、咸(即"五味")来表示性能的。性味偏盛的药物在临床使用时往往会给患者带来一定的副作用。如麻黄生用,辛散解表作用较强,蜜炙后辛散作用缓和,增强止咳平喘作用。

(3) 增强药物疗效:许多中药经炮制后,其药效成分溶出率往往高于原药材,这与药材在切片过程中所产生的变化有关,如细胞破损、表面积增大等。如生黄连经炮制后,其所含小檗碱在水中的溶出率明显提高。

(4) 改变或增加药物作用的趋向:通过炮制,可以改变其升、降、浮、沉的作用趋向。例如,大黄苦寒,为纯阴之品。其性沉而不浮,其用走而不守。如经酒制后能引药上行,先升后降。

(5) 改变药物作用的部位或增强对某部位的作用:某药归某经,表示该药对某些脏腑和经络有明显的选择性。如柴胡、香附等经醋制后有助于引药入肝经,更好地治疗肝经疾病。

(6) 便于调剂制剂和贮藏保管:矿物及介壳类药物很难粉碎,炮制后利于制剂和调剂。如砂烫醋淬穿山甲,火煅醋淬自然铜等。有些含苷类成分的药物,如黄芩、苦杏仁等,经过加热处理杀酶保苷,避免苷类成分在贮藏过程中被酶解掉而使疗效降低。

(7) 矫味矫臭,利于服用:动物类或动物粪便类以及其他有特殊臭味的药物,通常可加一些辅料进行炮制,以利于服用。如酒炙乌梢蛇、蕲蛇,以去其腥。

2. 炮制对药物理化性质的影响 炮制可使某些药物的理化性质发生不同程度的变化,有的成分被水解成新的成分,有的成分由难溶于水变成易溶于水,有的毒性成分或无效成分被除去。

(1) 炮制对含生物碱类药物的影响:炮制辅料对生物碱类成分可产生多种影响。例如,醋是弱酸性辅料,可与生物碱结合成盐以提高生物碱的溶出率,增强药效。

(2) 炮制对含苷类药物的影响:苷的溶解性能常无明显规律,一般易溶于水或乙醇中,有些苷也溶于氯仿和乙酸乙酯,但难溶于乙醚和苯。酒作为常用炮制辅料,可提高含苷药物的溶解度而增强疗效。由于苷类成分易溶于水,故在炮制过程中用水处理时应尽量少泡多润。含苷类药物常用炒、蒸、烘、焯或暴晒的方法破坏或抑制酶的活性,以保证药物的有效成分含量,保存药效。

(3) 炮制对含挥发油类药物的影响:挥发油在植物体内多数是以游离状态存在,有的也以结合态存在。以游离态存在的挥发油,如薄荷中的挥发油,在采收后或喷润后迅速加工切制,不宜带水堆积久放,以免发酵变质,影响质量。而以结合态存在的挥发油,如厚朴中的挥发油,则宜经堆积发酵后香气才能逸出,这样生产出的才是优质饮片。凡是含有挥发油的药材应及时加工处理,干燥应阴干,加水处理宜"抢水洗",以免挥发油损失,尤其要注意加热处理。

(4) 炮制对含鞣质类药物的影响:鞣质含有多元酚羟基,极性较强,易溶于水,特别是热水,具有较强的还原性,在碱性溶液中颜色变化更快,炮制过程中应加以注意。鞣质遇铁能发生化学反应,生成墨绿色的鞣质铁盐而沉淀,在炮制过程中应避免发生与之接触。

(5) 炮制对含有机酸类药物的影响:低分子有机酸大多能溶于水,因此在炮制过程中用水处理时应采用少泡多润的方法,防止有机酸类成分的流失。加热炮制可使某些有机酸破坏。具有强烈酸性的有机酸对口腔、胃黏膜的刺激性较大,因此对该类药材应进行加热处理,以适应临床的需要。

(6) 炮制对含油脂类药物的影响:油脂的主要成分是长链脂肪酸的甘油酯,大多存在于植物种子中,具有润肠通便或致泻的作用,有的作用峻烈具有毒性。炮制过程中,经加热、压榨除去部分油脂类成分,降低滑肠致泻等毒副作用,保证临床用药的安全。如柏子仁去油制霜降低或消除了滑肠作用。

(7) 炮制对含树脂类药物的影响:树脂一般不溶于水,易溶于乙醇等有机溶剂。炮制这类药物时,可用辅料酒、醋处理,以提高树脂类成分的溶解度,增强疗效。如乳香、没药经醋制,能增强活血止痛作用。有时通过高温炮制破坏部分树脂,以适应临床需要。如牵牛子中的树脂具有泻下去积的作用,经炒制后破坏部分树脂,泻下作用得到了缓和。

(8) 炮制对含蛋白质类药物的影响:氨基酸大多是无色结晶体,易溶于水,故不宜长期浸泡于水中,以免损失有效成分,影响疗效。加热可使蛋白质凝固变性,变性后的蛋白质不溶于水,因此某些富含蛋白质、氨基酸类成分的药材以生用为宜,如蜂王浆、天花粉等。

(9) 炮制对含糖类药物的影响:糖类在植物体内的存在种类很多,有单糖、寡糖和多糖。单糖及小分子的寡糖易溶于水,特别是在热水中。多糖难溶于水,但能被水解成寡糖、单糖。因此,在炮制过程中,必须用水处理时要少泡多润。

(10) 炮制对含无机成分药物的影响:矿物类药物通常采用煅烧或煅烧醋淬的方法,除了改变其物理性状,使之易于粉碎外,还有利于有效成分的溶出和在胃肠道的吸收,从而增强疗效,如自然铜、磁石等。某些含结晶水的矿物药,有的药物所含的无机成分在经加热炮制后转化为有毒物质,如雄黄(As_2S_2)经加热后可生成剧毒物质三氧化二砷(As_2O_3)。

第三节　溶剂对提取的影响

中药或天然药物中各成分的提取、分离和纯化,通常要用到各种各样的溶剂,不同的溶剂所提取出的成分不尽相同。反之,对不同目标成分,根据其性质亦可选择不同的溶剂进行提取。

一、溶剂种类的影响

1. 溶剂提取法的原理　溶剂提取法是依据中草药或天然植物药中各种目标成分在溶剂中的溶解性质,选用对目标成分溶解度大、对不需要的成分溶解度小的溶剂,而将目标成分从药材组织中溶解出来的方法。中药材浸提过程一般可分为浸润、渗透、解吸、溶解、扩散等几个相互联系的阶段。当溶剂加入中药材原料或天然植物药(需适当粉碎)中时,溶剂由于扩散、渗透作用逐渐通过细胞壁进入到细胞内部,溶解可溶性物质,而造成细胞内外的浓度差,于是细胞内的浓溶液不断向外扩散,溶剂又不断进入药材组织细胞中,如此反复多次,直至细胞内外溶液浓度达到动态平衡时,将饱和提取液滤出,继续多次加入新鲜溶剂,就可以把所需成分大部分或接近于完全溶出。

2. 中药提取常用溶剂的分类

(1) 水:水是一种价廉、易得、使用安全的强极性溶剂。中草药中的亲水性成分,如无机盐、糖类、分子量较小的多糖类、鞣质类、氨基酸、蛋白质、有机酸盐、生物碱及苷类等都能溶于水。为了增加某些成分的溶解度,也常采用酸水及碱水作为提取溶剂。酸水提取可使生物碱与酸生成盐类而溶出;碱水提取可使有机酸、黄酮、蒽醌、内酯、香豆素以及酚类成分溶出。但用水提取易酶解苷类成分,且易发霉变质。

(2) 亲水性有机溶剂:亲水性有机溶剂即一般说的与水能混溶的有机溶剂,如乙醇、甲醇、丙酮等,以乙醇最常用。乙醇的溶解性能较好,对中草药穿透能力较强。亲水性成分除蛋白质、黏液质、果胶、淀粉和部分多糖等外,大多能在乙醇中溶解。难溶于水的亲脂性成分,在乙醇中的溶解度也较大。通常可根据提取物的性质,采用不同浓度的乙醇进行提取。乙醇为有机溶剂,虽易燃,但毒性小、价格便宜、来源方便,且可回收反复使用,而且乙醇的提取液不易发霉变质。甲醇与乙醇的性质相似,沸点较低,但有毒性,使用时应予注意。丙酮是一个良好的脱脂溶剂,有防腐作用,具有挥发性和燃烧性,且具有一定毒性,不宜作溶剂保留于制剂中。

(3) 亲脂性有机溶剂:亲脂性有机溶剂即所说的不能与水混溶的有机溶剂,如石油醚、三氯甲烷、乙酸乙酯等。这些溶剂的选择性强,不能或不易提出亲水性杂质。但这类溶剂挥发性大,多易燃,一般有毒,如苯及苯的同系物,其毒性较大,目前在中药的分离纯化中已不用或少用。另外,亲脂性有机溶剂价格较贵,对设备要求较高,且穿透植物组织的能力较弱,在提取时往往需要较长时间。如果药材中含有较多的水分,用这类溶剂就很难将有效成分浸出。石油醚是一个良好的脱脂溶剂,在制剂生产中常利用其和80%甲醇不能任意混溶的性质来分离亲脂性成分,如在叶绿素 A 和叶绿素 B 这两层溶液中,前者主要分配在石油醚层中,而后者主要分配在稀甲醇层中。

常用溶剂的亲水性的强弱顺序如下:水 > 乙酸 > 甲醇 > 乙腈 > 乙醇 > 丙酮 > 乙酸乙酯 > 乙醚 > 三氯甲烷 > 二氯乙烷 > 三氯乙烷 > 四氯化碳 > 二硫化碳 > 石油醚(低沸点 < 高沸点)。

3. 中药提取常用的溶剂　中药提取生产常用溶剂有:水、酸性水溶液、碱性水溶液、乙醇、各种浓度的稀乙醇、丙酮、轻汽油等。在分离纯化浸提物的过程中还会使用到三氯甲烷、乙醚、甲醇、乙酸乙酯、石油醚、丁醇等。不同溶剂对药材各种化学成分的浸出效果不同,针对性质不同的药材化学成分的浸出要使用不同的浸出溶剂。常用溶剂的理化性质如表3-4所示。

表 3-4　药材浸提常用溶剂的理化性质

溶剂名称	分子式	沸点（℃）	密度（kg/m³）	介电常数	在水中溶解度（室温）(ml/ml)	对水的溶解度（室温）(ml/ml)
水	H_2O	100	1000	80.0		
甲醇	CH_3OH	64.5	791.3	31.2		完全互溶
乙醇	C_2H_5OH	78.32	785.1	26.0		完全互溶
丙酮	$(CH_3)_2CHO$	56.1	790	21.5		完全互溶
正丁醇	$CH_3CH_2CH_2CH_2OH$	117.7	825.2	17.5	7.81%	20.1%
乙酸乙酯	$CH_3COOC_2H_5$	77.1	883	6.1	9.7%	9.8%
三氯甲烷	$CHCl_3$	61.26	1492	5.2	0.8%	0.097%
无水乙醚	$C_2H_5OC_2H_5$	34.5	714.6	4.3	6.9%	1.3%

二、提取辅助剂的影响

提取辅助剂系指能够提高溶剂的浸出效能、增加有效成分的溶解度及制品的稳定性、除去或减少某些杂质的附加物质。其主要作用为增大有效成分或有效部位在选用溶剂中的溶解度，以提高浸出率；增强有效成分或有效部位在浸出过程中的稳定性，减少水解、氧化等反应；除去或减少某些无效成分（杂质）或有害成分。常用的提取辅助剂有酸、碱、表面活性剂和稳定剂。在生产中一般只用于单味药材的提取，而较少用于复方制剂的提取。

1. 酸　酸可与生物碱生成可溶性生物碱盐类，以利于浸出。适当的酸度还可以对一些生物碱产生作用或沉淀某些杂质。常用的酸有盐酸、硫酸、醋酸、枸橼酸、酒石酸等。如浸出液需要浓缩，以加入盐酸等挥发性酸为宜。酸的用量不宜过大，一般能维持一定的 pH，否则会引起某些成分水解或其他不良反应。如乌头生物碱的提取，在浸提溶剂中加入适量的盐酸使生物碱成盐，可大大提高总生物碱的提取转移率。

2. 碱　碱能增加酸性成分的溶解度和稳定性。常用的氨水，是一种挥发性弱碱，对有效成分的破坏作用小，用量易控制。此外还有碳酸钙、氢氧化钙、碳酸钠等。其中碳酸钙为一种不溶性碱化剂，能除去树脂、鞣质、有机酸、色素等许多杂质。氢氧化钠因其碱性过强一般不用。例如，浸提远志时，在水中加入少量氨水，可防止远志酸性皂苷水解。另外，碱性水溶液可溶解内酯、蒽醌及其苷类、香豆素、有机酸及某些酚性成分，但也能溶解树脂酸和某些蛋白质，使杂质增加。

3. 表面活性剂　表面活性剂能增加药材的浸润性，提高溶剂的浸出效果。应根据被浸出成分的种类及浸出方法进行选择。如阳离子型表面活性剂盐酸盐有助于生物碱的浸出；阴离子型表面活性剂对生物碱有沉淀作用；非离子型表面活性剂毒性较小，与有效成分不起化学反应。表面活性剂具有一定的毒性，其毒性大小顺序为：阳离子型表面活性剂 > 阴离子型表面活性剂 > 非离子型表面活性剂。如用水提醇沉法提取黄芩中的黄芩苷时，加入适量的聚山梨酯 -80 可以提高其收率。

4. 稳定剂　某些有效成分或有效部位可因加入稳定剂而延缓分解或不出现沉淀。稳定剂包括抗氧剂和抗氧增效剂、抗水解剂等。如浸出银杏叶有效成分时，可加入蛋氨酸、依地酸二钠、抗坏血酸、枸橼酸，以防止黄酮氧化和萜类内酯水解，提高转移率。

三、选择提取溶剂的原则

中草药成分在溶剂中的溶解度与溶剂性质直接相关,遵循"相似相溶"规则,因此溶剂的选择至关重要。溶剂选择适当,就可以比较顺利地将所需成分提取出来,也可简化目标成分的后续处理工艺。

1. 溶剂对目标成分溶解度大,对杂质溶解度小　根据"相似相溶"原则,为需要浸出的药材成分选择具有相应溶解特性的溶剂。

2. 溶剂不能影响被浸提成分　溶剂不能与中药的成分发生化学反应,即对目标成分应是一种惰性溶剂且本身不具备显著的药理作用,也不应在浸出物中残留。

3. 溶剂要价廉、易得　溶剂应来源充足,价廉易得,根据这一要求,水、乙醇与不同浓度的乙醇溶液是首先考虑选用的溶剂。水具有良好的生物相容性和安全性,同时具备理想的理化性质,其对许多化学物质良好的溶解特性,并且具有大的比热容、小的黏度、化学稳定性、大的汽化潜热等,有着较强的优势,此外药材成分的水浸出液可以用蒸发、结晶、大孔树脂吸附分离、液液萃取等多种中药提取单元过程将溶质与溶剂分离。但用水作为浸提溶剂时,其浸出液易霉变腐败。乙醇是产量较大、综合性能较好、价格较低的有机溶剂,在浸提药材有效成分时,通常首选乙醇。乙醇有较合适的沸点、挥发度、比热容、黏度,有较好的化学稳定性,对许多药材成分都有较好的溶解特性,药材的乙醇浸出液可用蒸发、结晶等单元过程将溶剂与溶质分开。此外,当浸出液中的含醇量达到 20% 时,浸出液不易发霉变质。

4. 溶剂安全无毒,易于回收　有机溶剂中不少具有高的挥发性,其蒸气能与空气构成爆炸混合物,在一定浓度范围(爆炸极限)内因静电、摩擦、火花、撞击等引起爆炸。相当一部分有机溶剂在使用时可能需配备防爆厂房、防爆电器,或采用特定的防爆、防火措施。一些有机溶剂对人体有害,操作者长期接触可能会造成身体伤害。此类物质如未加处理,以污水的形式排放,还会对周围居民健康造成损害。

多数溶剂是可以回收的,也有较为成熟的回收工艺。但有机溶剂中不少具有低沸点和高挥发性质,在回收甚至放置过程中均有部分挥发,直接或通过真空泵系统排入大气,因此有机溶剂对大气的污染需要加以重视。

水作为药材成分的浸出溶剂,不存在任何安全、卫生与环境问题,从这一点讲水是一种优良的浸出剂。乙醇或其稀溶液作浸出溶剂时,在卫生、环境方面不存在问题,只是在安全上需要考虑防爆厂房和防爆电器等措施,综合考虑乙醇是较为理想的浸提溶剂。

第四节　提取条件对提取的影响

1. 饮片粒度　将饮片进行粉碎,是因为粒度小时,溶剂能更容易地进入饮片细胞内部,同时由于比表面积的增大有利于扩散阶段的进行,加快浸出速度。但饮片的粒度大小应适度,当粒度过小时,饮片中的成分相互之间或与细胞壁之间存在的吸附作用会加强,反而使扩散速度受到影响;同时破裂的组织细胞多,浸出的杂质也多;采用煎煮法时溶质易糊化,采用渗漉法时,过细的粉粒易造成堵塞使溶剂流通阻力增大。一般说来,以水为溶剂提取时,药材粉碎程度以药粉通过粗筛或切成薄片为宜;以乙醚或乙醇等有机溶剂提取时,以药粉通过 20 目筛为宜;含淀粉较多的根、根茎类药材,宜粗不宜细;含纤维较多的叶类、全草、花类、果仁等药材可较细,以通过 20 目筛为宜。

2. 浸泡时间　饮片在提取前一般浸泡处理，然后提取，以利于有效成分的溶出。浸泡时间应视药材质地及所含成分而定。含淀粉多的中药如不浸泡或浸泡不透就加热，中药表面容易形成一层胶样薄膜，影响成分的溶出。但浸泡时间也不宜过长，以免某些成分水解，影响提取液质量。

3. 提取时间　适宜的提取时间即是自溶剂加入，提取开始，至达到扩散阶段的平衡时的时间。若提取时间太短，则药材所含成分浸出不完全，无法达到所需的治疗效果，也是对药材的浪费。但当扩散达到平衡后，仍长时间提取反而会导致大量杂质溶出，活性成分被破坏。若以水作为溶剂，长期浸泡还易霉变，影响浸提液的质量。因此盲目延长提取时间是对能源和时间的浪费。

4. 提取温度　在提取过程中，随着温度的升高，饮片的组织软化，促进了膨胀，分子热运动加剧，从而加快了溶剂对药材的渗透及对药物成分的解吸、溶解，同时促进药物成分的扩散，提高了浸出效果。而且温度适当升高，可使细胞内蛋白质凝固破坏，杀死微生物，有利于浸出物和制剂的稳定性。但温度过高能使药材中某些不耐热成分或挥发性成分被破坏、散失。此外，高温浸提液中往往无效杂质较多，冷却后会因溶解度降低和胶体变化而出现沉淀或浑浊，影响制剂质量和稳定性。所以提取温度是以饮片中有效成分不被破坏为前提，控制在接近溶剂沸点温度为宜。同时当利用有机溶剂进行加热提取时，应注意防止溶剂挥发损失，并注意操作安全。

5. 提取次数　浓度梯度是扩散作用的主要动力，而更换新鲜溶剂可重新形成浓度梯度，以提高浸出效果。但次数过多会跟盲目延长提取时间一样，在有效成分早已被充分提取的情况下反而导致大量杂质的溶出。提取次数的确定往往还应根据活性成分的浸提程度、生产能耗和成本等指标经试验确定。

6. 溶剂用量　通常活性成分的浸出量在一定范围内随溶剂用量的增加而增加，有效成分在大剂量溶剂中始终是"稀"溶液状态将利于扩散的进行，但用量过大会给后续的浓缩等操作带来不便，同时浸出量不可能无限制增加下去，当已接近极值，大量的溶剂只能是一种浪费。

7. 提取溶剂 pH　适当调整提取溶剂的 pH 将有助于药材中的某些弱酸、弱碱性有效成分在溶剂中的解吸和溶解。

8. 提取压力　提取之初提高浸提压力可加速溶剂对药材的浸润与渗透过程，缩短发生溶质扩散过程所需的时间。同时，加压情况下进行的渗透，可能使部分细胞壁破裂，有利于浸出成分的扩散。但当药材组织内已充满溶剂之后，加大压力对扩散速率则不再有影响。而且对组织松软、容易浸润的药材，加压对提取的影响也不显著。

此外，现在已得到推广的新技术对提取也有着重要影响。超临界流体萃取法、超声波提取法、微波提取法等的使用使得提取更加省时、节能、高效。同时各影响因素并不独立，而是互相联系着对有效成分的提取起作用，因此在实际试验和生产中，不但要考察各个因素单独的影响，更要考虑各因素影响的交互作用，如此才能确定出最佳的因素组合。

第五节　多因素试验设计

试验设计是科学研究计划中关于研究方法与步骤的一项内容。无论是饮片中有效成分的提取分离还是之后的制剂处方和工艺的确定都需要通过试验设计来得到最优化的方案。

通过设计试验次数少、耗时短、能耗小的经济简便的方案,考察到因素、试验条件、试验环境及相互作用等对试验结果的影响,并分析判断试验结果是否能达到预期目标。如果试验方案安排不当,进行多次繁复的试验而结果仍不理想。因此,合理安排试验并对试验结果进行科学的分析,是生产和科研工作者需要解决的现实问题。

一、单因素轮换法

单因素轮换法(single factor rotates)是把影响体系中的多因素问题转换成单因素问题加以处理的一种试验设计方法。设计时每次只改变一种因子,而固定其他因子,找出该单一因子对试验体系的影响。单因素方法有对分法、0.618法(黄金分割法)、分数试验法等。

单因素轮换法一般步骤:①首先应估计包含最优点的试验范围,如果用a表示下限,b表示上限,试验范围为[a,b];②然后将试验结果和因素取值的关系写成数学表达式,不能写出表达式时,就要确定评定结果好坏的方法。

此方法的优点是简单直观,而缺点就是如果影响因素较多,试验次数就多,最重要的是不能全面考察各因素的影响以及各个因素之间的交互效应,现在已很少单独使用,但在筛选影响因素的预实验中仍在运用。

二、正交试验设计

正交试验设计(orthogonal experimental design),或称正交试验法,是根据正交性从全面试验中挑选出部分有代表性的点进行试验,挑选的点在其范围内具有均匀分散和整齐可比的特点。均匀分散是指试验点均衡地分布在试验范围内,每个试验点有成分的代表性。每个因素的每个水平与另一个因素各水平各碰一次,这就是正交性。整齐可比是指试验结果分析方便,易于分析各个因素对目标函数的影响。日本著名的统计学家田口玄一将正交试验选择的水平组合列成表格,称为正交表。正交表是运用组合数学理论在拉丁方和正交拉丁方的基础上构造的一种表格,它是正交设计的基本工具。所得的数据可用相应的分析方法,如极差、方差、回归等分析方法等对试验结果进行分析,得出结论,摸清各个因素对试验指标的影响情况,确定因素的主次顺序,找出较好的试验条件或最优因素水平组合。此种试验设计的缺点为试验精度不够,建立的数学模型预测性较差。

正交试验设计过程为:①确定试验因素及水平数;②选用合适的正交表;③列出试验方案及试验结果;④对正交试验设计结果进行分析,包括极差分析和方差分析;⑤确定最优或较优因素水平组合。

三、均匀设计

均匀设计(uniform design),也称均匀设计试验法(uniform design xperimentation),是由中国科学院应用数学所方开泰教授和王元教授于1978年提出的一种只考虑试验点在实验范围内均匀散布的试验设计方法。由于均匀设计挑选试验代表点只考虑试验点的"均匀散布"而不考虑"整齐可比",因而大大减少了实验次数,用最少的试验取得关于系统的尽可能充分的信息。

均匀设计法的数学原理是数论中的一致分布理论,此方法借鉴了"近似分析中的数论方法"这一领域的研究成果,将数论和多元统计相结合,是属于伪蒙特卡罗方法的范畴。均匀设计只考虑试验点在试验范围内均匀散布,保证试验点具有均匀分布的统计特性,可使每个因素的每个水平做一次且仅做一次试验,任两个因素的试验点在平面的格子点上,每行每列有且仅有一个试验点。它着重在试验范围内考虑试验点均匀散布以求通过最少的试验来获得最多的信息,因而其试验次数比正交设计明显地减少,使均匀设计特别适合于多因素多水平的试验和系统模型完全未知的情况。例如,当试验中有 m 个因素,每个因素有 n 个水平时,如果进行全面试验,共有 n^m 种组合,正交设计是从这些组合中挑选出 n^2 个试验,而均匀设计是利用数论中的一致分布理论选取 n 个点试验,而且应用数论方法使试验点在积分范围内散布得十分均匀,并使分布点离被积函数的各种值充分接近,因此便于计算机统计建模。如某项试验影响因素有 4 个,水平数为 10 个,则全面试验次数为 10^4 次试验;正交设计需做 10^2 次,即做 100 次试验;而均匀设计只做 10 次,在减少实验次数上优势明显,缺点和正交试验设计一样为试验精度不够,建立的数学模型预测性较差。

均匀设计是通过一套精心设计的表来进行试验设计的,每一个均匀设计表都有一个使用表,可指导如何从均匀设计表中选用适当的列来安排试验。由于均匀设计不再考虑正交试验的整齐可比性,因此其试验结果的处理要采用回归分析方法如线性回归或多项式回归分析。回归分析中可对模型中各因素进行回归显著性检验,根据因素偏回归平方和的大小确定该因素对回归的重要性;在各因素间无相关关系时,因素偏回归平方和的大小也体现了它对试验指标影响的重要性。

均匀设计的一般步骤为:①明确实验目的,确定评价指标;②挑选因素;③确定水平;④选均匀设计表;⑤进行表头设计;⑥明确实验方案,进行实验;⑦实验结果统计分析。

四、星点设计 - 效应面法

在提取工艺中,经过预试验后,在获得某些重要的试验因素的基础上,人们很想通过进一步试验确定各因素分别取什么值,即使效应量取得最优值,这种试验常被称为"优化试验"。采用单因素考察,能够收到一定效果,但是凭借经验优选条件,结果不精确,也无法考虑其交互作用,如果因素水平少,比如只有两因素,可以采用析因设计,当因素数多于 3 个,可考虑采用正交设计或均匀设计,但这两种设计的试验精度不够。如果采用效应面优化法(response surface methodology, RSM)可提高其精度,达到更好的优化效果。

(一) 效应面优化法

效应面优化法(response surface methodology, RSM)是集数学和统计学方法于一体的优化方式,就是通过描绘效应对考察因素的效应面,从效应面上选择较佳的效应区,从而回推出自变量取值范围即最佳实验条件。

设所考察的 n 个因素 $x_1, x_2, x_3, \cdots, x_n$ 是自变量,要求 $x_1, x_2, x_3, \cdots, x_n$ 是可准确控制的连续可测变量。所考察的指标或效应为因变量,用 y 表示。效应与考察因素之间的关系可用函数 $y = f(x_1, x_2, \cdots, x_n) + \varepsilon$ 表示(ε 为偶然误差),该函数所代表的空间曲面即为效应面。在实际试验中,建立的方程不一定就有统计学意义,此时可以利用软件对偏回归系数进行检验,剔除对结果影响不大的因素,并得以建立多元逐步回归方程。在线性与回归方程无统计学意义时,可考虑建立非线性的二次多项逐步回归方程。

效应面优化法步骤:①根据工艺优化要求选择可靠的试验设计以能够适应线性或非线性数学模型的拟合需要。②建立效应与因素之间的方程,再通过统计学中方差分析检验模型的可信度。③优选最佳工艺条件,如果方程是线性的,则在空间中的效应面应为平面;如果方程是非线性的,则在空间中的效应面应为三维曲面。在考察范围内,在距离较佳区域远的地方接近线性，越是接近较佳区，面的弯曲度就越大。所以在较佳区域里是非线性关系居多的。④从效应面上直接寻找最佳工艺条件，是最简单直观的。也可根据模型可采用解方程求极值或限定效应范围求解因素水平区间以获得较佳工艺条件。由于二次或更高次的非线性回归方程计算相当复杂，因此需借助统计软件完成。

（二）星点设计

星点设计（central composite design，CCD）是最常用的效应面设计，属于多因素五水平的试验设计，在两水平析因设计基础上增加极值点和中心点。设有 n 个因素（$k \geq 3$），试验表以代码形式编排，试验时再输入实际操作值。一般代码水平取值为 0，± 1，$\pm \alpha$，其中 0 为中值，α 为极值，$\alpha = (F)^{1/4}$，F 为析因设计部分实验次数，$F = 2^k$ 或 $F = 2^k \times 1/2$（$k \geq 5$ 时采用）。CCD 设计表由三部分组成：

1. $F = 2^k$ 或 $F = 2^k \times 1/2$ 析因设计。

2. 极值点。没有极值点就和二水平的析因设计一样只能用作线性考察，不适合于非线性拟合。极值点在坐标上的位置称为轴点（axial point）或星点（star point）。使用向量（$\pm \alpha, 0, \cdots, 0$）、（$0, \pm \alpha, \cdots, 0$）、（$0, \cdots, 0, \pm \alpha$）表示，向量的组数应与因素数相等。

3. 一定数量的中心点重复试验。中心点的个数与 CCD 设计的正交性（orthogonal）或均一精密性（uniform precision）有关。星点设计是具有可旋转性（rotatable）的，即在试验设计中，如果 x 在某一取值点，预测效应 y 的方差只是该点到中心点距离的函数，而与向量的方向无关。当该设计围绕中心点旋转时，效应 y 的方差会始终保持不变，因此均一精密的 CCD 设计与正交试验设计相比，回归系数偏差更小，回归操作更准确可靠。

另外因素为 2 或 3 的特殊可旋转设计试验点分布于圆（$k=2$）或球面（$k=3$）上，称为等距设计（equiradical design）。在 3 因素星点设计中，为了使得试验点与中心点等距，选用的是 $\alpha=1.732$ 而不是 $\alpha=2^{3/4}=1.682$，因为采用的是球面，所以有人称其为球面设计。利用星点设计进行效应面优化时，需严格地按照设计表进行试验，以控制试验误差在最小范围内，当数据重复性差时，就很难得到满意的试验结果。

（李小芳　胡慧玲）

中篇　中药提取方法与工艺

中药在选择提取方法时应综合考虑剂型的要求、处方中各味药材的性质、提取溶剂的性质和大生产实际等因素。目前,常用的提取方法有煎煮法、浸渍法、渗漉法、回流法、水蒸气蒸馏法,还有一些新的技术如超临界流体提取法、微波辅助提取法、超声波辅助提取法、超高压提取法等在中药提取中逐渐被应用。

第四章　煎　煮　法

学习目标
1. 掌握煎煮法的概念;煎煮提取的特点、原理与影响因素;煎煮法的一般工艺流程。
2. 熟悉煎煮法的操作过程。
3. 了解煎煮法常用的设备及构造。

第一节　概　述

一、煎煮法提取的特点

煎煮法(decoction)是以水作为溶剂,将药材加热煎煮一定时间,将有效成分提取出来的一种常用方法,又称为煮提法或煎浸法。适用于有效成分能溶于水,且对湿、热均稳定的药材的提取。传统制备汤剂皆采用煎煮法,同时也是制备中药散剂、丸剂、颗粒剂、片剂及注射剂的基本提取方法之一。

煎煮法是我国最传统的提取方法。临床上采用煎煮法提取中药,可根据病情需要灵活加减药味,充分体现了中医辨证施治的特点。煎煮法符合中医传统汤剂用药习惯,对有效成分尚未清楚的药材或方剂进行剂型改进时,通常先采取煎煮法粗提。目前,水煎煮法也是中药制剂生产首选的提取方法。

煎煮法以水作为溶剂,浸提成分范围广,经煎煮后,药材中的多种成分可被提取出来;煎煮法的溶剂易得、价廉、方法简便、设备简单、技术成熟,至今仍是中药制剂生产最常用的提取方法。煎煮法自身存在不足、应用也有局限性。一是其浸出范围广,大量无效成分也同时被浸出,使得煎煮液中杂质较多,其中的水溶性大分子杂质和脂溶性杂质会给滤过和精制带来较大困难。二是含淀粉、黏液质、多糖类、蛋白等较多的药材,煎液黏稠,滤过、分离较为困难,也不利于精制,且易发霉、变质。三是中药制剂多为复方,在煎煮过程中,成分之间可能会发生水解、氧化、还原、络合等复杂的化学反应,产生新的成分,这些新成分可能会增减或改变复方本身的药效,具体机制极为复杂,有待进一步深入研究。

二、煎煮法提取的原理

煎煮过程中,当药材饮片或粗粉与水接触后,水首先附着于药材的表面,使之润湿,随着接触时间的延长,水通过毛细管和细胞间隙与组织细胞接触,渗透入细胞内部,使细胞膨胀,细胞膜恢复通透性,解除药材成分之间或成分与细胞壁之间的亲和力,通过加热促使某些成分溶解于水中;当水溶解了大量的药材成分后,细胞内高浓度的药液不断地向外扩散,细胞外的水同时向细胞内渗透,直至有效成分提取完全。

中药材的煎煮提取过程受诸多因素的影响,主要包括药材的粒径、加水量、浸泡时间、浸泡温度、煎煮温度、煎煮时间、煎煮压力、煎煮次数、煎煮容器、煎煮用水等。

1. 药材的粒径　粒径是影响药材有效成分释放与溶出的最重要因素之一,也是煎煮工艺考察的主要指标之一,对药材提取过程中的渗透与扩散两个阶段均有较大的影响。药材粒径越小,表面积越大,水易于渗入药材内部,利于有效成分的浸出。若药材粒径过小,一方面当溶剂渗入药材颗粒内部后,表面积增大,吸附作用增强,不利于扩散;另一方面粒径过小,则使大量药材细胞破裂,可造成大量高分子物质(如树脂、黏液质等)浸出,使药材外部扩散系数降低,浸出液杂质增加,分离提纯困难,同时也不便于煎煮操作。若药材不经适度粉碎或粒径过大,煎煮时,水渗透进入药材内部困难,使得有效成分溶出过少或不完全,造成药效降低。因此中药材在煎煮之前要经过适度的粉碎,药材粒径要大小适中,使有效成分最大限度的溶出。

2. 加水量　煎煮过程中加水量的多少直接影响到药材的提取效果。通常情况下,加水量过少不利于有效成分的溶解;加水量过多则使得煎液浓度低,增大后续浓缩工序的工作量,能源消耗加大,增加生产成本。制备汤剂的传统经验是,第一煎加水至液面高出药材表面3cm左右,第二煎与第三煎液面要与药材表面相平。工业生产上,第一煎的加水量一般为药材重量的10~12倍,第二煎的加水量应为药材重量的6~8倍。实际工作中,煎煮提取的加水量应根据中药材的组织情况及吸水性能,并结合温度及单位时间的蒸发量而定。一般来说,花、叶、全草的用水量稍多,矿物药、根茎类、贝壳类药物用水量较少,具体参数可通过试验进行确定。

3. 浸泡温度及时间　一般来讲,药材在煎煮前宜用水浸泡,以改善煎煮效果。但苷类成分在冷水中性质不稳定,容易酶解,因而药材浸泡的温度,应考虑到药物成分性质及季节的因素。浸泡药材的水温多在20~30℃,但温度不可过高,以免药材中的某些蛋白类成分突然受热凝固、淀粉类成分糊化,在外层形成致密包膜或使部分高分子物质形成胶体,不利于有效成分的浸出。为了避免药材中苷类等成分酶解,一般浸泡时间根据药材质地及所含成分的性质而定。花、茎、叶类等质地疏松的药材,一般宜浸泡20~30分钟;根、根茎、种子、果实类等质地坚实的药材,一般宜浸泡60分钟,具体浸泡时间应以药材泡透为准。另外,含苷类成分的药材可直接进行煎煮。

4. 煎煮温度　根据浸出的机制,渗透、溶解、扩散的能力随着温度升高而增大,浸出速度随之加快。但温度过高可引起某些成分的分解或破坏。

5. 煎煮压力　提高煎煮压力可以加速中药的浸润与渗透过程,使药材组织内更快地充满水,形成浓浸液,使开始发生溶质扩散过程所需的时间缩短。同时,增加压力,可能使部分细胞壁破裂,也有利于浸出成分的扩散。但当药材组织内部已经充满水之后,加大压力对扩散速度则没有影响。对于质地较为疏松的药材、易被水润湿的药材,加压提取对浸提效果影响不大。

6. 煎煮时间　中药成分的提取率开始随着提取时间的延长而增加,但若达到扩散平衡,时间则不起作用。煎煮时间过长,不仅费时、增大能耗,还会导致无效成分的大量溶出、某些不稳定成分分解;时间过短,会造成提取不完全。传统汤剂的制备,对于一些质地坚硬与所含成分不易溶于水的药材,应长时间煎煮,通常采用先煎的方法;对于一些质地疏松、含挥发性或不稳定成分的药材,煎煮时间应短,通常采用后下的方法。中药生产中,含挥发性成分的药材多采用双提法,普通药材的煎煮提取时间,可通过试验优选而定。

7. 煎煮次数　根据扩散原理,煎煮时药材内外溶液的浓度达到平衡时,有效成分不再继续溶出,只有将药液滤出,重新加水煎煮,有效成分才会继续溶出。通常药材煎煮2~3次即可提取出总有效成分的70%~80%,实际工作中,药材的煎煮次数与药材的质地、目标成分的性质等密切相关,具体条件可通过实验优选而定。

8. 煎煮容器　由于药材中的成分可以与铁、铜、铝等发生反应,所以煎煮时禁用铁、铜、铝制器皿。传统上用砂制、陶制器皿,目前生产上采用不锈钢器具。

9. 煎煮用水　水质对药材的煎煮效果有较大的影响。传统上多采用泉水、井水、河水等饮用水,目前中药生产中,煎煮提取工艺用水采用经净化和软化的饮用水,多为去离子水或反渗透水。

第二节　操　作　方　法

一、一般工艺流程

煎煮的一般工艺流程包括备料、浸泡、煎煮、滤过,流程图如图4-1。

二、操作过程

1. 浸泡　将药材饮片置于煎煮容器中,按要求加入冷水浸没药材,并浸泡至规定时间。一般来说,质地较轻的花、茎、叶宜浸泡30分钟,质地较重的根、根茎、种子、果实宜浸泡60分钟左右。故一般的复方中药以60分钟为宜。但实际新药研发及生产中,需要通过考察药材饮片的吸水率来判断药材饮片是否浸润完全。具体操作方法为:加入适量水浸泡药材饮片,每隔一定时间观察药材饮片浸润情况,以其中间掰开无硬心为度,并滤除未被吸收的水液,称量浸泡后药材饮片的质量,按照如下公式计算:吸水率%=(药材饮片吸水后质量－药材质量)/药材质量×100%。同时记录药材被水完全浸透的时间,作为首次提取前的浸泡时间。

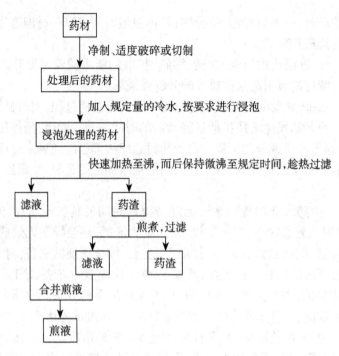

图 4-1　煎煮法提取工艺流程图

2. 煎煮　将经过浸泡后的药材饮片加热,传统上先以武火加热至沸,然后用文火保持微沸状态,以减缓水分蒸发,利于有效成分溶出。

目前,中药大生产上通常采用蒸汽加热,煎煮提取时先以较高温度加热至沸腾,然后以较低温度保持微沸至规定时间,煎煮时间每次一般在1~3小时,煎煮2~3次。在煎煮过程中,通过搅拌或强制循环加快扩散,以加速有效成分的浸出。根据煎煮时加压与否,分为常压煎煮法和加压煎煮法。常压煎煮法适用于一般性药材的煎煮;加压煎煮法适用于药材成分在高温下不易被破坏,或在常压下不易被煎透的药材。含挥发性成分的药材采用双提法,即药液蒸气经过冷却器冷却后,进入油水分离器进行油水分离,从而同时提取挥发性成分,水煎煮提取水溶性成分。

第三节　常用设备

煎药设备按照容器密闭程度,分为敞口式和密闭式两种。目前中药制剂生产中,敞口式煎煮设备应用非常局限,主要采用密闭式提取器,其中的多功能提取罐在目前生产中应用最为广泛。

一、敞口式煎煮器

古人有"凡煎忌用铜铁器,宜用银器、瓦罐"的说法。中药在煎煮过程中成分间会发生物理、化学变化。铁可和中药中的鞣质、油脂、生物碱、蒽醌类、香豆素及其苷等成分发生化学反应;铝不耐强酸和强碱;铜及锡均可微量溶入煎液。实际生产中禁用铁制、铜制、铝制或镀锡提取器,多采用不锈钢提取器。陶器及砂器化学性质稳定,器壁厚,导热均匀缓和,保温性好,为实验室或家庭较为理想的煎药工具。

目前,工业上小批量中药制剂生产采用敞口倾斜式夹层锅进行煎煮提取,材质多为不锈钢,也有搪瓷等。为了保证提取效果,常在提取器上加盖,增设搅拌器、循环泵、加热蛇管等,装设活动假底,方便除渣。

二、密闭煎煮罐

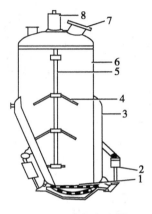

图 4-2 密闭煎煮罐
1. 带有滤网的活动底盖 2. 底盖启动机构
3. 加热夹层 4. 搅拌桨 5. 上下移动轴
6. 罐体 7. 投料门 8. 移动轴气动机构

密闭煎煮罐是目前常用的煎煮提取设备、罐体为全封闭结构,可常压操作,也可加压操作,见图4-2。罐体主材为不锈钢,底盖开闭通过气动机构操纵。投料后可通入蒸汽进行直接加热,达到提取所需温度后,停止进气,改向罐体夹层通蒸汽进行间接加热,使罐内维持微沸状态,罐内的搅拌桨同时工作,使药材得以均匀煎煮提取,并可加速扩散。煎煮结束后可自动卸渣。

通过改进,在密闭煎煮罐增加强制循环系统,如图4-3,使固液接触的界面不断更新,增加了传质的浓度差,缩短了提取时间,达到了动态搅拌式提取的效果。但对于含有黏性成分较多的物料不宜采用。

目前,在中药房中使用的中药煎药机,也属于密闭煎煮罐的一种,如图4-4。将药材装入无纺布袋内,放入煎药罐,设定加热温度与时间(或加压),加水后自动煎煮,然后通过转动圆盘压榨药渣。中药煎药机一般带有液体自动包装设备,对药液进行自动定量包装,实现了自动化控制,可定时、定温,能自动停机,无人工干涉环节。整个煎制过程在高温高压下进行,可保证药液卫生、剂量准确、携带方便。

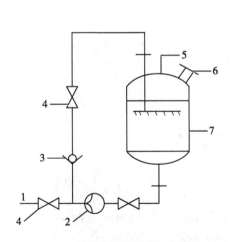

图 4-3 密闭煎煮罐(带强制循环)
1. 通往浓缩工段 2. 循环泵 3. 单向阀 4. 阀门 5. 通往分离排空工段 6. 加料口 7. 罐体

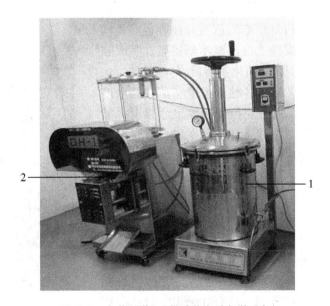

图 4-4 中药煎药机(带液体自动包装设备)
1. 煎药机 2. 液体自动包装机

三、多功能提取罐

多功能提取罐是中药制剂生产中提取的关键设备,是一类可调节压力、温度的密闭间歇式回流提取或蒸馏的多功能设备。主要特点:①是全封闭的循环系统,可常温常压提取,也可高温高压或减压低温提取;开始煎煮时,加大蒸汽压力,使细胞内某些细胞壁更易破坏从而易于渗透。当药材组织内充满溶剂时,加大压力则对扩散速率影响不大;②无论是用于水煎煮、醇提、提油、蒸制、回收药渣中的溶剂等均能适用;③采用气压自动排渣,操作方便,安全可靠;④提取时间短,生产效率高;⑤设有集中控制台控制各项操作,大大减轻劳动强度,利于流水线生产。如图4-5、图4-6。

在提取的过程中,为了使多功能提取罐内各处的温度和浓度均匀,可采用一些强化手段。

1. 强化方法

(1) 搅拌强化:在多功能提取罐内安装搅拌桨,提取过程中,搅拌桨将药材和提取液充分搅拌混合,同时罐壁上的药液不断更新,形成强制对流,强化了传质、传热效果,保证了罐内各处的温度和药液的浓度均匀。控制搅拌桨的尺寸和搅拌转速对搅拌强化较为关键,一般搅拌转速控制在30~80r/min。

(2) 泵循环强化:利用提取罐的药液排出泵,作为循环泵。在泵的出口连接一个三通阀门,其中一个出口为药液排出口,另一个出口为循环口,在该接口有一管道连到罐的顶部。提取时,将药液排出口阀门关闭,打开循环口阀门,启动循环泵,罐底部温度低的液体不断被泵

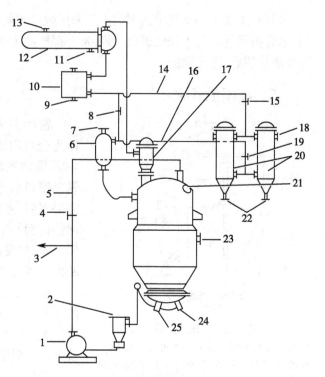

图4-5　多功能提取罐示意图

1. 水泵　2. 管道过滤器　3. 至浓缩工段　4. 阀门　5. 强制循环　6. 气液分离器　7. 排空　8. 阀门　9. 水进口　10. 冷却器　11. 进水口　12. 热交换器　13. 出水口　14. 油水液管　15. 阀门　16. 芳香水回流　17. 泡沫捕捉器　18. 芳香油出口　19. 阀门　20. 油水分离器　21. 加料口　22. 放水阀　23. 间接加热蒸汽进口　24. 排液口　25. 直接加热蒸汽进口

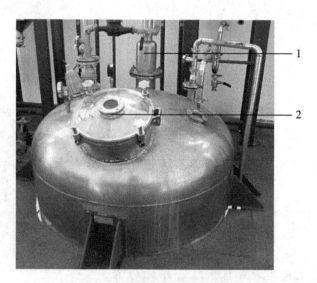

图4-6　多功能提取罐实物图

1. 泡沫捕捉器　2. 加料口

输送到罐顶部,将药液送回罐内,罐内药液整个形成一个循环,从而使传质、传热效果大为改善。

(3) 压力循环:多功能提取罐的罐外上方有时加装与液体体积相当的缓冲容器,底部用管路通过控制电磁阀与多功能罐底部相连,容器顶部始终通大气,并装有排空控制阀。提取时,提取罐顶部排空阀关闭,罐内压力随夹套不断供热而增大,当上升到一定的表压,通常为 0.05MPa 左右时,连通控制阀打开,由于两容器之间存在压力差,提取罐内的药液会进入缓冲容器。待药液完全进入后,连通控制阀关闭,同时排空控制阀打开,提取罐内恢复常压,打开连通控制阀,缓冲罐内的药液在重力作用下,又自动全流回提取罐内,关闭连通控制阀和排空阀,完成一次药液循环过程。该系统就是利用两个容器间的压力差,通过电磁阀自动控制,使药液往复循环于两个容器之间,起到搅拌混合的作用,药液不断与药材和罐壁做相对运动,从而使罐内各处的温度和浓度趋于相同,利于药材中有效成分的溶出。

2. 三种强化方法比较 上述三种强化方法均能很好地强化提取效果,其中前两种属于动力强化,需要额外消耗一定的能量,且泵循环强化,对泵的轴封要求较高;第三种无须消耗额外的能量,但需要增加一个缓冲容器。一般对于大容量多功能提取罐宜采用搅拌式强化或泵循环强化;压力循环强化则更适用于小容量多功能提取罐。

第四节 应 用 实 例

复方汤剂是中医临床最常用的剂型之一,煎煮方法会直接影响汤剂的疗效。必须根据药材性质,确定加水量、煎煮时间、煎煮次数,使目标成分在煎出液中达到最优数值,以确保疗效。

实例 4-1 煎煮法提取牛膝有效成分的研究

牛膝具有补肝肾,强筋骨,逐瘀通经,引血下行的作用。临床上用于腰膝酸痛,筋骨无力,经闭癥瘕,肝阳眩晕即高血压的治疗。主要药效成分为牛膝多糖类成分,实例中以煎煮法提取牛膝中水溶性成分,通过单因素试验考察药材浸泡时间,以正交试验法对水煎煮工艺参数优选。

1. 吸水量的考察 取牛膝药材 100g,2 份,加 10 倍量水浸泡,每隔 30 分钟观察一次浸透的情况,直至药材全部浸透,时间为 2 小时,滤出全部未被吸收的水液,量取未被吸收水的体积,求得药材吸水率,并作为第一次加水时需多加入的量,结果见表 4-1。

表 4-1 牛膝药材吸水率考察结果表

试验号	干药材重(g)	加水量(ml)	未吸收水量(ml)	吸水率(%)	平均吸水率(%)
1	100	1000	872	1.28	1.30
2	100	1000	868	1.32	

由以上结果可知,牛膝药材吸水率为130%,在实际经验中,加水量均为药材的整数倍,故定牛膝药材的吸水量为2倍。

2. 正交试验优选提取工艺条件 影响牛膝提取结果的因素主要有 A:加水量;B:提取时间;C:提取次数三个因素,每个因素考察 3 个水平,结果见表 4-2。

表 4-2   牛膝水煎煮工艺因素水平表

水平	因素		
	A	B	C
	加水量(倍数)	煎煮时间(h)	煎煮次数(次)
1	6	1.0	1
2	8	1.5	2
3	10	2	3

由以上因素水平确定按照 $L_9(3^4)$ 正交表进行试验,称取牛膝药材,共 9 份,每份 60g,按照表 4-3 条件进行试验,测定提取液中总多糖的量,结果及方差分析见表 4-3、表 4-4。

表 4-3   牛膝水煎煮工艺正交试验表

试验号	A	B	C	D	总多糖提取量(g)
1	1	1	1	1	6.9483
2	1	2	2	2	14.3768
3	1	3	3	3	22.4868
4	2	1	2	3	21.0968
5	2	2	3	1	24.2410
6	2	3	1	2	16.1720
7	3	1	3	2	28.1300
8	3	2	1	3	13.5716
9	3	3	2	1	22.1472
K_1	43.8119	56.1751	36.6919	53.3365	
K_2	61.5098	52.1894	57.6208	58.6788	
K_3	63.8488	60.8060	74.8578	57.1552	
R	6.6790	2.8722	12.7220	1.7808	

表 4-4   牛膝水煎煮工艺条件正交试验结果方差分析表

方差来源	离差方和	自由度	方差	F	P
A	160.0360	2	80.0180	15.8485	<0.1
B	24.7943	2	12.3972	2.4554	
C	487.0590	2	243.5295	48.2339	<0.05
D	10.0979	2	5.0489	1	

$F_{0.1(2,2)}=9, F_{0.05(2,2)}=19$

由以上结果可知,A、C 两个因素对试验结果均有影响,结合直观分析,确定牛膝多糖的提取条件为 $A_3B_1C_3$,即加 10 倍量水,提取 3 次,每次 1 小时。

实例 4-2   煎煮法提取旋覆代赭汤有效成分的研究

旋覆代赭汤是传统汤剂中较为典型的处方,由旋覆花、代赭石、生姜、半夏、人参、甘草、大枣组成,药材分别来自于植物的花、根、块根及矿物。复方中药汤剂的制备一般依据传统经验及医嘱确定浸泡时间、加水量、煎煮时间、煎煮次数等。在实际新药研发及生产中,需要经过单因素考察试验或正交试验等优选各个参数。

1. 处方　旋覆花 9g、人参 12g、代赭石 15g、炙甘草 9g、制半夏 9g、生姜 12g、大枣 4 枚。

2. 制法

(1) 代赭石先煎:代赭石是赤铁矿的矿石,为矿物类药材,质地较为坚硬。将代赭石打碎,置于煎器内,先煎。

(2) 人参另煎:人参为细料药,为避免成分被其他药材吸附,将其适度粉碎,置于煎器中,单煎一定时间,如每次 1~1.5 小时,2~3 次,煎液另存,待与其他药液合并。

(3) 旋覆花及其余药材的煎煮:旋覆花为花类药材,质地较松泡,吸水量较大,且花被上有绒毛,绒毛易脱落进入煎液,会刺激咽喉。采用纱布包煎可避免绒毛进入煎液,同时也能防止其漂浮于水面影响有效成分的溶出。将旋覆花用纱布包好与其余四味药材共置于代赭石煎器内,共煎一定时间,滤除药液;再加水煎煮,共煎,滤除药液。将该煎液与人参煎液合并,即得。

此部分试验可采用正交试验法考察,以药液中人参皂苷 Re、人参皂苷 Rg_1、人参皂苷 Rb_1、甘草酸铵、绿原酸等有效成分含量作为考察指标,选取其在煎煮过程中的煎煮时间、加水量、煎煮次数等为主要考察因素,通过正交试验法优选煎煮旋覆代赭汤的最佳煎煮条件,采用 $L_9(3^4)$ 正交表进行试验,通过试验结果及方差分析,考察各个因素对试验的影响程度大小,最终确定各个参数的水平。

3. 工艺流程图(图 4-7)

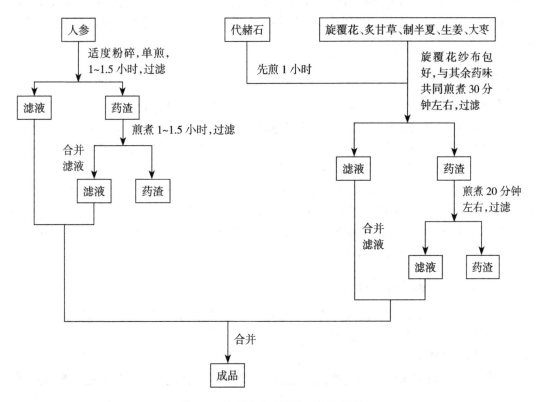

图 4-7　旋覆代赭汤提取工艺流程图

(邱智东)

第五章　浸　渍　法

学习目标

1. 掌握浸渍法的特点、应用范围。
2. 熟悉浸渍法的概念、分类。

第一节　概　　述

浸渍法属于静态提取方法，是将药材用适当的浸出溶剂在常温或加热下浸泡一定时间，使其所含有效成分浸出的一种常用方法。此法操作简便，设备简单。广泛应用于酊剂、酒剂的生产，适用于黏性药物、无纤维组织结构的药材、新鲜及易于膨胀的药材、价格低廉的芳香性药材的提取，尤其适用于热敏性中药物料。不适于贵重药材、毒性药材及制备高浓度的制剂。

一、浸渍法提取的特点

通过浸渍法所得到的浸出液在不低于浸渍温度下能较好地保持其澄清度；操作简便易行，但所需时间较长，溶剂用量大，出液系数较高，有效成分浸出率低。基于浸出效率差，不能将药材有效成分浸出完全，故不适用于贵重和有效成分含量低的药材之浸出。热浸法也不适用于挥发性成分及有效成分不耐热的药材之浸出。

另外，浸渍状态下固液间通常呈静止状态，溶剂的利用率较低，有效成分浸出不完全。即使采用重浸渍法，加强搅拌，或促进溶剂循环，也只能提高浸出效果，并不能直接制得高浓度的制剂。由于浸渍所需时间较长，故不宜用水作溶剂，通常用不同浓度的乙醇或白酒，浸出过程应密闭，防止溶剂的挥发损失。

二、浸渍法提取的原理

一般认为药材中所包含的成分都存在于药材细胞内部，在此前提下溶剂浸提过程的机制可从热力学及动力学两个方面来解释。

（一）热力学原理

对热力学的研究来讲只需观察药材成分自固相向液相（或相反）的传质问题，如图 5-1 所示：

$$\text{固相(药材)} \underset{\text{溶剂}}{\overset{\text{药材成分}}{\rightleftharpoons}} \text{液相(溶剂)}$$

图 5-1　药材成分在固相与液相之间的传质

向药材固相加入溶剂后,首先是溶剂分子向药材固相内的扩散,在中药材水煎煮过程中,人们观察到固体干药材组织能够吸收相当数量的水,吸足水的药材其体积有较大的膨胀。认为进入药材组织内的溶剂溶解了药材成分而产生了固体内的溶液相是合理的,此后才是溶质自药材内的溶液转移至药材外部的溶剂相,从而药材成分进入了液体相,这样的过程将不停地进行直到过程达到动态平衡为止。固液平衡的标志是两相内溶液中成分的浓度相等。

(二) 动力学原理

浸提过程的动力学传质机制有以下五个过程构成:

1. 溶剂通过固体药材内部的毛细管向药材细胞的细胞壁扩散;

2. 溶剂分子穿过细胞壁进入细胞内部;

3. 溶剂分子在细胞内将药材成分的某些分子溶解并形成溶液,由于细胞壁内外溶液中该类成分的浓度差,溶剂分子继续向细胞内扩散,直到细胞壁被溶剂分子所胀破;

4. 药材某些成分的分子向固液两相界面扩散;

5. 药材某些成分的分子由固液相界面扩散至溶剂相主体。

动力学研究表明,传质过程的各个子过程的分传质速率并不相等。当某一两个子过程的速率远远小于其他子过程时,这一两个子过程的分传质速率对过程的总速率起决定作用,称它们为控制子过程(相应的子过程传质阻力称为关键分阻力)。在一个发生有多个串行的子过程的传质过程中,对于那些非控制作用的子过程,不论怎样去改善其子过程速率,对总过程速率是不会发生什么影响的;重要的是要去提高起控制作用的那些子过程的分传质速率,它们才是真正影响总传质速率的因素。例如第3个子过程中,细胞壁是否被胀破常常被认为是关键的,现代工业上应用的许多辅助浸提手段如超声波浸提、微波浸提、酶法辅助浸提、对药材的超微粉碎等都是在如何破药材细胞的细胞壁上发挥作用。

第二节 操 作 方 法

浸渍法一般工艺流程见图5-2。

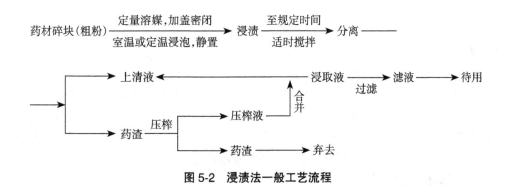

图 5-2 浸渍法一般工艺流程

按照操作温度和次数的不同,浸渍法分为冷浸渍法、热浸渍法以及重浸渍法。

(一) 冷浸渍法

冷浸渍法多在室温下进行,也称常温浸渍法,视药材品种不同,一般要浸渍3~5天,长的可达数月。开始应每日搅拌一次,以后每周搅拌一次。此法不用加热,适用于含挥发性、多糖、黏性物质及不耐热成分的药材。生产酊剂、酒剂常用此法。溶剂以浸出一次为度,本法所得的成品在室温下一般能保持较好的澄明度。

具体操作过程如下:将待浸药材清洗,适当粉碎,置于加盖容器内,加一定量溶媒密闭,于室温下浸泡 3~5 日(或至规定时间),适当加以振动或搅拌,到规定时间后过滤浸出液,压榨残渣,使残液析出,将压榨液与滤液合并,静置 24 小时后过滤,将浓度调至规定标准。压榨液中带有不溶性成分及细胞组织,故放置一定时间后再滤过。浸出液可进一步制备流浸膏、浸膏、片剂、冲剂等。

(二)热浸渍法

将药材饮片或粗粉置于特定的罐内,加定量溶剂(白酒或稀乙醇溶液),以水浴或蒸汽加热,乙醇为溶媒时,在 40~60℃进行浸渍;水为溶媒时,在 60~80℃进行浸渍,以缩短浸提时间,其余和冷浸法操作相同。水为溶剂的浸渍法在大生产中多采用先加热到沸腾,马上停止加热,保温 2~3 小时即可。

热浸法可以大幅度缩短浸出时间,提高效率,有效成分的浸提也更全面,但由于浸提温度高于室温,故浸出液中杂质浸出量亦相应增加,冷却后有沉淀析出,导致澄清度不如冷浸渍法好。含对热不稳定成分的药材不能采用此法。然而热浸法的提取温度不高,因此也称为温浸法。一般适用于制备酒剂。

(三)重浸渍法

单次浸提法的固有缺点是固液接触面更新较慢,即使加温或搅拌也不能使药渣中的吸附残液完全析出,导致固液接触的边界层难以有效更新,影响溶质的扩散,为此引入重浸渍法。通常重复 2~3 次,最好每次浸渍之间将药渣进行压榨以使残留的浸渍液洗出,使后续的浸渍操作获得较好的浓度差。目前国内还有单罐循环浸出方法,其原理类似于强制循环煎煮法,这种方法在一定程度上使溶剂的利用率得到提高,能持续地更新接触面,溶媒用量少,浸出收率高。但是通常仅用于冷浸法操作,提高对热敏感性物料的提取速度。

其操作是:将全部浸提溶剂分为几份,先用其第一份浸渍后,药渣再用第二份溶剂浸渍,如此重复 2~3 次,最后将各份浸渍液合并处理,即得。多次浸渍法能大大地降低浸出成分的损失量,其降低的程度可用式(5-1)表示:

$$r_m = x\left[\frac{a^m}{(n+a)(n+2a)^{m-1}}\right] \qquad \text{式(5-1)}$$

式中,r 为药渣吸液所导致的成分损失量(即留于 a 中的浸出成分的量);m 为浸渍次数;x 为药材成分总浸出量;a 为药渣吸附的浸液量;n 为首次分离出的浸液量。

由式(5-1)知,r 值的减小,与 a 值有关,与其在总浸液量中所占的比例的方次成反比地减小,而浸渍次数即是方次的级数,故浸渍的次数越多,成分损失量就越小。欲使 r 值减小,关键在于减小 a 值和合理控制浸出次数。减小 a 值的方法可将药渣压榨。一般浸渍 2~3 次即可将 r 值减小到一定程度,浸渍次数过多并无实际意义。

(四)浸渍法注意事项

1. 药材处理   首先根据处方要求进行炮制,然后根据溶剂性质及药材性质粉碎至适度,一般为饮片或粗粉。

2. 浸渍用溶媒需要根据药材种类及成分性质选定,常用不同浓度的乙醇溶液为浸渍溶媒,因为浸渍操作时间长,特别是在冷浸法时以水为溶媒就很容易变质。

3. 各种浸渍法都必须压榨药渣,溶媒量相对较少时,压榨药渣取得残留浸出液对提高浸出量更为重要。无组织药材(如乳香、没药)不需压榨。

4. 浸渍持续时间应结合具体条件和方法按实际浸出效能来决定,以充分浸取其有效成分并兼顾工效为原则,不宜简单化,可以通过一些方法测试浸出液浓度的单位时间变化来掌握。

第三节 常 用 设 备

浸渍法所用的主要设备为浸渍器和压榨器,前者为药材浸渍的盛器,后者用于挤压药渣中残留的浸出液。

一、浸渍器

许多煎煮设备也可用于浸渍操作。中药生产中常用浸渍罐的材料有不锈钢、搪瓷、陶瓷等。专用的浸渍器,下部有出液口,为防止药材残渣堵塞出口,承托药材的假底板上应适当开设孔格,并铺设滤布,以起过滤作用。浸渍器上部有盖,以防止浸提溶剂挥发损失及异物污染。有时还在浸渍器上装设搅拌器以加速浸出效果。若容量较大,难以搅拌时,可在下端出口处装循环泵,将下部浸出液抽至浸渍器上端,起到搅拌作用,如图5-3、图5-4所示。为便于热浸操作,有时也在浸渍器内安装加热用蒸汽盘管。

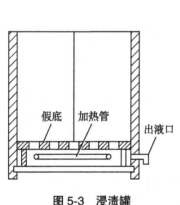

图 5-3 浸渍罐

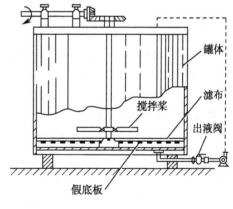

图 5-4 具有搅拌器的浸渍罐

二、压榨器

浸渍操作中,药渣所吸附的药液浓度总是和浸出液相同,浸出液的浓度愈高,由药渣吸附浸液所引起的成分损失愈大。压榨药渣不仅可以减少浸出成分的损失,同时压榨浸渍后的药渣,在下一轮的浸渍中还可以明显改善固液接触状态,增强传质效果。小量生产时可用螺旋压榨机(图5-5、图5-6)。

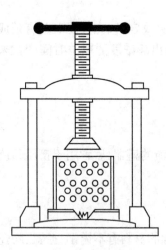

图 5-5 单螺旋压榨机

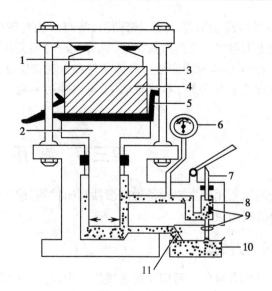

图 5-6 水压机

1. 压头 2. 大唧筒 3. 金属桶 4. 待压药渣 5. 贮液罐 6. 压力表 7. 小唧筒 8. 水 9. 阀 10. 水容器 11. 出水口

第四节 应 用 实 例

一、酒剂

酒剂又名药酒,系指药材用蒸馏酒浸提制成的澄清液体制剂。药酒为了矫味或着色可酌加适量的糖或蜂蜜。酒剂多供内服,少数作外用,也有兼供内服和外用。

实例 5-1 国公酒的浸渍法

国公酒也称史国公浸酒,是明、清朝代的宫廷秘方,该酒由数十种中药经科学浸泡配制而成,其气味浓郁芳香,酒味醇厚甘美,常饮有益健康,实为中国知名之良酒,为骨伤科腰腿痛内科痹证类非处方药药品。主要功效散风祛湿,舒筋活络。用于经络不和、风寒湿痹引起:手足麻木,半身不遂,口眼歪斜,腰腿酸痛,下肢痿软,行步无力。

国公酒处方:羌活、独活、防风、川芎、白芷、苍术、怀牛膝、木瓜、陈皮、乌药、青皮、枳壳、厚朴、佛手、当归、紫草、牡丹皮、白芍、红花、五加皮、天南星、麦冬、枸杞子、补骨脂(以上25味各468g)、玉竹1563g。

浸渍方法:以上26味,除红花外,其余25味磨粗粉,与红花、红曲和匀,加入蒸馏酒550kg,搅拌、加盖密闭,浸泡70天后,捞出药渣,加冰糖70kg,每日搅拌至糖溶解后,滤过,静置3天,再滤过,得澄明药酒。

服用该酒的注意事项:

(1) 忌生冷食物,避风寒。

(2) 该品宜饭后服用。

(3) 感冒发热患者不宜服用。

(4) 糖尿病患者及有高血压、心脏病、肝病、肾病等慢性病严重者应在医师指导下服用。

(5) 儿童、哺乳期妇女、年老体弱者应在医师指导下服用。

（6）该品含乙醇（酒精）55%~60%，服药后不得驾驶机车、船，从事高空作业、机械作业及操作精密仪器。

（7）严格按用法用量服用，该品不宜长期服用。

（8）服药 7 天症状无缓解，应去医院就诊。

（9）对该品及酒精过敏者禁用，过敏体质者慎用。

（10）该品性状发生改变时禁止使用。

（11）如正在使用其他药品，使用该品前请咨询医师或药师。

二、酊剂

酊剂系指药物用规定浓度的乙醇浸出或溶解制成的澄清液体制剂，亦可用流浸膏稀释制成，或用流浸膏溶解制成。酊剂的浓度除另有规定外，含有毒性药品的酊剂，每 100ml 相当于药物 10g，其他酊剂，每 100ml 相当于原药物 20g。制备酊剂时，应根据有效成分的溶解性选择适宜浓度的乙醇，以减少酊剂中杂质含量，缩小剂量，便于服用。酊剂久贮会产生沉淀，可过滤除去，再测定乙醇含量，并调整乙醇至规定浓度，仍可使用。

实例 5-2 橙皮酊的制备

橙皮又称黄果皮，是芸香科植物香橙的果皮。剥下的果皮经过晒干或烘干而成。具有理气，化痰，健脾，导滞之功效。临床上用于脾胃气滞之脘腹胀满，恶心呕吐，食欲不振，痰壅气逆之咳嗽痰多，胸膈满闷，梅核气。果皮中主要含挥发油 1.5%~2%，其主要成分为正癸醛（decanal）、柠檬醛（citral）、柠檬烯（limonene）和辛醇（octyl alcohol）等。另含枸橘苷（poncirin）、橙皮苷（hesperidin）、柚皮苷（naringin）。

橙皮酊的制法：称取干燥橙皮粗粉 20g，置于广口瓶中，加 70% 乙醇 100ml，密盖，浸渍 3 日。倾取上层清液，将其用纱布过滤，残渣挤出液与滤液合并，加 70% 乙醇至全量，静置 24 小时，过滤，即得。

本品为芳香、苦味健胃药，亦有祛痰作用。常用于配制橙皮糖浆。

橙皮酊制备注意事项：

（1）橙皮中含有挥发油及黄酮类成分，用 70% 乙醇能使橙皮中的挥发油全部提出，且防止苦味树脂等杂质的溶入。

（2）新鲜橙皮与干燥橙皮中的挥发油含量相差较大，故规定用干橙皮投料。

（3）由于橙皮中含有挥发油，故采用冷浸渍法，防止挥发油损失。

（吴兆华）

第六章 渗 漉 法

第一节 概 述

渗漉法（percolation method）是将粉碎成粗粉的药材置于渗漉筒中，从上部连续地添加提取溶剂，溶剂渗过药材层，在向下流动过程中浸出药材中有效成分的方法，是一种经典的提取方法，属于动态提取法。目前，渗漉法仍然是实验室以及中药生产中常用的中药提取方法之一。

一、渗漉法提取的特点

与其他中药提取方法相比，渗漉法具有以下特点：

1. 浸出效率高　一般先将药材粉碎成粗粉，再进行渗漉提取。提取溶剂自上而下渗过药材层，溶剂中浸出的成分逐渐增加；对于某一特定位置的药粉来说，其周围溶剂溶出成分而浓度变大后，向下流动，所腾出的空间被浓度较低的上层溶液所填充，对于该特定位置来说，总是浓度高的提取液被浓度低的提取液所置换，从而保持了药粉细胞组织中成分的浓度总是高于组织外溶剂中成分的浓度，形成浓度差，因此，渗漉法相当于无数次浸渍，是一个连续进行的动态过程，提取效率高。

2. 提取温度低　渗漉提取可以在较低的温度下进行，适合于热稳定性较差的有效成分的提取。在提取时，可根据提取用溶剂的特点、待提取药材中成分的热稳定性以及温度对成分在提取溶剂中溶解度的影响等因素，选择适宜的温度。如需要加热，也是使提取溶剂温热，原则上不要使溶剂产生溶剂蒸气而影响渗漉。

3. 节省工序　渗漉筒底部一般带有滤过装置，渗漉液从渗漉筒出口流出后，可不必再进行滤过，节省工序。

4. 适用范围广　除乳香、没药、芦荟等无组织结构、遇溶剂易软化形成较大团块的药材外，一般植物药材经粉碎后，均可进行渗漉法提取。尤其适用于贵重药材、毒性药材的提取，因为这些药材的量一般较少，单渗漉法简单易于操作，也不易造成成分的大量损失。

5. 渗漉时间长　在渗漉过程中，为了保证药材细胞组织中的成分向其外部溶液中进行充分的扩散，提高溶出效率，一般控制渗漉筒溶液流出的速度，其渗漉液流出的速度与渗漉筒药材量、药材质地有关。一般药材量大,溶液流出速度就大;反之,溶液流出速度就小。此外,在渗漉过程中,渗漉筒中溶剂总是不断地从上向下渗过,在初始阶段,药材组织细胞中有效成分的浓度较大,向细胞外扩散的速度也比较快;随着渗漉过程的进行,药材组织细胞中有效成分的浓度变小,向细胞外扩散的速度也变慢;为保证药材组织细胞中成分大部分或者几乎全部扩散到细胞外的溶液中,需要比较长的渗漉时间。因此,渗漉过程需要的时间比较长。

6. 提取液用量大 在渗漉过程中,提取溶剂自上而下渗过,以保证药材组织细胞中成分的浓度总是高于组织外溶剂中成分的浓度,不断造成浓度差,这个过程是一个连续进行的动态过程,因此,提取液要不断从渗漉筒的底端出口流出,经过长时间的渗漉操作,所收集的渗漉液体积比较大。

7. 不适用于易膨胀药材、无组织结构药材中成分的提取 如乳香、松香、芦荟等非组织药材,遇溶剂软化而形成较大的团块,除了易堵塞渗漉筒外,溶剂也很难渗入至团块内部,从而不利于其团块内部有效成分的溶出。

二、渗漉法提取的原理

溶剂浸提过程实质上就是物料中的溶质从固相传递到液相的传质过程,即有效成分从浓度高的药材组织中向浓度低的溶液中渗透,其渗透力来源于液态提取溶剂和固态药粉组织内有效成分的浓度差,有效成分浓度差越大,其扩散传质的动力越大,有效成分浸出速率越大。所以要达到快速完全地提取出药粉中的有效成分,就必须经常更新药粉、溶液之间的界面层,使药粉、溶液之间界面的有效成分浓度差保持在较高的水平。渗漉法就是一种基于上述溶剂浸提原理的动态提取方法。

渗漉时,从渗漉筒上端进口中不断添加提取溶剂,使其从上而下渗过渗漉筒中的药粉。在这个过程中,溶剂渗入药材的细胞中溶解大量的可溶性物质后,再扩散至细胞外溶液中,致使细胞组织外溶液的浓度增加,溶液密度增大,且随着溶剂的流动向下移动;其原来的位置被上层的提取溶剂或稀漉液所置换,造成细胞内外良好的浓度差,细胞内溶液的浓度总是大于细胞外溶液的浓度,使细胞内溶液中的成分不断地被动扩散至细胞外,故渗漉法提取效果优于浸渍法,成分的提取也较完全,而且省去了分离提取液的操作过程,使提取过程连续不断地进行。

在渗漉过程中,首先从渗漉筒底端出口流出的渗漉液称为初漉液,而后从渗漉筒出口流出的渗漉液称为续漉液,最后从渗漉筒出口流出的渗漉液称为尾漉液。在渗漉过程中,一般通过脉冲泵或恒流泵将溶剂加入到渗漉筒的上端,控制渗漉筒上端溶剂的平均加入速度与渗漉筒下端溶剂的平均流出速度基本相等,并保持溶剂始终浸过渗漉筒中药粉层,这样可以保持渗漉过程自然且连续地进行,节省人力(图6-1)。

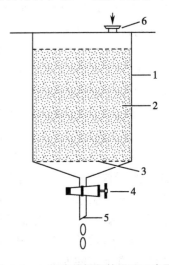

图6-1 一般渗漉提取的原理示意图
1. 渗漉筒 2. 药粉 3. 筛板 4. 控制阀 5. 漉液出口 6. 溶剂进口

第二节　操 作 方 法

　　最早的渗漉法一般指单渗漉法,但随着科学技术的发展以及实际生产过程中提取工作的需要,又发展了重渗漉法、加压渗漉法和逆流渗漉法等渗漉提取方法。同时,市场上也出现了与之相适应的很多种渗漉设备,以适用于不同生产要求的需要。渗漉提取作为一种动态的提取方法,渗漉法一般是在低温、常温或温热的情况下进行。由于其提取温度相对较低、提取效率高等特点,渗漉法越来越受到人们的重视。

一、单渗漉法

　　单渗漉法(single percolation)是指仅用一个渗漉筒的渗漉方法。单渗漉法又可按照渗漉过程中所使用溶剂的浓度变化分为一般渗漉法和梯度渗漉法(gradient percolation method)。一般渗漉法是指在渗漉过程中使用单一溶剂或者一种比例恒定的混合溶剂进行渗漉,如使用95%乙醇或者50%乙醇作为提取用溶剂进行渗漉。梯度渗漉法是指在渗漉过程中先后使用若干种比例不同的混合溶剂进行渗漉,如先使用95%乙醇进行渗漉,药渣再使用50%乙醇进行渗漉,然后将两次的渗漉液合并。

　　1. 操作方法　单渗漉法操作过程一般包括:药材粉碎→药粉浸湿→药粉装筒→气泡排除→药粉浸渍→渗漉等步骤。

　　(1) 药材粉碎:药材的粉碎度应适宜,一般以《中国药典》的粗粉或中等粉规格为宜。药粉过细,易堵塞,导致溶剂渗过药材层的速度过慢或渗透困难;药粉过粗,不易压紧,药粉颗粒间空隙较大,药粉比表面积过小,药粉颗粒中心部位的成分溶出也困难,提取溶剂消耗量大,浸出效果差。

　　(2) 药粉润湿:药粉应先用适量提取溶剂润湿,使之充分膨胀,避免药粉在渗漉筒中膨胀挤压而造成堵塞,从而影响溶剂的渗过和成分的溶出。一般加药粉1倍量的溶剂,拌匀后,根据药材质地密闭放置15分钟至6小时,使药粉充分地均匀润湿和膨胀。

　　(3) 药粉装筒:渗漉筒底部装带孔筛板并铺垫适宜滤材,将已润湿膨胀的药粉分次装入渗漉筒,应松紧适宜,均匀压平,上部用滤纸或纱布覆盖,并加少量重物,以防加溶剂时药粉颗粒浮起。装得过松,溶剂很快流过药粉,浸出效果差;过紧,又会影响溶剂的渗过和溶液的流动,无法进行正常渗漉。渗漉筒中柱状药材粉末的高度和直径的比值(长径比)一般大于8。在一定的比值范围内,高径比越大,提取效率越高。

　　(4) 气泡排除:药粉装填完毕后,打开渗漉液底部出口的活塞或控制阀,从渗漉筒上端添加溶剂,至渗漉液从下端出口流出,关闭渗漉液出口,继续添加溶剂,至溶剂浸没药粉表面数厘米。加入溶剂时,应最大限度地排除药粉间隙中的空气,保持溶剂始终浸没药粉表面,否则药粉上部干涸开裂,再加溶剂后,溶剂易从裂隙间流过而影响浸出。

　　(5) 药粉浸渍:气泡排出后,一般将其浸渍放置24~48小时,使溶剂充分渗透扩散到颗粒内部,解析和溶解有关成分,以提高渗漉效率。

　　(6) 渗漉:打开渗漉筒底端漉液出口,接收漉液,控制漉液流出的速度。若太快,则有效成分来不及渗出和扩散,浸出液浓度低;太慢则影响设备的利用率和产量。一般1000g药材每分钟流出1~3ml渗漉液;大量生产时,每小时流出液应相当于渗漉容器被利用容积的1/48~1/24。渗漉过程中应不断补充溶剂,使溶剂始终浸没药粉。有效成分是否渗漉完全,虽然可由渗滤液的色、味、臭等辨别,但若有条件时,还应根据滤液中已知成分的定性反应来判断。

2. 注意事项　单渗滤法在实验室中最常用,也是最早和最经典的渗滤提取方法,在其应用过程中,特别需要注意以下几点:

(1) 药材的粉碎度不宜太大:单渗滤法是在常压下进行的,药材的粉碎度过大,则其颗粒就过细,在渗滤过程中,溶剂渗过的难度大,流动速度慢,不利于渗滤过程的进行。

(2) 控制适宜的滤液流出速度:渗滤筒底端滤液的流出速度过快,消耗的提取溶剂量大,得到的滤液量也大,浓缩工作量大,耗能也多,生产成本高;反之,流出速度过慢,药材成分提取完全需要的时间就过长,影响工作效率。

(3) 保持渗滤筒中药粉上端溶液的存量:在渗滤过程中,渗滤筒中的溶液要始终浸过药粉,不能低于药粉的上端面。否则,药粉易干裂,空气进入药粉层,影响溶剂与药粉的接触,从而影响药材细胞组织中成分的渗出与扩散,影响提取效果。

(4) 渗滤溶剂可以为水、不同浓度的乙醇或甲醇或者其他有机溶剂,其中最常用的是不同浓度的乙醇或白酒。当使用不同浓度的乙醇或甲醇、或其他有机溶剂时,应注意渗滤筒上端端口的密封性,防止乙醇、甲醇或其他有机溶剂挥散。

(5) 低浓度的渗滤液可重复使用:单渗滤法消耗的溶剂量大,收集的滤液量也大,尤其尾滤液中成分的含量低,可以作为下一次单渗滤法中新药粉渗滤的提取用溶剂。

此外,单渗滤法还具有设备简单、操作简单、应用普遍等特点。单渗滤法也具有消耗溶剂量大,获得的提取液量大,浓缩工作量大等缺点。

二、重渗滤法

重渗滤法(repercolation method)是将多个渗滤筒串联排列,前一个渗滤筒中药粉的滤液可重复用作下一个渗滤筒中药粉的提取用溶剂,滤液依次流过串联的多个渗滤筒,在末端渗滤筒的出口收集滤液,以获得高浓度滤液的方法。

1. 操作方法　重渗滤法的操作过程与单渗滤法类似,一般也包括:药材粉碎→药粉润湿→药粉装筒→气泡排除→药粉浸渍→渗滤等步骤。

重渗滤法的药材粉碎、药粉润湿、气泡排除、药粉浸渍等前几个步骤的操作与单渗滤法的操作基本一样;重渗滤法的药粉装筒和渗滤等步骤与单渗滤法是不同的,主要体现在:①药粉的装筒:重渗滤法的渗滤装置中含有若干个串联排列的渗滤筒,药粉需要按一定的比例同时装入这些渗滤筒中;②渗滤液的收集:渗滤过程中,每个渗滤筒先分别收集一定量的初滤液,因为这部分初滤液中成分的浓度比较大,若让其进入下一个渗滤筒中,会影响该渗滤筒中药材成分的溶出;后续的续滤液依次从前一个渗滤筒流入后一个渗滤筒,在最后一个渗滤筒的滤液出口处收集渗滤液。

2. 应用特点　重渗滤法与单渗滤法相似,也是在常压下进行的。但由于重渗滤法是多个渗滤筒串联使用,因此,又具有以下特点:

(1) 重渗滤法不同于几个单渗滤法的简单合用:在重渗滤法中,从串联的第一个渗滤筒的入口到最后一个渗滤筒的出口,整个系统通路中都保持着良好的浓度差。而几个单渗滤法的简单合用则是将前一个单渗滤的渗滤液收集在某一容器中,待收集一定体积的滤液后,将其加入到第二个单渗滤筒中,作为提取用溶剂进行渗滤,依此类推。在将从一个渗滤筒的出口收集到的滤液贮存于某一容器中时,此容器内的溶液就变成了均一溶液,作为提取用溶剂加入到下一个单渗漉筒中时,这部分溶液就没有了浓度梯度,因此单渗漉法的简单合用效果不如重渗漉法好。

(2) 溶剂利用率高,漉液体积小:在重渗漉法中,多个渗漉筒串联使用,前一个渗漉筒的渗漉液是下一个渗漉筒的提取用溶剂,克服了单渗漉法中提取用溶剂仅使用一次、收集的漉液体积过大的缺点,提高了溶剂的利用率,因此,该法消耗的溶剂量少,溶剂利用率高,漉液体积小。

(3) 重渗漉装置中,装入各渗漉筒中药粉的量可相等,也可以不等:不相等时,每个渗漉筒中的药粉量一般以从前向后的顺序按比例减少,如待渗漉药粉 1000g,可分为 500g、300g、200g 共 3 份,按先后顺序分别依次装于串联的 3 个渗漉筒内。

(4) 漉液中有效成分浓度高:渗漉过程中,一般每个渗漉筒先分别接收一定量的初漉液,另器储存,然后再在串联的最后一个渗漉筒的出口处收集续漉液。如在上述(2)的重渗漉操作过程中,先用接收串联的第一个装有 500g 药粉渗漉筒的初漉液 200ml,另器储存;关闭第一个渗漉筒的出口阀,使其续漉液进入到第二个装有 300g 药粉的渗漉筒中,这时收集第二个渗漉筒的初漉液 300ml,另器保存;再关闭第二个渗漉筒的出口阀,使其续漉液继续进入到第三个装有 200g 药粉的渗漉筒中,此时收集第三个渗漉筒的初漉液 500ml。将这三份初漉液合并,即得到 1:1(1g 药材 ∶ 1ml 药液)的浓提取液,可不经浓缩直接使用,避免了有效成分的受热分解或挥发损失。后续从末端渗漉筒的出口收集的续漉液,可作为下一次同一品种新药粉的重渗漉法提取用溶剂,以提高成品提取液的浓度。

但是,重渗漉法具有所占用的容器多、操作较烦琐等缺点。

三、加压渗漉法

加压渗漉法(pressurized diacolation)系通过加压泵给渗漉装置内部施加一定的压力,使溶剂及浸出液较快地渗过药粉层,从渗漉筒底端出口流出的一种快速渗漉方法。

1. 操作方法　加压渗漉法操作过程一般包括:药材粉碎→药粉润湿→药粉装机→气泡排除→药粉浸渍→加压渗漉等步骤,其中最关键的步骤是加压渗漉。

药材经粉碎成一定粒度,药粉粒度较单渗漉法和重渗漉法的药粉粒度小,一般情况下颗粒为 5~40 目,然后药粉湿润,操作方法同单渗漉法。加压渗漉是在加压渗漉设备中进行的,湿润后的药粉装入加压渗漉设备的渗漉罐中,压上带孔筛板,固定盖与罐体的卡箍,提取用溶剂由溶剂罐经加压泵输入渗漉罐,排气,浸泡。渗漉时,打开药液出口阀,提取用溶剂在一定的压力下渗过药粉层,经流量计自动从出口阀进入储液罐,此时可用流量计的测定数据进行计算,控制流速,以达到最佳提取工艺要求。

2. 应用特点　由于加压渗漉法是溶剂在一定的压力下快速地渗过药材层,因此,加压渗漉法不同于单渗漉法和重渗漉法,其应用具有以下特点:

(1) 药粉粒度小:一般药材可粉碎成 5~40 目的细小颗粒。药粉的颗粒越小,药粉颗粒内部成分扩散到组织外的路径就越短,有利于药材成分的溶出;同时,尽管药材的颗粒比较细,但由于渗漉是在一定的压力下进行的,因此,并不影响溶剂渗过药材层的速度,不影响渗漉过程的进行。

(2) 提取效率高:在渗漉过程中,溶剂在较大压力的作用下容易渗进药材组织内而溶解其内部的成分,这样组织细胞内溶液的浓度就比较大,向组织细胞外溶液中扩散的速度也比较快,有利于成分的提取。

（3）提取时间短：溶剂在较大压力下高效率地溶出组织细胞内的成分，使得提取时间大大地缩短，因此，加压渗漉法是一种快速渗漉提取方法。

（4）溶剂消耗少，漉液浓度大：在加压渗漉过程中，由于成分溶出效率高，提取时间比较短，消耗的溶剂量少，收集到的渗漉液体积较小，漉液中有效成分的浓度较大，有利于后续漉液的浓缩和制剂工作的进行。

此外，加压渗漉法是在一个特制的设备中进行的，这种设备可以带有加热或制冷功能。当渗漉罐中的溶剂和药材受热而温度升高，渗漉在较高的温度下进行，药材组织内外之间的传质速度会大大提高，有利于药材有效成分的溶出而提高提取效率。当然，提取温度不宜过高，否则溶剂容易产生蒸气，形成气泡，不利于渗漉。对于热稳定性差的成分的提取，可以调低设备的提取温度，使渗漉过程在常温或低于常温的条件下进行，有利于不稳定性成分的提取。

四、逆流渗漉法

逆流渗漉法（countercurrent diacolation）是将药材与提取溶剂在提取管段中沿相反方向运动，连续充分地相互接触而进行提取的一种提取方法，属于动态逆流提取法。在药粉与溶剂逆向运动的过程中，药材颗粒扩散界面周围的药物有效成分迅速向溶剂中扩散，使扩散界面内外始终保持较高的浓度差，实现较高的提取效率。

1. 操作方法　逆流渗漉法操作过程一般包括：药材粉碎→药粉润湿→药粉进料→逆流渗漉→药渣排出等步骤，其中最关键的步骤是逆流渗漉。

（1）粉碎：逆流渗漉法中，药材粉碎的粒度小，一般情况下颗粒为 5~40 目，有利于药粉颗粒内部有效成分的溶出。

（2）润湿：由于逆流渗漉法提取过程时间比较短，所以药粉需要先进行充分地润湿，润湿时间的长短可根据药材质地及其所含有效成分的稳定性来确定。一般如果药材质地致密，且成分在提取溶剂中比较稳定，可以将其湿润的时间延长一些，以使其颗粒充分膨胀，组织细胞内有效成分充分解析、溶解，有利于提取过程中有效成分的扩散。

（3）进料与渗漉：逆流渗漉是在逆流提取设备中进行的，根据提取设备的要求选择合适配置的逆流提取设备。

（4）排渣：药渣经出渣装置强制推动至出渣口而排出，出渣装置在出渣口处对药渣进行挤压，将药渣中残留的药液挤出药材组织，减少药渣中残留的药液量。

2. 应用特点　逆流渗漉法是在逆流渗漉设备中进行的一种连续提取的方法，其提取管段中药材与提取用溶剂均做逆向运动。与前三种渗漉方法不同，逆流渗漉过程中，药粉在管内螺旋输送器的机械力作用下从加料口向提取管段的另一端运动，从出渣口排出；而管内提取溶剂的运动方向则相反。在前三种渗漉方法中，药粉在渗漉筒（罐）中是静止不动的，仅提取溶剂自上而下地进行渗透运动。逆流渗漉法具有以下特点：

（1）药粉粒度小：逆流渗漉法中，逆流提取的时间一般比较短，药材一般需要粉碎成5~40 目的细小颗粒，以便药粉颗粒内部的成分在短时间内扩散到颗粒外的溶液中，有利于提取；同时，尽管药粉的颗粒较小，但由于药粉是在机械力的作用下向前运行的，因此，不会影响溶剂逆向渗过药粉层的速度。

（2）提取效率高：在逆向渗漉过程中，药粉运动与溶剂渗透的方向是相反的，药材提取效率高。在逆向渗漉过程中，药粉运动与溶剂渗透的方向是相反的，药材颗粒扩散界面周围的高浓度溶液快速被低浓度溶液所代替,使组织细胞扩散界面内外始终保持较高的浓度差,有利于药粉颗粒内部成分的迅速溶出和向溶剂中扩散,实现较高的提取效率。

(3) 药粉要充分地润湿:由于逆流渗漉是一种快速提取,提取时间比较短,所以药粉需要充分的湿润,使药粉颗粒充分膨胀,组织细胞内的成分充分解析、溶解,在提取过程中才有利于颗粒内部有效成分向外部迅速扩散和溶出。润湿时间的长短可根据药材质地及其所含有效成分的稳定性来确定。若药材质地致密,且有效成分在溶剂中较稳定,湿润的时间可适当延长,以使药粉充分膨胀。

(4) 挤压药渣:药粉在被机械力强制推动至出渣口而排出时,被挤压,药渣中残留的药液被挤出药材组织,从而减少药渣中的药液残留而避免有效成分过多损失。

(5) 药粉运动速度可调:药粉在提取管段内向前运动的速度与螺旋输送器的转速有关,通过调节螺旋输送器的转动速度,可以调节管段内药材颗粒向前移动的速度,因而可根据药材的情况调节提取时间的长短。

(6) 提取温度可调:一般逆流提取装置是带有辅助加热功能的,可通过调节泵入的提取溶剂温度、提取管段的加热温度,来控制提取温度。提取温度较高时,有利于溶剂的渗透和药粉颗粒内部有效成分的溶出,提高有效成分的溶解度,可提高提取效率和提取率。但对于热稳定性差的有效成分,可关闭加热功能,使提取在较低的温度下进行,以免有效成分被破坏。

(7) 提取过程连续进行,处理药材能力大:逆流渗漉提取法属于连续化作业,提取能力强,处理药材能力大,特别适合于规模化生产提取。

此外,逆流提取全过程是密闭的,溶剂及成分挥散少,生产安全性提高,特别适合于各种易燃、易爆、毒性大等挥发性有机溶剂的提取。提取是在逆流条件下进行的,溶剂用量少,过滤、浓缩工作量小,生产成本低。

第三节　常用设备

一、单渗漉设备

单渗漉法所用的设备相对简单。在实验室里,一个带有筛板的玻璃柱或者简单的玻璃柱底端加上纱布或棉花,都可以用于单渗漉法操作。中型或大型单渗漉设备一般由渗漉罐、溶剂罐、储液罐和加液泵等组成,如图6-2所示。其渗漉罐形状有圆柱形、正锥形和斜锥形等,渗漉罐上部有加料口和加液口,下部有出渣口和出液口,其底部有筛板、筛网等以支撑底层药粉;渗漉罐常带有夹层,可向夹层中通入热水(油)进行加热或冷冻盐水进行冷却,以达到提取所需的温度。单渗漉法是在常压下进行的。操作时,脉冲式或恒流式加液泵向渗漉罐中不断地输入溶剂,控制溶剂的加入量,使溶剂的加入量与渗漉罐罐底的漉液流出量基本一致,保持罐内溶剂始终浸过药粉的顶层。

二、重渗漉设备

重渗漉设备较单渗漉设备复杂。在实验室中,可将若干个可进行单渗漉的渗漉筒串联起来,其各渗漉筒依次从高往低排列,呈现一定的高度梯度,各筒底端出口都带有控制活塞。分别装入各渗漉筒一定量的药材,渗漉液从最高的第一个渗漉筒下端流出后,进入第二个渗漉筒上部,然后从其底部流出后,再进入第三个渗漉筒,依次类推,从最后一个渗漉筒的底端出口收集渗漉液。在实际操作过程中,每个渗漉筒常收集一定量的初漉液,再在最后一个渗漉筒的底端出口收集续漉液。

中型或大型重渗漉设备一般由 5~10 个渗漉罐、加热器、溶剂罐、贮液罐、加液泵等组成,如图 6-3 所示为可进行重渗漉的多功能渗漉设备。对于该多功能重渗漉设备中的单个渗漉罐来说,它与单渗漉设备中的渗漉罐类似,也有圆柱形、蘑菇形、正锥形和斜锥形之分;罐上部有加料口和加液口,下部有出渣口和出液口,其底部带有筛板、筛网等,以支撑罐内药粉;渗漉罐常有夹层,可通过蒸汽加热或冷冻盐水冷却,以达到提取所需的温度。与单渗漉设备不同之处在于:多功能渗漉设备由 5~10 个渗漉罐组成,罐与罐之间既可串联,也可并联,主要通过控制管道和阀门来实现串联或并联的罐的数量。并联的结果,有利于每个渗漉罐初漉液的收集;串

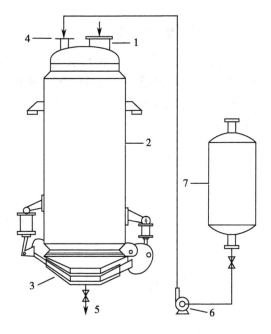

图 6-2　单渗漉设备示意图
1.药粉进口　2.渗漉罐　3.出渣口　4.溶剂进口
5.漉液出口　6.溶剂泵　7.溶剂罐

联的结果,有利于续漉液的再利用,使之从一个渗漉罐中流出,再作为溶剂进入下一个渗漉罐进行渗漉提取;甚至从最后一个渗漉罐收集到的续漉液可再输入到该装置的第一个渗漉罐中再用于渗漉,重新渗过整个渗漉系统,以提高续漉液的浓度,完成重渗漉提取。此外,该设备也可仅利用一个罐进行单渗漉法提取。重渗漉设备由于实现了续漉液的再利用,最终收集到的漉液量较少,便于浓缩,生产成本低,适于大批量生产。

为提高生产效率,有些渗漉设备配套了压滤器、离心机、浓缩器、喷雾干燥器等,实现了从加入药材和溶剂开始,至最终直接获得干燥提取物的完整提取工序。

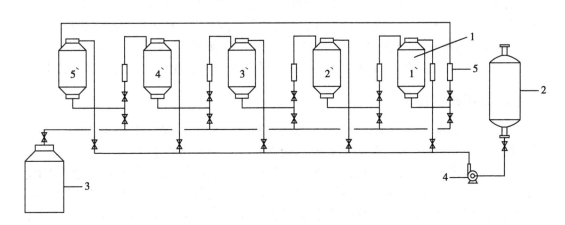

图 6-3　多功能渗漉设备示意图
1.渗漉罐　2.溶剂罐　3.漉液罐　4.加液泵　5.加热器

三、加压渗漉设备

加压渗漉设备与单渗漉设备类似,一般由渗漉罐、溶剂罐、储液罐和加压泵等组成,如图6-4所示。其渗漉罐上下两端的盖均带有卡箍,能固定和密封渗漉罐;加压泵在向渗漉罐加溶剂的同时,也造成渗漉罐内压力高于正常大气压,使溶剂和药粉均处于较大的压力下,实现加压渗漉。

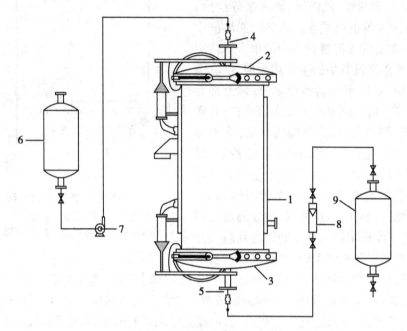

图6-4　加压渗漉设备示意图
1.渗漉罐　2.上密封盖　3.下密封盖　4.溶剂进口　5.溶剂出口　6.溶剂罐
7.加压泵　8.过滤器　9.漉液罐

有的加压渗漉(或单渗漉设备)设备可配套高效浓缩器等,使渗漉液经流量计调节进入旋转蒸发室内进行浓缩,得浓缩提取物;同时,蒸出的溶剂蒸气经换热器冷却后流进溶剂罐,再经泵输入到渗漉罐中,作为提取用溶剂进行二次使用,实现连续收集渗漉液,连续浓缩并获得浓缩提取物,并连续向渗漉罐中输入新鲜溶剂,如此循环往复,实现自动化渗漉提取。

四、逆流渗漉设备

逆流渗漉设备按其提取管段的形状可分为U形螺旋式逆流提取设备和直形螺旋式逆流提取设备,其加料和卸料均可自动连续进行,劳动强度低,且浸出效率高。

(1) U形螺旋式逆流提取设备:U形螺旋式逆流提取设备的主体设备为U形管道式提取设备,主要结构如图6-5所示,由进料管、水平管、出料管、螺旋输送器及贮液罐等组成,各管均具有蒸汽夹层,可通入蒸汽加热或冷冻盐水冷却。药材从加料口进入进料管,在螺旋输送器的推动下,经水平管进入出料管,最后药渣从出料管的出料口排出;提取用溶剂则自溶剂进口进入出料管,在后续不断输入溶剂的压力下,逆着药材运动的方向渗过药材,将药材有效成分浸出,渗漉液经水平管进入进料管,再从进料管的溶液出口流出,进入贮液罐。

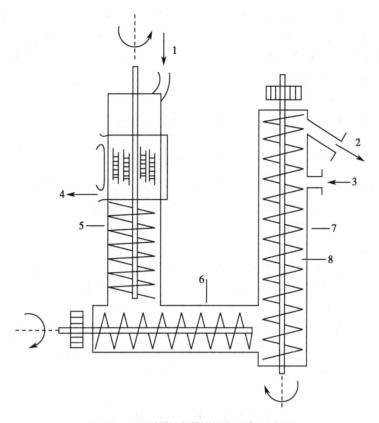

图 6-5 U 形螺旋式逆流提取设备示意图
1.进料口 2.出渣口 3.溶剂进口 4.溶剂出口 5.进料管
6.水平管 7.出料管 8.螺旋输送器

(2)直形螺旋式逆流提取设备:直形螺旋式逆流提取设备的主体设备为直型管道式提取设备,主要结构如图 6-6 所示,由进料器、提取管段、排渣装置、排液装置、贮液罐等组成,其中提取管段又由直形管和螺旋输送器构成,直形管具有蒸汽夹层,可通入蒸汽加热,或通入

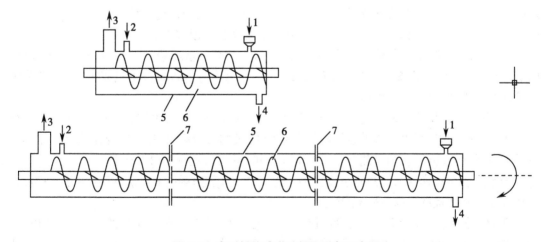

图 6-6 直形螺旋式逆流提取设备示意图
1.进料口 2.溶剂进口 3.出渣口 4.溶剂出口 5.提取管段 6.螺旋输送器 7.单元连接处

冷盐水降温,以达到提取所需的温度;排渣装置由药渣挤干机、烘干机、溶剂回收冷凝器和贮液罐、药渣输送机等组成。与U形螺旋式提取设备类似,药材从进料器进入提取管段,在螺旋输送器的推动下经提取管段进入排渣装置,经挤压处理后,输出药渣;提取用溶剂则从另一端进口进入提取管段,逆着药材运动的方向渗过药材,将药材有效成分浸出,流经提取管段后,进入排液装置,收集渗漉液。

直形螺旋式逆流提取设备又分为单级和多级连续逆流提取设备。

1) 单级连续逆流提取设备仅含有一个提取管段,在一个提取管段内完成提取,适用于一种单一或混合的提取溶剂、在一个提取温度条件下进行的提取。

2) 如果同一种药材需要分别使用不同的提取溶剂,或者采用不同的提取温度以提取不同的有效成分,可采用多级连续逆流提取设备,在二至多级提取管内完成。依据提取要求的不同,多级连续逆流提取设备中各提取管段又有 2 种不同的连接形式:①适于不同溶剂的提取:经第一级提取管段提取后的药渣直接进入药渣处理系统,经将药渣中残存的有机溶剂挤压干净后,药渣再进入第二级提取管段提取,依次类推;各级提取管段的提取药液分别进入独立的过滤、分离或浓缩系统,互不相混;②适于不同的温度提取:第一级提取管段提取后的药渣直接进入第二级提取,依次类推,第一级提取管段的提取温度最低,向后各级提取管段的提取温度依次增高。其提取药液的排出有两种形式:一是最后一级提取药液逆行进入上一级提取管中,依次类推,至从第一级提取管流出后进入过滤、分离或浓缩系统;二是各级提取药液分别进入独立的过滤、分离或浓缩系统,互不相混。

第四节　应用实例

实例 6-1　梯度渗漉法提取丹参有效成分

中药丹参为丹参 *Salvia miltiorrhiza* Bge 的根及根茎,具有祛瘀止痛、活血通经、清心除烦之功。丹参的有效成分主要为脂溶性丹参酮类和水溶性丹参酚酸类成分,两类成分极性差别较大,其中丹参酚酸类成分热稳定性较差,选用不需要加热的渗漉法进行提取比较适宜。丹参在现有中成药处方中应用广泛,在提取工艺上仅提取丹参酮类成分或丹参酚酸类成分,易造成资源浪费。分别以含量较高的有效成分丹参酮 II_A 和丹酚酸 B 作为两类成分的考察指标,对采用渗漉法同时提取总丹参酮和总丹参酚酸的工艺条件进行评价。

(1) 渗漉法优选:渗漉法有一般渗漉法和梯度渗漉法,先比较两种渗漉法。

1) 采用一般渗漉法同时提取丹参中的总丹参酮和总丹参酚酸。取丹参粗粉 100g,装筒,用 10 倍 95% 乙醇浸泡 24 小时以后进行渗漉,渗漉流速为 2ml/min,渗漉液定容,分别测定丹参酮 IIA 和丹酚酸 B 的含量。

2) 采用梯度渗漉法依次提取总丹参酮和总丹参酚酸。取丹参粗粉 100g,装筒,用 95% 乙醇浸渍 24 小时以后开始渗漉,收集药材量 10 倍量的渗漉液;再用 50% 乙醇渗漉,收集药材量 10 倍量的渗漉液。前者测定丹参酮 IIA 含量,后者测定丹酚酸 B 含量。

结果见表6-1,梯度渗漉法所得浸提物中丹参酮 IIA 和丹酚酸 B 含量均高于一般渗漉法,优选梯度渗漉法提取丹参有效成分。

(2) 总丹参酮、总丹参酚酸提取最佳乙醇浓度考察:取丹参药材粗粉约 100g 各 3 份,分别用 95% 乙醇、85% 乙醇和 75% 乙醇各 50ml 溶胀 1 小时,装筒,浸渍,再分别用 12 倍量相应浓度的乙醇进行渗漉,流速 2ml/min,得渗漉液 1 和药渣。其中 95% 乙醇渗漉后的药渣再

表6-1 一般渗漉法和梯度渗漉法提取总丹参酮和总丹参酚酸的比较

提取方法	丹参酮ⅡA含量（mg/g）	丹酚酸B含量（mg/g）
中等浓度乙醇回流法	2.4	47.5
醇水双提法	2.8	52.6
一般渗漉法	2.5	46.0
梯度渗漉法	2.9	56.8

分别用60%乙醇、50%乙醇和40%的乙醇渗漉，流速2ml/min，得渗漉液2。

分别测定渗漉液1中丹参酮ⅡA和渗漉液2中丹酚酸B的含量，以及它们的干膏收率，计算指标成分的纯度，测定结果见表6-2和表6-3。结果表明：用95%乙醇渗漉提取，固体物收率较低，丹参酮ⅡA含量较高；用50%乙醇对95%乙醇渗漉后的药渣进行再渗漉，获得的提取物中丹酚酸B含量较高，且其纯度与60%乙醇渗漉提取物的纯度相差不大，因此，选用95%乙醇渗漉先提取丹参药材中的总丹参酮，药渣再用50%乙醇渗漉提取总丹参酚酸。

表6-2 高浓度乙醇渗漉方法提取总丹参酮的考察

溶媒	丹参酮ⅡA含量（mg/g）	干膏收率（%）	纯度（%）
95%乙醇	2.9	2.39	12.97
85%乙醇	2.5	16.74	1.49
75%乙醇	2.6	24.22	1.07

表6-3 低浓度乙醇渗漉方法提取总丹参酚酸的考察

溶媒	丹酚酸B含量（mg/g）	干膏收率（%）	纯度（%）
60%乙醇	55.7	40.52	13.75
50%乙醇	56.8	41.40	13.72
40%乙醇	44.1	47.11	9.36

（3）梯度渗漉法提取工艺考察

1）总丹参酮提取渗漉条件考察：以丹参酮ⅡA的含量和干膏收率为指标，按上述（2）中渗漉液1的渗漉方法进行渗漉提取，考察95%乙醇不同溶剂用量、溶胀时间和渗漉速度（表6-4）对提取的影响。

表6-4 总丹参酮提取工艺因素水平表

水平	因素		
	A	B	C
	溶剂用量（倍）	渗漉速度（ml/min）	溶胀时间（h）
1	8	2	0.5
2	10	4	1
3	12	6	2

由正交试验结果（表6-5）可知：影响提取效果的因素顺序为：渗漉速度 > 溶胀时间 > 溶剂用量，以渗漉速度影响最大。经方差分析，渗漉速度、溶胀时间、溶剂用量均有显著性影响。

表6-5　总丹参酮提取工艺正交试验结果

| 试验号 | 因素 | | | | 丹参酮ⅡA含量(mg/g) | 干膏(%) | 评分(%) |
	A	B	C	D			
1	1	1	1	1	2.124	1.15	61.58
2	1	2	2	2	2.329	2.04	74.20
3	1	3	3	3	2.133	2.48	73.19
4	2	1	2	3	1.784	2.59	65.64
5	2	2	3	1	2.875	2.46	91.09
6	2	3	1	2	2.151	2.13	70.62
7	3	1	3	2	2.467	2.90	84.93
8	3	2	1	3	2.600	3.30	91.58
9	3	3	2	1	1.676	3.50	70.81
K_1	69.65	70.72	74.59	74.49			
K_2	75.78	85.62	70.22	76.58			
K_3	82.44	71.54	83.07	76.80			
R	12.79	14.9	12.85	2.31			

确定最佳醇提工艺条件为：$A_2B_2C_3$，即药材粗粉，溶胀2小时，用10倍量95%乙醇渗漉，渗漉速度为4ml/min。按确定的总丹参酮提取最佳工艺条件进行工艺验证试验，结果见表6-6，工艺稳定可行。

表6-6　总丹参酮提取工艺验证试验结果($n=3$)

验证次数(次)	丹参酮ⅡA含量(mg/g)	干膏收率(%)	纯度(%)
1	2.987	2.58	11.58
2	3.001	2.65	11.32
3	2.809	2.24	12.54
平均值	2.932	2.49	11.81

2）总丹参酚酸提取渗漉条件考察：上述试验后的药渣，继续以50%乙醇为溶剂，按上述(2)中渗漉液2的渗漉方法进行渗漉提取，分别进行溶剂用量、渗漉速度单因素考察，结果见表6-7和表6-8。表6-7中，12倍和14倍溶剂量提取丹酚酸B含量相差很小，为减少溶剂用量，确定溶剂量为12倍。表6-8中，渗漉速度为4ml/min时渗漉效果较好。因此，最佳条件为：12倍量50%乙醇，以4ml/min的速度继续渗漉提取经95%乙醇渗漉后药渣中的总丹参酚酸。

表6-7　50%乙醇用量考察表

A 溶剂用量(倍)	8	10	12	14
丹酚酸B含量(mg/g)	40.2	48.8	57.2	58.3

表6-8　50%乙醇渗漉速度考察表

渗漉速度(ml/min)	2	4	6	8
丹酚酸B含量(mg/g)	56.5	58.8	58.1	57.5

按上述确定的总丹酚酸提取优选渗漉条件进行工艺验证试验,结果见表6-9,工艺稳定可行。

表6-9 梯度渗漉法验证试验考察结果(n=3)

验证次数(次)	丹酚酸B含量(mg/g)
1	58.57
2	58.96
3	59.52
平均	59.02

(4)提取工艺验证试验:按上述确定的优选梯度渗漉条件进行验证试验,结果见表6-9,工艺稳定可行。

因此,确定丹参有效成分的最佳梯度渗漉条件为:先以10倍量95%乙醇渗漉,渗漉速度为4ml/min;再以12倍量50%乙醇渗漉,渗漉速度为4ml/min,分别收集渗漉液,低温浓缩,合并,即得。

实例6-2 重渗漉法提取决明子有效成分

决明子为豆科植物决明 *Cassia obtusifolia* L. 或小决明 *Cassia tora* L. 的干燥成熟种子。味甘、苦、咸,性微寒,归大肠经。具清热明目、润肠通便等功效。近代研究认为,决明子具有明显降脂、温和降压及抑制血小板聚集等作用。其有效成分为蒽醌类及其苷类、萘并吡喃苷类等,能溶于水、醇等溶剂,对光、热不稳定,因此,选择不需要加热的渗漉法对其进行提取。

(1)渗漉用乙醇浓度的选择(图6-7)

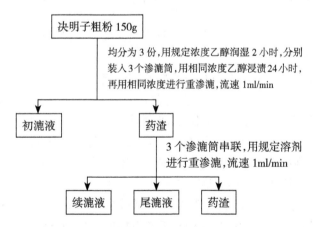

图6-7 重渗漉法提取决明子的工艺流程

取决明子粗粉每份50g,共9份,分成3组(分别为40%乙醇组、60%乙醇组、80%乙醇组),每组3份(编号分别为1、2、3号筒)。各组的粗粉分别以相应的40%、60%、80%乙醇为溶剂,湿润后放置2小时,分别装入已编号的3组9只渗漉筒中,各渗漉筒加入适量相应的溶剂浸渍24小时,然后按上述流程进行重渗漉,每渗漉筒收集初漉液50ml,另容器保存。继续渗漉,每组中,1号渗漉筒的续漉液作为2号筒的溶剂,2号筒的续漉液作为3号筒的溶剂,收集3号筒的续漉液,直至3号筒的续漉液呈淡黄色。更换接收容器,继续收集尾漉液

100~200ml。各组初、续漉液合并为漉液。

以大黄酚含量为主要指标,总提取物量为参考指标,对 3 组的漉液和尾液进行含量测定和比较。上述试验各做 3 次,结果见表 6-10,其中 80% 乙醇为溶剂的漉液中大黄酚含量最高,总提取物含量适宜,故采用 80% 乙醇作为提取工艺的溶剂为最佳选择。

表 6-10　不同浓度乙醇提取决明子有效成分试验结果($\bar{x} \pm s$)

组别	提取液量(ml)		大黄酚含量(μg/ml)		漉液总提取物含量(g)
	漉液	尾液	漉液	尾液	
40% 乙醇组	728.0 ± 8.9	151.0 ± 8.1	18.20 ± 0.22	1.06 ± 0.06	26.70 ± 0.74
60% 乙醇组	749.0 ± 5.6	191.0 ± 7.8	9.45 ± 0.07	0.52 ± 0.03	14.64 ± 0.45
80% 乙醇组	795.0 ± 4.4	186.0 ± 9.0	21.21 ± 0.13	0.21 ± 0.01	8.78 ± 0.60

(2) 渗漉速度的选择:按照上述重渗漉流程,以 80% 乙醇为溶剂,分别按 0.5ml/min、1.0ml/min、2.0ml/min 渗漉速度进行渗漉,分别收集漉液,依上述指标进行检验,以选择和确定最佳漉速,结果见表 6-11,其 3 种漉速的各指标水平值近似,但以 2.0ml/min 漉速的渗漉时间短,故漉速以 2ml/min 为宜。

表 6-11　渗漉速度对决明子有效成分的影响

渗漉速度(ml/min)	漉液量(ml)	大黄酚含量(μg/ml)	大黄酚总量(μg)	总提取物量(g)
0.5	1087.0 ± 4.0	16.25 ± 0.06	17 663.75	15.8
1.0	1083.0 ± 5.7	15.32 ± 0.08	16 591.54	14.1
2.0	1173.0 ± 5.4	14.60 ± 0.05	17 125.80	13.4

因此,采用重渗漉法提取决明子有效成分的最佳条件为以 80% 乙醇为溶剂、以 2ml/min 渗漉速度进行重渗漉。

实例 6-3　连续逆流渗漉法提取阿归养血方有效组分

阿归养血方由当归、阿胶、党参、白芍、甘草(蜜炙)、茯苓、黄芪、熟地黄、川芎组成。本品为补气养血之剂,临床用于气血亏虚证,表现为面色萎黄,眩晕乏力,肌肉消瘦,经闭等症。方中当归为君药,根据 2010 年版《中国药典》,当归的指标成分为阿魏酸。采用有效成分浸出速度快、浸出效率高的连续逆流渗漉法提取其有效组分,以提取浸膏量、浸膏中阿魏酸含量为考察指标,优选阿归养血方连续逆流提取工艺条件。

(1) 药材粉碎粒度确定:称取处方量混合药材共 2.65kg,阿胶除外,分别粉碎成粗粉、中粉、细粉,置于连续逆流提取设备中,在相同工艺下提取,以提取液中的阿魏酸含量为考察指标,结果中粉规格的药材粒度提取效果更佳,可能中粉与溶媒的接触表面积大于粗粉,提取效率增高;当进一步粉碎,由于药粉过细易结块,不利于溶媒渗入,进而提取效率下降,故采用中粉规格药材粒度。

(2) 提取组数确定:连续逆流提取一般采用 3 个以上的提取单元,其中 4~7 个单元最为常用,采用单级试验方法考察提取单元的组数。取适量中粉规格的处方量混合药材,置于连续逆流提取设备中,料液比 1∶16,每次提取 30 分钟。以第 1 份药粉的提取液作为溶剂,提取第 2 份药粉;再以第 2 份药粉的提取液作为溶剂,提取第 3 份药粉;以此类推。测定每次提取后提取液中阿魏酸的含量。结果表明,连续提取4次后,药液中阿魏酸的含量已近饱和,再增加提取级数,效果不大,故确定逆流提取级数为4级。

(3) 提取工艺的关键参数:采用正交试验设计,考察每级提取时间、料液比、乙醇体积分数、温度4个因素,每个因素设置3个水平,如表6-12所示。采用$L_9(3^4)$正交表安排试验,以一定比重的浸膏量和浸膏中阿魏酸含量为评价指标,考虑到复方中其他物质亦能提取出来,可能为有效物质,设定其加权系数分别为0.5,0.5,最高值为50分,最低值为0分,按等比计算,采用综合加权评分法,优选阿归养血颗粒的最佳提取工艺。

表6-12 阿归养血方提取工艺因素水平表

水平	A 提取时间(min)	B 加醇量(倍)	C 乙醇体积分数(%)	D 提取温度(℃)
1	20	8	40	40
2	30	12	50	50
3	40	16	60	60

按正交设计表要求,取5倍处方量的中粉混合药材,置于连续逆流提取设备中提取,收集提取液,过滤,减压回收乙醇,浓缩至一定比重,置真空干燥器中干燥,称重,结果见表6-13。采用极差直观分析,显示影响因素大小为B>C>A>D;方差分析结果(表6-14)表明,B和C因素对连续逆流提取出的浸膏具有显著影响,确定连续逆流最佳提取工艺为$A_1B_3C_3D_1$,即料液比1:16(相当于每级为1:4),提取乙醇体积分数60%,提取时间20分钟,提取温度40℃。

表6-13 阿归养血方连续逆流提取工艺正交试验结果

试验号	因素				浸膏量 (kg)	阿魏酸含 量(mg/g)	综合评分
	A	B	C	D			
1	1	1	1	1	0.785	0.884	3.7
2	1	2	2	2	0.935	1.134	56.1
3	1	3	3	3	0.970	1.192	68.6
4	2	1	2	3	0.890	1.108	45.5
5	2	2	3	1	0.98	1.134	59.8
6	2	3	1	2	1.070	0.848	49.9
7	3	1	3	2	0.835	1.328	50.5
8	3	2	1	3	0.975	1.048	54.1
9	3	3	2	1	1.06	1.028	66.9
K_1	128.4	99.7	107.7	130.4			
K_2	155.2	170.0	116.0	156.5			
K_3	171.5	185.4	168.5	168.2			
R	43.1	85.7	60.8	37.8			

表 6-14　阿归养血方综合方差分析试验结果

方差来源	SS	f	F	P
B	1391.425	2	45.214	<0.05
C	986.375	2	37.587	<0.05
A	249.660	2	3.915	
D（误差）	0.651	2	1.000	

注：$F_{0.05}(2,2)=19.00$

（4）提取工艺验证试验：称取处方量药材，按优选的提取工艺条件进行 3 次验证试验，测得浸膏质量结果分别为 1.065kg、1.055kg、1.075kg；阿魏酸质量分数分别为 1.13mg/g，1.124mg/g，1.138mg/g，表明该提取工艺稳定可靠。

（5）连续逆流渗漉法与单渗漉法提取工艺比较：取适量粉碎成中粉的处方量混合药材 2 份，用 60% 乙醇作溶剂，分别采用连续逆流提取与单渗漉提取，减压回收乙醇，真空干燥，结果干浸膏质量分别为 1.065kg、0.725kg，阿魏酸质量分数分别为 1.158mg/g、0.780mg/g，表明连续逆流提取工艺明显优于传统渗漉提取法。

（孙隆儒）

第七章 回流提取法

学习目标
1. 掌握回流提取法的分类以及不同回流提取方法的提取原理、特点。
2. 熟悉回流提取设备的种类以及如何选择回流提取设备。
3. 了解常用回流提取设备的结构、原理以及应用范围。

第一节 概 述

回流提取法是指以乙醇等易挥发的有机溶剂为提取溶媒,对药材和提取溶媒进行加热,其中挥发性溶剂馏出后又被冷凝,重新回到浸出器中继续参与浸提过程,循环进行,直至有效成分浸提基本完全,此即回流提取法。按照固液浸提时传质平均推动力的不同,回流提取法可分为回流热浸法、索氏浸提法两种。

一、回流提取法的原理

中药提取是中药制剂的首要环节,提取也是中药制剂生产的重要操作单元,其工艺的优劣将直接影响药品质量与治疗效果。中药材内有效成分的提取分离过程是溶质由固相传递到液相的传质过程。用扩散理论解释,就是溶质从高浓度向低浓度方向渗透的过程,浓度差越大,扩散传质的动力越大,溶出速度越快,有效成分溶出率越高。要达到快速、完全的溶出目的,就必须经常更新固-液两相界面层,使药材组织中溶质与溶出液中的溶质在单位时间内能保持一个较高的浓度差。同时,中药材的有效成分,特别是生物活性成分,在高温提取中破坏流失极为严重,直接降低治疗效果。这就是中药提取设备设计的关键。

1. 回流热浸法 将药材饮片或粗粉装入圆底烧瓶内,添加溶剂浸没药层表面,瓶口上安装冷凝管,通冷凝水,药材浸泡一定时间后,水浴加热回流浸提至规定时间后,滤取药液,药渣再添加新溶剂回流 2~3 次,合并各次药液,回收溶剂,即得浸出浓缩液,待用。

2. 索氏浸提法 少量药粉可用索氏提取器提取,大生产时采用循环回流装置。将药材饮片置于浸出器中,溶媒自储罐加入浸取器内,至浸出液充满虹吸管时,则进入蒸发罐内被加热蒸发,产生的溶媒蒸气进入冷凝器,经冷凝后又汇入储液罐中,再次流入浸出器,这样反复循环,蒸发罐内即得到了浓浸出液。浸提完全时再适当加热浸出器,使药渣中的有机溶媒蒸发出来,并沿管路进入冷凝器的蛇形管而被冷凝送至储罐。

二、回流提取法的特点

(一) 回流热浸法的特点

回流法本质上是一种热浸渍法,但因为溶剂的循环使用,回流法较渗漉法的溶媒用量少,浸提较完全。回流法通常适用于质地较硬、浸提困难的中药原料的浸提处理。回流热浸法一般需要提取 2~3 次,溶剂用量通常是被提取药材量的 5~10 倍,提取温度一般在溶剂的沸点处(80~100℃)。其应用特点为:

1. 该法较渗漉法的溶剂耗用量少,因为溶剂能循环使用。

2. 在进行回流浸提时,药材与溶剂共沸的温度过高,中药材有效成分(特别是生物活性成分)被大量地破坏或流失,溶剂消耗大,并增加无效成分的含量,如糊精、胶质、鞣质、淀粉等,导致降低提取液质量,造成后续浓缩、分离、纯化工艺的复杂性。

3. 药材与溶剂在接近平衡时的浓度差小,导致提取时间长、提取率低。为了提高提取率,只能放出提取液,再加入新鲜的提取溶媒使原提取液有浓度差,才能进一步提取,这样延长了提取时间,使操作程序烦琐。由于增加溶剂用量 1~3 倍,特别是乙醇等有机溶剂的增加,导致生产成本的大幅度提高。

4. 当一次提取完毕后,便有大量稀的提取液等待浓缩,此过程需大量蒸汽与冷却水处理,整个过程至少需 18 小时以上,过程劳动力强、时间长、能源浪费与生产率低。

(二) 索氏浸提法的特点

索氏浸提法的问世,在溶剂提取发展史上具有里程碑的意义,其发展历程已跨越了三个世纪。它极大地提高了提取效率,减少了提取溶剂的用量,节省了人力物力。

1. 索氏浸提最突出的优点是动态提取,每次接触物料的都是冷凝回流的新溶剂,使物料内外保持浓度差,实现了动态提取,与一般静态提取装置相比,其提取效率显著提高。

2. 回流过程可借助虹吸作用自动进行,抽提筒内聚集的提取液超出虹吸管的顶端时即由虹吸管流回烧瓶,整个装置除了对蒸发烧瓶加热之外无须其他外供动力,避免了实验人员在提取过程中多次更换溶剂的烦琐操作。

3. 由于提取溶媒受热蒸发,进入冷凝器,冷凝后的溶剂对物料进行提取后又返回蒸发烧瓶,从而实现溶剂循环利用,无须补加新溶媒,因而显著减少了溶剂用量。

由上述可知,索氏浸提法具有既能实现动态提取,又能减少溶剂用量的优点,是渗漉法等其他提取方法所难以比拟的,在高新技术产品层出不穷的今天,索氏浸提法仍然是当代化学实验室中常用提取方法之一。再加之其基本使用常规仪器,结构较为简单,能够自动实现连续回流提取(除热源外无须提供其他能量支持溶剂循环),有效减少人工操作等诸多优点,使其优势更为突出。

由于该方法是利用提取液受热蒸发所得溶剂进行循环提取,所以通常是用于提取热稳定性较好的成分,对于该类成分而言,动态提取兼加热提取为理想选择,可以获得更高的提取效率。索氏浸提法以冷凝液所得溶剂进行循环提取,难以进行热溶剂提取。

对受热易分解或变色的物质不宜采用,高沸点的溶剂也不宜采用。当用高沸点溶剂时,其回流速度相对较慢,提取时间较长,影响了效率。浸取完毕后,只有卸开装置,才能将抽提筒中的多余溶剂取走,因此空气中残留的溶剂对实验人员的健康及环境造成不利影响。且易在药渣内残留大量溶剂,对进一步处理造成困难。

第二节　操作方法

一、回流热浸法

将药材及提取溶媒加入到回流浸提罐中,浸泡一段时间后,对其进行加热沸腾后,保持微沸状态继续浸提,此时产生的溶媒蒸气上升至冷凝冷却器,在此释放冷凝潜热后凝成液体并自然流回浸提罐。这种微沸状态使提取溶媒与药材固体间有较好湍动,药材中的有效成分自药材内部传递至提取溶媒中,从而达到有效成分浸出的目的。在每次浸提的过程中,加入的提取溶媒中浸出成分的初始浓度一般为零,随着浸提时间的延长,溶媒中浸出成分浓度逐渐增加直至饱和(或至溶出速率明显下降),此时可放尽浸提液后再加入新鲜溶媒对药材再次回流浸提(与水煎煮多次浸提相似)。经 2~3 次回流浸提后,浸提过程完成,但药渣卸出前要考虑回收药渣中的提取溶媒,可以在收集浸提液后,向罐内药渣加入适量的水,在微微沸腾下将稀提取溶媒蒸出,在冷凝冷却器中冷凝成液体后放出,回收溶媒后的药渣可以卸出。

二、索氏浸提法

在索氏提取罐中加入药材与提取溶媒,浸泡若干时间后开始加热,直到微微沸腾,此时同样由于沸腾使提取溶媒与药材固体间有较好湍动,药材有效成分自药材内部传递至提取溶媒中,达到药材有效成分浸出的目的。与回流热浸法不同的是索氏浸提过程中始终保持浸提液与药材之间有较大的传质推动力,这是靠不断地自索氏浸提罐中抽出部分浸提液并进入蒸发浓缩罐中回收溶媒,蒸出的溶媒蒸气在冷凝冷却器中冷凝后流入溶媒贮液罐,再自贮液罐中向索氏浸提罐中连续加入与抽出量相等的新鲜溶媒,新鲜溶媒的加入与抽出等量的浸提液去蒸发器,保证了浸提罐中传质推动力恒为最大。如果浸提液的抽出量在整个浸提过程中保持不变,随着浸提时间的推移,浸提罐中浸提液浓度越来越小,当小于规定的浓度时即可终止浸提。在卸药渣前同样要回收药渣中所含的提取溶媒,回收方法与回流热浸法相同。

第三节　常用设备

一、索氏提取器

索氏提取器又称脂肪抽取器或脂肪抽出器。索氏提取器是由提取器、提取管、冷凝器三部分组成的,提取管两侧分别有虹吸管和连接管,各部分连接处要严密不能漏气。

实验室内常用索氏提取器来进行连续回流提取,浸提前先将药材研碎,以增加固液接触的面积。然后,将药材置于提取器中,提取器的下端与盛有浸出溶煤的圆底烧瓶相连,上面接回流冷凝管。加热圆底烧瓶,使溶剂沸腾,蒸气通过连接管上升,进入到冷凝管中,被冷凝后滴入提取器中,溶剂和固体接触进行萃取,当提取器中溶剂液面达到虹吸管的最高处时,含有药材有效成分的溶媒虹吸回到烧瓶,因而萃取出一部分物质。然后圆底烧瓶中的浸出溶剂继续蒸发、冷凝、浸出、回流,如此重复,使药材有效成分不断为纯的浸出溶媒所提取,将浸取出的物质富集在烧瓶中。液 - 固萃取是利用溶剂对固体混合物中所需成分的溶解度大,对杂质的溶解度小来达到提取分离的目的。

从固体物质中萃取化合物的一种方法,是用溶剂将固体长期浸润而将所需要的物质浸出来,即长期浸出法。此法花费时间长,溶剂用量大、效率不高。索氏提取器就是利用溶剂回流及虹吸原理,使固体物质连续不断地被纯溶剂浸取,既节约溶剂,萃取效率又高。

二、热回流循环提取浓缩机

热回流循环提取浓缩机是一种新型动态提取浓缩机组,集提取浓缩为一体,是一套全封闭连续循环动态提取装置。该设备主要用于以水、乙醇及其他有机溶剂提取药材中的有效成分、浸提液浓缩,以及有机溶剂的回收。

热回流循环提取浓缩机的浸出部分包括提取罐、消泡器、提取罐冷凝器、提取罐冷却器、油水分离器、过滤器、泵;浓缩部分包括:加热器、蒸发器、冷凝器、冷却器、蒸发料液罐等。

热回流循环提取浓缩机工作原理及操作:将药材置提取罐内,加药材的 5~10 倍的适宜溶剂。开启提取罐和夹套的蒸汽阀,加热至沸腾 20~30 分钟后,用泵将 1/3 浸提液抽入浓缩蒸发器。关闭提取罐和夹套的蒸发阀,开启浓缩加热器蒸发阀使浸提液进行浓缩。浓缩时产生二次蒸汽,通过蒸发器上升管送入提取罐作为提取的溶剂和热源,维持提取罐内沸腾。

二次蒸汽继续上升,经提取罐冷凝器回落到提取罐内作新溶剂。这样形成热的新溶剂回流提取,形成高浓度梯度,药材中的有效成分高速浸出,直至完全溶出(提取液无色)。此时,关闭提取罐与浓缩蒸发器阀门,浓缩的二次蒸汽转送浓缩冷却器,浓缩继续进行,直至浓缩成需要的相对密度的药膏,放出备用。提取罐内的无色液体,可放入贮罐作下批提取溶剂,药渣从渣门排掉。若是有机溶剂提取,则先加适量水,开启提取罐和夹套蒸汽,回收溶剂后,将渣排掉。

热回流循环提取浓缩机特点如下。

1. 收膏率比多功能提取罐高 10%~15%,其含有效成分高 1 倍以上。由于在提取过程中,热的溶剂连续加到药材表面,由上至下高速通过药材层,产生高浓度差,则有效成分提取率高,浓缩又在一套密封设备中完成,损失很小,浸膏里有效成分含量高。

2. 由于高速浸出,浸出时间短,浸出与浓缩同步进行,故只需 7~8 小时,设备利用率高。

3. 提取过程中仅加 1 次溶剂,在一套密封设备内循环使用,药渣中的溶剂均能回收出来,故溶剂用量比多功能提取罐少 30% 以上,消耗率可降低 50%~70%,更适于有机溶剂提取、提纯中药材中的有效成分。

4. 由于浓缩的二次蒸汽作为提取的热源,抽入浓缩器的浸提液与浓缩的温度相同,可节约 50% 以上的蒸汽。

5. 设备占地面积小,节约能源与溶剂,故投资少,成本低。

三、煎药浓缩机

煎药浓缩机具有提取和浓缩两个功能,它由组合式浓缩锅改造而成,适用于医院制剂室生产。煎药浓缩机基本结构有夹层锅、列管加热器、冷凝器、水力喷射真空泵和泵。在列管加热器和锅体的连接管上有蝶阀。

煎药浓缩机的操作方法如下。

1. 提取时,先关闭蝶阀,将药材装入锅内,用泵将水抽入列管加热器预热后进大锅内,同时打开锅的蒸汽夹层阀通蒸汽加热,用泵将浸提液经列管加热器循环煮沸后,立即泵回锅内。此时列管加热器停止加热,用夹层蒸汽加热维持沸腾。加热提取完成后,将浸提液泵出,经过滤器过滤后至收集器中,药渣经出渣门排出。

2. 浓缩时,打开蝶阀,开启水力喷射真空泵抽真空,将锅内浸出液在列管加热器中蒸发成流浸膏。此时停止列管加热器蒸发,关闭蝶阀,将流浸膏放入锅内,用夹层蒸汽继续加热成浸膏。

煎药浓缩机在锅上部有投料口,下部设计成斜下锥并有出渣门,出渣、清洗方便,符合GMP要求。该机具有提取时升温快,浓缩时消泡性好,操作时间短,设备利用率高,占地面积小,投资少的优点。

四、多功能提取罐

多功能提取罐可用于中药材水提取、醇提取、提取挥发油、回收药渣中的溶剂等,其具体操作过程为:

1. 水提　将水和中药材装入提取罐,开始向罐内通入蒸汽加热,当温度达到提取温度后,停止向罐内而改向夹层通蒸汽进行间接加热,维持罐内温度在规定范围内。维持时间根据提取药材工艺而定,如密闭提取需给冷却水,使蒸汽冷却后回到提取罐内,保持循环和温度。

2. 醇提　先将药和酒精加入罐内密闭,给夹层热源蒸汽,打开冷却水使罐内达到需要温度时减少供给热源,使上升汽态酒精经过冷凝器后成液态酒精回流即可,为了提高效率,可用泵强制循环,使药液从罐下部通过泵吸出再从罐上部进口回至罐内,解除局部沟流。

3. 提取挥发油(吊油)的操作　在进行一般的水提或醇提操作中通向油水分离器的阀门必须关闭(只有在提油时才打开)。加热方式和水提操作相似,不同的是在提取过程中药液蒸气经冷却器进行冷却后直接进入油水分离器进行油水分离,此时冷却器与气液分离器的阀门必须关闭。分离挥发油从油出口放出。芳香水从回流水管道经气液分离器进行气液分离,残余气体放入大气而液体回流到罐体内。两个油水分离器可交替使用。提油进行完毕,对油水分离器内残留部分液体可从底阀发出。

4. 回收药渣中的溶剂　将醇提后的废渣或低浓度醇提液加入提取罐内,关闭回流阀,向罐体夹套内通蒸汽加热提取罐,同时向冷凝器内通冷凝水,再打开回收阀回收酒精即可。

第四节　应 用 实 例

实例7-1　正交试验优选冠通贴剂乙醇回流工艺

冠通贴剂是由淫羊藿、丹参、贯叶连翘3味中药制成的透皮贴剂,具有增加冠脉流量,扩张外周血管的功效。处方中君药为淫羊藿,淫羊藿主要含淫羊藿总黄酮、淫羊藿苷(ICA)、生物碱、维生素E等成分,其中淫羊藿苷能明显抑制心肌收缩力,降低心肌耗氧量,降低外周阻力,降低心脏负荷,这对于冠心病患者来说是十分有利的。所以本文用正交试验法,以淫羊藿苷含量和浸膏得率为评价指标,对乙醇回流提取的乙醇浓度、提取时间、乙醇用量、提取次数进行优选。

以淫羊藿苷含量和浸膏得率为指标,考察乙醇回流影响因素:乙醇浓度、提取时间、乙醇用量、提取次数。采用$L_9(3^4)$正交表进行试验。因素水平表和正交试验表见表7-1,表7-2。

表7-1　冠通贴剂乙醇回流工艺因素水平表

水平	因素			
	A 乙醇浓度（%）	B 提取时间（h）	C 乙醇用量（倍）	D 提取次数（次）
1	50	0.5	8	1
2	60	1.0	10	2
3	70	1.5	12	3

表7-2　冠通贴剂乙醇回流工艺正交试验表

试验号	A	B	C	D	浸膏得率（%）	淫羊藿苷含量（mg/g）
1	1	1	1	1	16.35	1.92
2	1	2	2	2	27.21	2.30
3	1	3	3	3	30.38	2.44
4	2	1	2	3	23.69	3.76
5	2	2	3	1	20.13	3.90
6	2	3	1	2	37.00	3.49
7	3	1	3	2	20.75	3.39
8	3	2	1	3	30.00	4.19
9	3	3	2	1	22.36	4.29
验证试验	3	3	2	3		

本试验因淫羊藿苷易溶于吡啶，可溶于乙醇、乙酸乙酯，难溶于水，不溶于醚、苯、三氯甲烷。吡啶和乙酸乙酯易燃，具刺激性，故选用乙醇为溶媒，进行回流提取。而本试验的目的在于对乙醇回流提取的乙醇浓度、提取时间、乙醇用量、提取次数进行优选。故选用回流热浸法较为合适。

实例7-2　索氏提取法提取金银花中绿原酸工艺条件的研究

金银花是忍冬植物忍冬的干燥花蕾，自古被誉为清热解毒的良药。绿原酸是其主要成分，绿原酸及其衍生物具有很高的药理活性，可抑制多种病毒的活性。

选择乙醇体积分数、pH、虹吸次数作为考察因素，每个因素取三个水平，以吸光度为评价指标，采用 $L_9(3^3)$ 正交表进行试验，其因素与水平见表7-3，结果与分析见表7-4。

传统研究表明绿原酸主要在降脂、降压、抗肿瘤、抗诱变及抗癌等方面有显著作用。绿原酸在25℃水中溶解度约为4%，易溶于乙醇、丙酮、甲醇等极性溶剂，极微溶于乙酸乙酯，难溶于三氯甲烷、乙醚、苯等亲脂性有机溶剂。绿原酸的提取工艺开始采用螯合法，后改用

表7-3　索氏提取法提取金银花中绿原酸工艺条件因素水平表

水平	因素		
	A 乙醇浓度（%）	B pH	C 虹吸次数（次）
1	50	0.5	1
2	60	1.0	2
3	70	1.5	3

表7-4　索氏提取法提取金银花中绿原酸工艺条件正交试验表

试验号	A	B	C	吸光度
1	1	1	1	0.071
2	1	2	2	0.239
3	1	3	3	0.198
4	2	1	2	0.223
5	2	2	3	0.406
6	2	3	1	0.240
7	3	1	3	0.198
8	3	2	1	0.205
9	3	3	2	0.181
验证试验	2	2	3	

铅盐法,最后改为溶剂提取法。随着有效成分含量和制剂稳定性要求的不断提高,提取工艺也不断改进。目前已知研究比较成熟的提取工艺有浸提法、回流法。但浸提法提取率低,且除去浸提剂也是让研究者头痛的问题。回流热浸法虽提高了溶剂的利用率,但回流时间比较长,长时间受热会造成提取物中的有效成分部分发生变性,导致提取物损失。鉴于此,通过索氏提取法对金银花中的绿原酸的提取进行了研究较为合适。

(何宇新)

第八章 中药蒸馏法

学习目标
1. 掌握蒸馏法的基本原理、分类及特点,以及常用水蒸气蒸馏的操作方法。
2. 熟悉蒸馏法的常用设备及原理。
3. 了解中药活性成分的化学性质对挥发油提取过程的影响。

中药中含挥发性成分的药物较多,结构种类繁多,生物活性多样,包括醇、醛、酮、醚、酯、羧酸等含氧基团。挥发性成分具有较强的生物活性,中药挥发性成分大部分属于有效成分,在中药提取加工过程中,需要对其进行提取以提高药物的临床疗效。传统中药蒸馏法,多是利用双组分或多组分液相中蒸气压和相对挥发度不同来达到提取的目的。中药蒸馏技术和设备的不断发展,可较大程度地保存挥发性成分的活性、提高提取效率、简化操作、降低生产成本。中药蒸馏中主要使用水为溶媒进行提取,即水蒸气蒸馏法。本章以水蒸气蒸馏法为主介绍其在中药挥发性成分提取生产中的应用,主要包括其蒸馏提取原理、方法和设备,并通过实例来进行阐述分析。

第一节 概 述

蒸馏(distillation)是利用液 - 固体系或混合液体中各组分的沸点不同,使低沸点组分蒸发,气液两相逐级流动,并通过接触实现质量和热量的传递,再冷凝以分离整个组分的操作单元。蒸馏是一种热力学的分离工艺,是蒸发和冷凝两种单元操作的联合。中药蒸馏法是对含有挥发性成分的中药饮片加水共蒸,利用蒸馏的原理,在气液两相逐级流动和接触进行的质量和热量传递过程中,实现对中药中挥发性成分的提取和分离纯化的技术。蒸馏技术除应用在中药挥发性活性成分的提取外,还应用于产品洗涤、设备清洗的有机溶剂回收等。

在中药蒸馏法中,主要使用极性溶剂、价廉易得、安全无害的水为溶媒进行中药蒸馏,故称为水蒸气蒸馏法。中药的挥发性成分还可以使用有机溶媒如乙醇、丙酮和石油醚等,通过热回流或冷浸的方法提取,但主要用于植物提取物、天然产物中间体的生产。与其他的分离手段,如萃取、吸附等相比,它的优点在于不需使用系统组分以外的其他溶剂,从而保证不会引入新的杂质。早在 16 世纪《本草汇编》(清·郭佩兰)中就记载用药材加水蒸馏制得的金银花露的方法,这也是一种历史悠久的中药、天然产物挥发性成分提取分离技术。中药蒸馏法中主要使用的水蒸气蒸馏法,其优点在于设备简单、容易操作、成本低、产量大;其缺点是操作温度较高、时间较长,从而易致低沸点和水溶性组分流失较大。近年来,随着相关精馏化工等技术的发展,中药蒸馏法也在不断创新。如随着真空技术和真空蒸馏技术的不断发展,形成的新液相分离技术——分子蒸馏技术(molecular distillation),也称短程蒸馏(short-path distillation)也应用到中药蒸馏中。分子蒸馏技术其主要特征是一种在高真空下(残气分子的压力 0.1Pa)进行的连续蒸馏的技术。分子蒸馏过程是一个不可逆的,并且在远离物质常压沸点温度下进行的蒸馏过程,是分子蒸发的过程。由于其操作温度远低于物质常压下的沸点温度,且物料被加热的时间非常短,故不会对中药成分造成破坏,适合于分离中药中热不稳定、挥发性活性成分。20 世纪 80 年代以来,国内外开始使用分子蒸馏技术用于中药、天然产物挥发性成分的精制、维生素的提纯和植物色素的纯化,在提高挥发性成分含量、降低有机溶剂残留等方面取得较大的突破。

一、蒸馏技术的基本原理

蒸馏技术的基本原理是利用混合物中各组分的沸点不同而进行分离的一种常用方法。液体物质的沸点越低,其挥发度就越大,因此使液体混合物沸腾并部分汽化和部分冷凝时,挥发度较大的组分在气相中的浓度高于在液相中的浓度,相应地挥发度较小的组分在液相中的浓度高于在气相中的浓度,故将气、液两相分别收集,可达到轻重组分分离的目的。苯和甲苯溶液相图可反映其原理(图 8-1)。

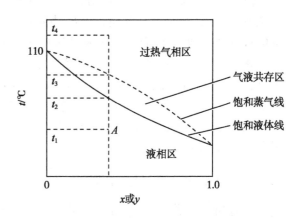

图 8-1 苯和甲苯溶液的 _t-x-y_ 图

水蒸气蒸馏(steam distillation)是一种最常用的蒸气蒸馏方法,其基本原理是将含有挥发性成分的中药与水共蒸馏,使挥发性成分随水蒸气一并馏出,并通过冷凝来分离得到挥发性成分的一种提取方法。

根据道尔顿定律,互不相溶并不起化学作用的液体混合物的蒸气总压,等于该温度下各组分饱和蒸气压(即分压)之和。因此,各组分本身的沸点高于混合液的沸点,但当分压总和等于大气压时,液体混合物即开始沸腾并可蒸馏出来,因为混合液的总压大于任一组分的蒸气分压,故混合液的沸点要比任一组分液体单独存在时低。

设 P 为 A 和 B 两种不相混溶液体混合物的总蒸气压,P_A 与 P_B 为各液体的分压,则

$$P = P_A + P_B \qquad\qquad 式(8-1)$$

P_A 与 P_B 占总压 P 中的百分比为

$$P_A\% = \left(1 - \frac{P_B}{P}\right) \times 100\% \qquad\qquad 式(8-2)$$

$$P_B\% = \left(1 - \frac{P_A}{P}\right) \times 100\% \qquad\qquad 式(8-3)$$

根据道尔顿分压定律,蒸气压的比例就是蒸气容量的比例,蒸气容量乘以各自的相对密度,就是重量之比。因为等容量气体的重量与分子量成正比,即气体的重量与分子量成正比,所以,容量比例的每一项乘以各自的分子量,就等于它们的重量比例。若设 W_A 和 W_B 为各组分的重量,M_A 和 M_B 为各该组分的分子量。当混合液体达到沸腾时,各组分将以重量比例蒸馏出来。可用下式表示:

$$W_A\% = 1 \div \left[1 + \frac{\left(1 - \dfrac{P_A}{P}\right) \cdot M_B}{\left(1 - \dfrac{P_B}{P}\right) \cdot M_A} \right] \times 100\% \qquad \text{式}(8\text{-}4)$$

$$W_B\% = 1 \div \left[1 + \frac{\left(1 - \dfrac{P_B}{P}\right) \cdot M_A}{\left(1 - \dfrac{P_A}{P}\right) \cdot M_B} \right] \times 100\% \qquad \text{式}(8\text{-}5)$$

由式(8-4)、式(8-5)可知,组分的分压和分子量的乘积愈大,此组分被蒸馏出来的愈多。水蒸气蒸馏时,由于水与挥发性有机物质相比,分子量要小得多,因此当水与某些不相混溶的挥发性物质混合蒸馏时,挥发性有机物质可在低于其沸点的温度下沸腾蒸出。例如,苯在常压下的沸点为80.1℃,苯与水混合的混合物加热到69.25℃时即开始沸腾,此时苯的蒸气分压为71.2kPa,水的蒸气分压为30.1kPa。苯的分子量为78,水的分子量为18,故在69.25℃时,苯以91.8%、水以8.2%的重量比蒸馏出来。

此法适用于具有挥发性,能随水蒸气蒸馏而不被破坏,在水中稳定且难溶或不溶于水的成分的提取,如挥发油的提取等。

二、蒸馏技术的分类和特点

1. 按方式分类　可分为简单蒸馏、平衡蒸馏和精馏。

(1) 简单蒸馏(simple distillation):又称微分蒸馏,是将原料液一次性加入蒸馏釜中,在一定的压强下加热至沸,从而使液体不断汽化,汽化的蒸气引出后通过冷凝来加以收集,即得到馏出液,易挥发组分在馏出液中得以增浓。此法属于加压式间歇操作。在连续蒸馏过程中,蒸馏釜内液体所含易挥发组分的浓度不断下降,馏出液浓度也随之降低。因此,需要对馏出液分段收集,将蒸馏釜内余下的残液最后一次排出。简单蒸馏所产生的蒸气,基本上与蒸气产生当时的蒸馏釜内液体达到相平衡状态,但全部馏出液的平均组成,不与残液组成互相平衡。受相平衡比的限制,简单蒸馏的分离程度和分离效率不高,通常用于混合液的初步分离。

(2) 平衡蒸馏(flash distillation):又称为闪蒸,是将原料连续加入加热器中,加热至一定温度经节流阀骤然减压到规定压力,使部分料液迅速汽化,气液两相在分离器中分开,得到易挥发组分浓度较高的顶部产品与易挥发组分浓度较低的底部产品。此法属于减压式连续操作。平衡蒸馏生产能力大,由于使用了减压操作单元,对中药材中热敏性成分具有较好的保护,但其不能得到高纯产物,通常用于只需粗略分离的物料。

(3) 精馏(distillation):是一种利用回流使液体混合物得到高纯度分离的蒸馏方法,是工业上应用最广的液体混合物纯化分离操作。精馏时被蒸馏物的挥发度直接影响精馏效果。挥发度通常用来表示某种纯粹物质(液体或固体)在一定温度下蒸气压的大小,具有较高蒸气压的物质称作易挥发物(volatile matter);较低的称作难挥发物(involatile matter)。对于组分互溶的混合液,两组分的挥发度之比称作相对挥发度(relative volatility)。相对挥发度接近于1时,则蒸馏分离非常困难。

精馏根据操作方式,分为连续精馏和间歇精馏;根据混合物的组分数,分为二元精馏和多元精馏;根据是否在混合物中加入影响气液平衡的添加剂,分为普通精馏和特殊精馏(包括萃取精馏、恒沸精馏和加盐精馏)。若在精馏过程伴随有化学反应,则称为反应精馏。

下面为几种重要精馏方法的介绍:

1) 连续精馏(continuous distillation):将液体混合物进行多次部分汽化,难挥发组分便在液相中得到富集;将混合蒸气进行多次部分冷凝,易挥发组分则在气相中得到富集。连续精馏就是在同一精馏塔内,同时并多次地进行部分汽化和部分冷凝的操作过程,从而得到几乎纯的易挥发组分的馏出液和几乎纯的难挥发组分的馏残液。连续精馏适用于原料处理量多且种类繁杂的情况。

2) 间歇精馏(batch rectification):又称为分批精馏,将一批原料全部加入蒸馏釜中进行蒸馏,当蒸馏釜中液体的组成达到规定值后排出残液,然后开始下一批精馏操作,间歇精馏应用于原料处理量较少且原料种类、组成或处理量经常改变的情况。通常在小型多品种产品的工厂中使用。

3) 萃取精馏(extraction distillation):是向精馏塔顶连续加入高沸点的添加剂,改变料液中被分离组分间的相对挥发度,使普通精馏中难以分离的液体混合物变得易于分离的一种特殊精馏方法。适用于近沸点物或共沸物的分离。

萃取精馏按操作方式还可分为连续萃取精馏和间歇萃取精馏,间歇萃取精馏是近年发展起来的新萃取精馏方法。萃取精馏的关键是溶剂的选择,以往萃取精馏采用的溶剂是单一溶剂,近年来人们开始研究使用混合溶剂,并取得了良好效果。

4) 恒沸精馏(constant boiling rectification):是向精馏塔内加入的第三组分,并能与料液中被分离组分形成低沸点恒沸物的添加剂,使普通精馏难以分离的液体混合物变得容易分离的一种特殊精馏方法。其原理是通过被分离溶液中加入第三组分以改变原溶液中各组分间的相对挥发度而实现分离。包括双组分非均相恒沸精馏、三组分恒沸精馏。

5) 加盐精馏(salt distillation):利用盐效应来实现强化特殊精馏的过程,而加盐萃取精馏是以含盐的混合溶剂来代替单纯溶剂的萃取精馏过程。其原理是当非挥发性盐溶解在待分离物系中,盐和该物系中的组分发生作用,产生缔合或形成络合物,从而影响各组分的活度,改变气液平衡关系,改善分离效果。

2. 按操作压力分类　可分为常压蒸馏、加压蒸馏和减压蒸馏。

(1) 常压蒸馏(atmospheric distillation):在正常大气压(即一个大气压)下进行的蒸馏,通过蒸馏可以用来分离和提纯有机化合物,也可以用来测定物质的沸点。

要点:①装量不超过蒸馏罐容积的 2/3;②检查整个蒸馏系统无误后,通入冷却水,加热至规定温度,注意观察蒸馏情况,严防暴沸。

(2) 减压 / 加压蒸馏(reduced pressure /pressure distillation):液体的沸点是指它的蒸气压等于外界压力时的温度,因此液体的沸点是随外界压力的变化而变化的,如果借助于真空泵增加 / 降低系统内压力,就可以降低液体的沸点,这是加压 / 减压蒸馏操作的理论依据。

3. 蒸馏技术的特点　使用水蒸气蒸馏法,可以在低于挥发性成分沸点的温度下将其馏出,并通过冷凝分离。尤其适合于蒸馏沸点高于 100℃、难溶或不溶于水、且在接近或达到沸点温度时不易分解的挥发性成分。水蒸气蒸馏工艺设备要求较低,制药企业常见的多能提取罐等均可实现水蒸气蒸馏的操作。

在制药工业中使用水蒸气蒸馏工艺时,通常在密闭的装置内加热蒸馏,并带有搅拌,易使中药中挥发性成分在高温、加压和振荡的条件分散在水相中,形成大量的芳香水,给后续工艺带来困难。水蒸气蒸馏法具能耗高,冷却水消耗量大等不足,生产成本和周期较高。

第二节　操 作 方 法

中药蒸馏法具体操作包括共水蒸馏法、通水蒸气蒸馏法和水上蒸馏法。在具体操作时，还可以通过重蒸馏，以提高馏液的纯度。

一、共水蒸馏法

共水蒸馏法是将药材与水置同一容器内，共同润浸加热蒸馏以提取挥发性成分的操作方法。具体操作是将需要蒸馏的原料先置于筛板或直接放入蒸馏罐内，然后注入净化水，加水高度一般刚没过料层，润浸一段时间后，打开热源，药材与水共同加热提取挥发性成分。在锅底设置筛板以防止原料与热源直接接触，以防止爆沸，出料时水和物料的挥发性物质一起馏出，然后再对蒸馏罐内药液进行冷藏、离心或盐析等处理进行分离。共水蒸馏法适用于能随水蒸气蒸馏而不被破坏，与水不发生反应，且难溶或不溶于水的挥发性成分的提取。此类成分与水不相混溶或仅微溶，并在100℃左右具有一定的蒸气压（大于1.3kPa）。当与水在一起加热时，其蒸气压和水的蒸气压总和为一个大气压时，液体就开始沸腾，水蒸气将挥发性物质一并带出。

二、通水蒸气蒸馏法

通水蒸气蒸馏法是水蒸气从药材顶部通入，蒸气至上而下逐渐向料层渗透，以提取药材挥发性成分的操作方法。具体操作是将冷凝器设在蒸馏罐下面，水蒸气从顶部导入蒸馏罐内，蒸气至上而下逐渐向料层渗透，同时将装料层内的空气推出，进入蒸馏罐的水蒸气是低压的，冷凝后的水会自动从底部流向冷凝器，因此水蒸气不会积留。本法的优点在于蒸馏过程中原料不会被水浸润，不致发生原料浸泡在水中的现象，因为原料中某些成分在蒸馏中免遭水解以及受热过度而热解，这样所得精油质量较好，且得率较高；同时还可缩短蒸馏时间，节省能源。但此法不适用于需要在水解条件下才能使其分离的原料。

三、水上蒸馏法

水上蒸馏又称常压蒸汽蒸馏，是将药材与水共置于同一容器内，但增加筛板将药材置于药材上方，共同加热时，水与药材不直接接触，以提取药材挥发性成分的操作方法。具体操作是将原料置于蒸馏罐内的筛板上，在筛板下蒸馏罐底层盛放一定水量，以满足蒸馏操作所需的足够的饱和蒸汽，筛板下的水层高度以水沸腾时不溅湿筛上料层为宜。其原理是利用蒸馏器本身产生的蒸汽进行蒸馏，使原料只与蒸汽接触而不与沸水接触。水上蒸馏法可用金属蒸馏罐，也可用木制蒸馏罐，在蒸馏罐中增加一层隔板，将原料与水隔开。用此法只需保持蒸汽锅内一定水量，防止蒸馏器漏气即可。水上蒸馏法的优点是移动方便，设备费用低，可减少原料水解，提高出油率。本法适宜于破碎后的干燥原料的蒸馏，如干燥后的花类中药（如辛夷、金银花等）的蒸馏。

第三节　常用设备

一、简单蒸馏器

简单蒸馏器,其装置如图 8-2 所示。由于馏出液的组成开始时最高,随后逐渐降低,故常设有几个接受器,按时间先后,分别得到不同组成的馏出液 A、B、C 和残液(蒸馏釜内液体)等四种组成不同的溶液。

简单蒸馏器是分批(间歇)进行的,只适用于粗分,对相对挥发度较大的溶液分离效果较好。中药水蒸气蒸馏工业生产常用的设备——多功能提取罐,属于简单蒸馏器。

简单蒸馏的特点:只存在物料平衡关系,一次气液平衡都没有达到,在蒸馏过程中,温度、组成随时间变化,是间歇不稳定过程,只获得一定沸程(即某个温度区段)的馏分(馏出液)。用于中药挥发性成分的粗提或预处理。

二、平衡蒸馏器

平衡蒸馏器可以间歇进行,也可以连续进行,其装置如图 8-3 所示。料液经泵加压后,送入加热器(加热炉)中升温,使液体温度高于分离器压力下的沸点,通过减压阀,使液体成为过热状态,其高于沸点的部分使液体汽化,这种过程称为闪蒸。然后平衡的汽液两相在分离器(闪蒸塔)中分离后,分别从器顶、器底排出。

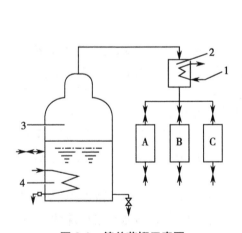

图 8-2　简单蒸馏示意图
1.冷凝水　2.冷凝器　3.蒸馏釜　4.蒸汽

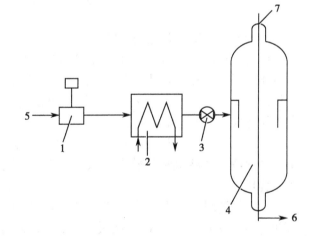

图 8-3　平衡蒸馏示意图
1.泵　2.加热器　3.减压阀　4.闪蒸塔　5.物料入口
6.尾液出口　7.精馏液出口

平衡蒸馏器的特点:满足物料平衡关系,并且达到一次气液平衡,从其分离器出来的物料的组成较为稳定。这种装置主要应用于高温下易分解的物料的分离,常用于中药、天然产物挥发性成分的精馏纯化。

三、连续板式精馏塔

连续板式精馏塔,是将液体混合物进行多次部分汽化,难挥发组分便在液相中得到富集;或者将混合蒸气进行多次部分冷凝,易挥发组分则在气相中得到富集,其装置如图8-4所示。

连续板式精馏塔,其加料板以上部分为精馏段,加料板以下(包括加料板)部分为提馏段。生产时,原料液不断地经预热器预热到指定温度后进入加料板,与精馏段的回流液汇合逐板下流,并与上升蒸气密切接触,不断进行传质和传热过程,最后进入再沸器的液体几乎全为难挥发组分,引出一部分作为馏残液送预热器回收部分热能后送往贮槽。剩余的部分在再沸器中用间接蒸气加热汽化,生成的蒸气进入塔内逐板上升,每经一块塔板时,都使蒸气中易挥发组分增加,难挥发组分减少,经过若干块塔板后进入塔顶冷凝器全部冷凝,所得冷凝液一部分作回流液,另一部分经冷却器降温后作为塔顶产品(也称馏出液)送往贮槽。用于中药、天然产物挥发性成分的精馏纯化。

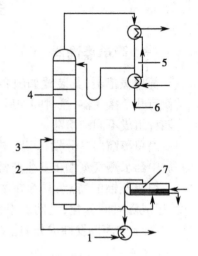

图 8-4　连续板式精馏塔示意图
1. 原料液　2. 提馏段　3. 进料口
4. 精馏段　5. 冷凝器　6. 冷凝水
7. 再沸器

第四节　应用实例

实例 8-1　陈皮挥发油的提取

陈皮(Citri Reticulatae Pericarpium)为芸香科植物橘(*Citrus reticulata* Blanco)及其栽培变种的干燥成熟果皮。药材分为"陈皮"和"广陈皮"。采摘成熟果实,剥取果皮,晒干或低温干燥。主要产于我国四川、浙江、福建、江西、湖南等地。陈皮气香,味辛、苦。橘及其栽培变种的干燥成熟果皮含挥发油含量在 1.24%~3.26%,主要成分有柠檬烯、β- 月桂烯、α- 蒎烯和β- 蒎烯、松油烯、黄酮类、β- 谷甾醇、阿魏酸等。陈皮挥发油对胃肠道有温和的刺激作用,可促进消化液的分泌,排除肠管内的积气。具有芳香健胃和祛风下气的效应,对细菌有较强的抑制作用。

用挥发油测定(提取)器提取的操作过程:采用共水蒸馏法。取粉碎为粗粉的陈皮适量(约相当于含挥发油 0.5~1.0ml),称定重量(准确至 0.01g),置烧瓶中,加适量水与玻璃珠数粒,振摇混合后,连接挥发油测定器与回流冷凝管。自冷凝管上端加水使充满挥发油测定器的刻度部分,并溢流入烧瓶时为止,缓缓加热至沸,并保持微沸,至测定器中油量不再增加,停止加热,放置片刻,开启测定器下端的活塞,将水缓缓放出,至油层上端到达刻度 0 线上面 5mm 为止。放置 1 小时以上,再开启活塞使油层下降,至其上端恰与刻度 0 线平齐,读取挥发油量,并计算陈皮中挥发油的含量(图 8-5)。

实例 8-2　金银花挥发油的提取

金银花(Lonicerae Japonicae Flos)为忍冬科植物忍冬(*Lonicera japonica* Thumb.)的干燥花蕾或带初开的花。夏初花开放前采收,干燥。具有清热解毒、凉散风热的功效。临床上广泛应用于外感风热或者温热病初起发热或微热风寒者及疖疮痛肿、风热感冒等症,应用历史

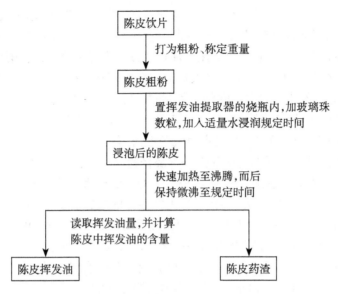

图 8-5　共水蒸馏法提取陈皮挥发油工艺流程图

悠久。挥发油是金银花的有效成分之一,成分有 60 种以上,主要功效成分为棕榈酸,占挥发油的 26% 以上,并含有绿原酸,能促进人体新陈代谢、调节人体功能、增强免疫力等;其他成分则多为醇、醛、酮、酯、烷、烯、炔等有机化合物。

采用通水蒸气蒸馏法。操作过程为:蒸馏前先检查和清洗蒸馏设备的各个部分,然后将各部分蒸干,再通蒸气去掉残存的气味。将蒸馏罐下的冷凝器注满水,使其达到冷却目的。取粉碎的金银花置料层上,由一侧先推入蒸馏罐中。在较高温度下加热使产生水蒸气,将水蒸气由灌顶进入,蒸气自上而下,逐渐向金银花料层中渗透,同时将料层内的空气推出,进入锅底冷凝器,冷凝后的混有挥发油的水会自动从底部流出。待提取挥发油完全后,用乙醚萃取,然后挥掉乙醚。测定金银花中含挥发油的量,并计算挥发油的提取率(图 8-6)。

实例 8-3　薄荷挥发油的提取

薄荷(Menthae Haplocalycis Herba)为唇形科植物薄荷(*Mentha haplocalyx* Briq.)的干燥

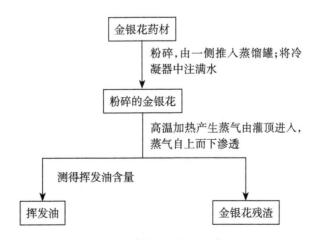

图 8-6　金银花挥发油提取工艺流程图

地上部分。夏、秋二季茎叶茂盛或花开至三轮时,选晴天,分次采割,晒干或阴干。具有疏散风热、清理头目、利咽和透疹等功效。全草含挥发油1%以上,其油和脑(薄荷醇)为芳香药及祛风药,同时在日用品中也有广泛应用。薄荷挥发油为无色或淡黄色液体,有强烈的薄荷香气,现已鉴定的成分有几十种,除含有大量的薄荷醇(质量分数为70%~90%)外,尚有薄荷酮、薄荷酯、蒎烯等。薄荷脑的主要成分为薄荷醇,呈针状或棱柱状有规则的晶体,具有纯正的薄荷香气,易升华,坠地有金属般的响声;其质量主要依据薄荷醇的含量情况而定,一般含量在50%~85%之间。薄荷的叶、茎经水蒸气蒸馏所得到的精油称之为薄荷原油,一般得油率在0.3%~0.52%之间。初提的薄荷油是一种混合物,成分较复杂。

　　操作过程:采用水上蒸馏法。取干燥薄荷药材适量,蒸馏前应先检查和清洗蒸馏设备的各个部分,然后空蒸(锅中只加水不加原料)去掉残存的气味。蒸馏罐内加水使距蒸垫一定距离,将已晒干的原料均匀投入蒸垫上,中间松紧适度,周围适当压紧些,顶部呈圆头形。盖上锅盖,往连接处的水封槽、冷凝桶内均加满水,放置好盛满水的油水分离器。在较高温度下使锅内水尽快沸腾,待冷凝器大部分出油口有油水混合液流出时,加热温度保持稳定(一般1m³蒸馏锅每分钟流量为1000ml以上),得薄荷原油(图8-7)。

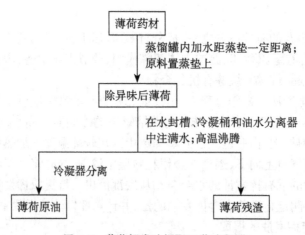

图8-7　薄荷挥发油提取工艺流程图

(曾　锐)

第九章　超临界流体提取法

> **学习目标**
> 1. 掌握超临界流体提取法的原理和操作流程。
> 2. 熟悉超临界流体提取法的含义、应用特点及常用设备。
> 3. 了解超临界流体的含义。

第一节　概　　述

1822 年 Cagniard 首次报道物质的临界现象,1879 年 Hanuary 和 Hogath 发现了超临界流体的独特溶解现象,但还未引起人们的注意。20 世纪 50 年代,美国的 Todd 和 Elain 才从理论上提出应用超临界流体来进行工业化提取,如用超临界乙烯流体进行丁酮的脱水等。20 世纪 60 年代初,德国首次申请 SFE 分离技术的专利,超临界流体提取开始作为一种新型提取技术受到世人的瞩目。

在发达国家,超临界流体技术发展很快,已普遍用于医药、食品、香料、石油化工、环保等领域,成为获得高质量产品的最有效方法之一。中国对该技术的应用始于 20 世纪 70 年代末 80 年代初,90 年代该技术开始应用于中药提取领域。目前国内的研究机构对超临界萃取技术进行了大量的应用与工程研究,尤其在天然产物提取方面的基础和应用研究取得了很大的进步,在某些中药和天然药物活性成分提取方面已达到产业化规模,如用 SFE-CO_2 从新疆紫草中提取萘醌色素;从当归尾中提取挥发油;从广藿香、肉桂、厚朴中提取广藿香油、肉桂油及厚朴酚;从马蓝、菘蓝和蓼蓝中提取靛玉红;从马钱子中提取士的宁以及青蒿素浸膏、蛇床子浸膏、姜黄浸膏、胡椒精油、广藿香精油、肉豆蔻精油、深海鱼油等的精制等。

超临界流体提取(supercritical fluid exteaction,SFE)是利用超临界状态下的流体为提取剂,从液体或固体中提取中药材中的有效组分并进行分离的方法。与传统的中药有效成分的提取技术相比,超临界流体萃取技术具有许多独特的优点,已经成为中药提取分离的重要手段之一。

一、超临界流体的定义及基本性质

超临界流体(superceitical fluids,SF)是指温度与压力均高于其临界温度与临界压力的流体。超临界流体同时具有液体和气体的双重特性,它的密度与液体相似、黏度与气体相近,扩散系数虽不及气体大,但比液体大几百倍。物质的溶解过程包括分子间的相互作用和扩散作用,物质的溶解与溶剂的密度、扩散系数成正比,与黏度成反比,因此超临界流体对许多物质有很强的溶解能力。

由于 SF 的密度接近液体而扩散系数和黏度则接近气体,因而 SF 不仅具有与液体溶剂相当的萃取能力,而且具有优良的传质效果。在超临界状态下气体和液体两相的界面消失,表面张力为零,反应速度最大,热容量、热传导率等出现峰值。尤其 SF 在其临界点附近的压强或温度的微小变化都会导致流体密度的相当大的变化,从而使溶质在流体中的溶解度也产生相当大的变化,故通过调节温度和压力可改变溶剂的性质,使萃取物能得到分离。

二、超临界流体提取的基本原理

流体物质处于临界温度和临界压力以上状态时,即成为单一相态(超临界流体)。超临界流体与待处理物料接触时,选择性的溶解某些成分,并且超临界流体的密度和介电常数随着密闭体系压力的增加而增加,利用程序升压可将不同极性的成分进行分部提取。提取完成后,改变体系温度或压力,使超临界流体变成普通气体逸散出去,物料中已提取的成分就可以完全或基本上完全析出,达到提取和分离的目的。

作为一个分离过程,超临界流体萃取过程介于蒸馏和液 - 液萃取过程之间。蒸馏是物质在流动的气体中,利用不同的蒸气压进行蒸发分离;液 - 液萃取是利用溶质在不同的溶液中溶解能力的差异进行分离;而超临界流体萃取是利用临界或超临界状态的流体,依靠被萃取的物质在不同的蒸气压力下所具有的不同化学亲和力和溶解能力进行分离纯化的单元操作。

一般来讲,超临界流体的密度越大,其溶解度就越大,反之亦然。而超临界流体的高流动性和扩散能力,则有助于所溶解的各成分之间的分离,并能加速溶解平衡,提高萃取效率。

三、超临界流体萃取的萃取剂

用作萃取剂的超临界流体应具备以下条件:①化学性质稳定,对设备没有腐蚀性,不与萃取物反应;②临界温度应接近常温或操作温度,不宜太高或太低,最好在室温附近或操作温度附近;③操作温度应低于被萃取溶质的分解或变质温度;④临界压力低,以节省动力费用;⑤对被萃取物的选择性高(容易得到纯产品);⑥纯度高,溶解性能好,以减少溶剂循环用量;⑦价廉易得,如果用于食品和医药工业,还应考虑选择无毒的气体。

可作为超临界流体的物质很多,一般为低分子量的化合物,如 H_2O、CO_2、C_2H_6、C_2H_4、NH_3、N_2O、CCl_2F_2、C_7H_{16} 等,非极性的 CO_2 是目前广泛使用的超临界流体萃取剂。

CO_2 的临界温度接近于室温(31.1℃),可在室温下对天然植物有效成分进行提取,从而防止了热敏性和挥发性物质的氧化和逸散,而且能使高沸点、低挥发性、易热解的物质远在其沸点之下萃取出来。CO_2 的临界压力(7.38MPa)处于中等压力,其超临界状态比较易于达到,操作参数易于控制。CO_2 具有无毒、无臭、无味、化学性质稳定、易于精制、易于回收等特点,因而被广泛用于药物、食品等天然产品的提取和纯化研究方面,可以得到没有溶剂残留的高纯度产品。同时,CO_2 还具有抗氧化灭菌的作用,在密闭的高压系统中进行,一切细菌都被杀灭,有利于保证和提高提取物产品的质量。

第二节　超临界萃取分离模式

超临界萃取的工艺流程是根据不同的萃取对象和不同的工作任务而设置的。超临界萃取的基本流程的主要部分是:①萃取段(溶质由原料转移至超临界流体);②解析段(溶质和超临界流体及不同溶质间的分离)。

超临界萃取按照萃取过程的特殊性来分类可分为常规萃取、夹带剂萃取、喷射萃取等；按照解析方式的不同可分为等温法、等压法、吸附法、多级解析法等；还有萃取与解析同在一起的超临界二氧化碳精馏等。

一、单一组分的超临界萃取分离

将萃取原料装入萃取釜，采用二氧化碳为超临界溶剂。二氧化碳气体经热交换器冷凝成液体，用加压泵把压力提升到工艺过程所需的压力(应高于二氧化碳的临界压力)，同时调节温度，使其成为超临界二氧化碳流体。二氧化碳流体作为溶剂从萃取釜底部进入，与被萃取物料充分接触，选择性溶解出所需的化学成分。含溶解萃取物的高压二氧化碳流体经节流阀降压到低于二氧化碳临界压力以下进入分离釜(又称解析釜)，由于二氧化碳溶解度急剧下降而析出溶质，自动分离成溶质和二氧化碳气体两部分，前者为过程产品，定期从分离釜底部放出，后者为循环二氧化碳气体，经过热交换器冷凝成二氧化碳液体再循环使用。整个分离过程是利用二氧化碳流体在超临界状态下对有机物的溶解度有特异性的增加、而低于临界状态下对有机物基本不溶解的特性，将二氧化碳流体不断在萃取釜和分离釜间循环，从而有效地将需要分离提取的组分从原料中分离出来。

二、使用夹带剂的超临界萃取分离

夹带剂可从两方面影响溶质在超临界流体中的溶解度和选择性，即溶剂流体的密度和溶质与夹带剂分子间的相互作用。

通常夹带剂在使用中用量较少对溶剂流体的密度影响不大，甚至还会降低超临界流体的密度，而影响溶解度和选择性的决定因素就是夹带剂与溶质分子间的范德华力或夹带剂与溶质有特定的分子间作用，如氢键、弱络合及其他各种作用力。另外在溶剂的临界点附近溶质溶解度对温度、压力的变化最为敏感，加入夹带剂后，能使混合溶剂的临界点相应改变，更接近萃取温度。增强溶质溶解度对温度压力的敏感程度，使被分离组分通过温度、压力从循环气体中分离出来，以避免气体再次压缩的高能耗，夹带剂不仅可以增加溶质在超临界流体中的溶解度和选择性，同时还可以作为表面活性剂的辅助剂，有利于超临界流体微乳液的形成。

一般情况下，对溶质具有很好溶解性的溶剂也往往是很好的夹带剂，常用甲醇、乙醇、丙酮等。夹带剂的用量一般不超过 15%。例如在 $2 \times 10^4 kPa$ 和 70℃ 条件下，棕榈酸在 SF-CO_2 中溶解度是 0.25%(W/W)；在同样条件下，于体系中加入 10% 乙醇，棕榈酸的溶解度可提高到 5.0% 以上。罗汉果中的罗汉果苷 V (mogroside V)在 40~45℃ 和 $3 \times 10^4 kPa$ 的 SF-CO_2 中不能萃取出来，使用乙醇作为夹带剂则能在萃取液中含有一定量罗汉果苷 V。

第三节　操作方法及常用设备

一、操作方法

超临界流体萃取法根据其解吸附方式的不同可分为等温法、等压法及吸附法等(图 9-1)，根据其萃取操作流程可分为间歇式萃取、半连续式萃取和连续式萃取。

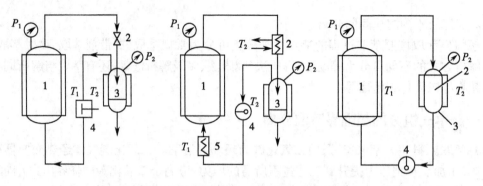

图 9-1　超临界流体萃取的三种典型设备流程示意图

(A)等温法	(B)等压法	(C)吸附法
$T_1=T_2,P_1>P_2$	$T_1<T_2,P_1=P_2$	$T_1=T_2,P_1=P_2$
1.萃取器　2.膨胀阀	1.萃取器　2.加热器　3.分离槽	1.萃取器　2.吸附剂
3.分离槽　4.压缩机	4.泵　5.冷却器	3.分离槽　4.泵

(一) 间歇式萃取

1. 等温法流程　　等温法流程是利用 CO_2 流体在高压下对溶质的溶解度远远大于其在低压下对溶质的溶解度这一特性,使溶质在萃取段被 CO_2 流体萃取后,并通过在解析段降低 CO_2 流体的压力(也就是萃取釜压力高于分离釜压力),而温度保持不变,从而使溶质在 CO_2 流体中的溶解度迅速降低而析出。

由于在降压过程中 CO_2 流体节流膨胀使温度降低,因此在解析段需提高温度以使其保持与萃取段温度大致相同。该流程是在萃取段和解析段 CO_2 的温度基本相同的情况下,利用其压力降低而致使其对溶质的溶解度下降而在解析段沉淀出溶质来,故该流程称为等温法。随后,通过压缩机或高压泵使降压后的 CO_2 流体(一般处于临界压力以下)压力再次提升到萃取釜的压力,以便循环使用。

等温法流程是应用最早最普遍的超临界 CO_2 萃取流程,由于该流程操作简便易行,CO_2 流体对溶质的溶解度随压力的改变而受到较大的影响,因此适应于从固体物质中萃取油溶性组分、热不稳定成分等。但由于在萃取过程中需要不断地对 CO_2 流体进行加压和减压操作,使得整个流程的能耗较大。

等温法流程的特点是萃取釜和分离釜处于相同温度,而萃取釜压力高于分离釜压力,通过降低分离段的压力而降低溶质在 CO_2 流体中的溶解度,以使在萃取釜中 CO_2 流体选择性溶解的目标组分在分离釜中析出为产品,因此该流程应用最为广泛。

2. 等压法流程　　等压法流程是使溶质在萃取段被一定温度的 CO_2 流体萃取后,通过在解析段改变 CO_2 流体的温度,使溶质在 CO_2 流体中的溶解度降低而析出。

等压法流程在萃取段和解析段的压力保持基本一致,主要是利用 CO_2 流体温度的改变造成溶质溶解度降低而实现物质的分离。该流程一般在系统压力高于 35MPa 时,通过降低解析段的温度使溶质在流体中溶解度降低来解析;而在系统压力低于 35MPa 时,通过升高解析段的温度使溶质溶解度降低来解析。

等压法流程设备简单、操作简便、造价低廉、运行费用较低,适应于那些在 CO_2 中溶解度对温度变化较为敏感且受热不易分解的物质。在一般情况下,温度变化对溶质在 CO_2 流体中溶解度的影响远小于压力变化对溶解度的影响,因此,等压变温流程虽能节省压缩能耗,但该流程适应性不强,故在实际科研和生产过程中较少应用。

3. 吸附法流程 吸附法流程是在等温等压条件下,利用在分离釜中填充对目标组分具有选择性吸附作用的吸附剂,来选择性的吸附除去在萃取段溶解于 CO_2 流体中的目标组分,然后定期对吸附剂进行再生处理以实现分离的目的。吸附剂可以是液体(水或有机溶剂等)也可以是固体(活性炭等)。按照吸附剂所处位置可分为在分离釜中吸附和直接在萃取釜中吸附两种。

吸附法流程与等温法流程和等压法流程相比较更为简单,但是必须选择价廉的且易于再生的吸附剂,并且该流程一般只适用于可使用选择性吸附方法来分离目标组分的体系,但天然产物的分离过程大多都很难通过吸附来进行产品收集,因此吸附法流程只适用于少量杂质的处理。

(二) 半连续式超临界萃取

半连续式超临界流体萃取是指多个萃取釜串联从而进行萃取的流程。

在萃取过程中,将多个萃取釜以此相连接(图9-2a),当前一个萃取釜萃取完成后,通过阀的开关使其脱离循环,其压力得到释放,重新装料,再次进入循环,这样就又成为系列中最后一只萃取釜被气体穿过(虚线)。此外,另一种萃取流程(图9-2b)利用压缩机压缩气体后剩余的热量对从萃取釜中出来的带有萃取物的 CO_2 流体进行加热,使其对溶质的溶解度降低,释放出溶质,从而进入下一个循环。

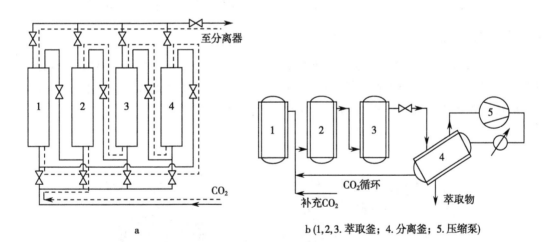

图 9-2 固体物料半连续式萃取示意图

(三) 连续逆流萃取

连续逆流超临界流体萃取是对液体物料进行连续化超临界流体萃取的有效途径,如图9-3 所示。

在其塔中连续相充满全塔,分散相则通常以液滴方式分布在连续相中。连续相和分散相沿塔的轴线方向作逆流流动,其中密度较大的相(通常为水溶液)则在塔顶进入,由塔底离去;而密度较小的相(通常为有机溶剂)由塔底加入,从塔顶引出。

在萃取塔中,溶质在连续相和分散相中的浓度均沿塔的高度而变化。连续逆流超临界流体萃取是在耐高压的萃取塔中进行,超临界流体作为萃取溶剂将液体物料中溶质从塔顶带出,并在分离器中进行分离。液体物料的进出料可直接通过高压泵和阀门实现,萃取过程

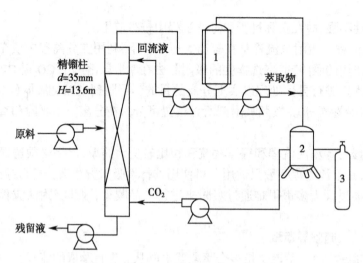

图 9-3　连续逆流超临界流体萃取示意图
1. 分离器　2. 缓冲罐　3. CO_2 钢瓶

可连续操作,大幅度提高了装置的处理量,并相应地减少了萃取过程中的能耗和气耗,降低了生产成本。在萃取塔里超临界流体与液体物料接触表面积较大,传质容易,并且萃取塔的高径比值比较大,因此有利于用传统方法难于进行的液体原料中有效成分的提取。

二、常用设备

超临界 CO_2 萃取仪主要由加热系统和加压系统构成,包括 CO_2 泵、夹带剂泵、加热器、冷却器、萃取釜、分离釜、压力控制器、温度控制器及低温恒温槽、净化系统、流量计、安全保护装置、清洗系统等,可以使一定流量的 CO_2 达到超临界状态,并在设定的温度、压力、流量下稳定通过萃取釜进行萃取工作(图 9-4)。

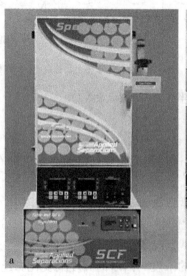
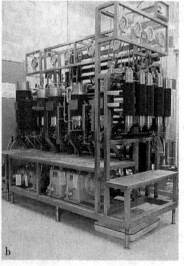

图 9-4　两种超临界萃取仪
a. 实验室用小型超临界萃取仪　b. 规模生产用超临界萃取仪

超临界 CO_2 萃取仪加热时一般不直接作用在萃取釜上,而是加热升温炉,依靠热传递加热萃取釜,而后加热要萃取的物质。压力调节系统的核心部件由气动泵构成,内置单向保护系统。使加压后的 CO_2 不能倒流回低压部分。

美国应用分离公司与美国农业部合作研发的 Speed 系列超临界 CO_2 萃取仪,更实现了平行四通道萃取,可同时平行处理 4 个样品,并有 3 种收集方式(直接收集纯萃物、吸收到溶剂里或使用固相萃取柱萃取)供灵活选用。法国 SEPAREX 公司也推出了连续式超临界萃取仪,用于固体物料的连续萃取,解决了高压下连续进出料的难题。

超临界 CO_2 萃取设备是超临界萃取技术发展的关键之一,由于工艺过程(压力一般在 8~35MPa 或更高)的特殊性,需着力要解决其产生的机械 - 热交换、流体输送和安全保证等问题。

第四节　应用实例

实例 9-1　超临界 CO_2 流体萃取法提取延胡索有效成分的研究

延胡索亦名延胡、元胡、玄胡等,是罂粟科植物延胡索(*Corydalis yanhusuo* W. T. Wang)的干燥块茎,具有活血化瘀、行气止痛之功效,临床上用于胸胁、脘腹疼痛、经闭痛经、跌打肿痛等症。现代研究表明,生物碱是延胡索的主要有效成分类型,主要含小檗碱型(主要为季铵碱)和原小檗碱型(主要为叔胺碱)异喹啉类生物碱,其中四氢帕马丁的止痛、镇静、抗惊作用最强。本例采用 CO_2-SFE 法提取延胡索中的有效成分,并与醇回流法进行了比较。

1. CO_2 流体萃取法　将药材粉碎过 40 目筛,用 $Ca(OH)_2$ 饱和溶液浸泡 24 小时,装入萃取釜。设置萃取釜压力为 45MPa,温度为 60℃,分离釜 I 温度为 50%,分离釜 II 温度为 40℃,CO_2 流量为 20L/h。以无水乙醇为改性剂,萃取 1.4 小时,收集分离釜 I、II 中的萃取液,用旋转蒸发仪将萃取液浓缩至近干,然后减压干燥至恒重即得。

2. 乙醇回流提取法　将药材粉碎过 20 目筛,取适量加 4 倍量 95% 乙醇,加热回流 2 小时,滤过,滤渣再加 3 倍量 95% 乙醇,加热回流 1.5 小时,合并滤液,用旋转蒸发仪将醇回流液浓缩至近干,减压干燥至恒重即得。

以 TLC 图谱、HPLC 图谱、固体物量及四氢帕马丁(THP)的含量为指标,评价超临界 CO_2 萃取法和醇回流提取法提取元胡中有效成分的优劣性。结果表明,CO_2-SFE 法提取延胡索药材优于醇回流法。两种方法提得的目标化合物成分生物碱一致,但 CO_2-SFE 法提取物较纯净,且 THP 的含量是醇回流法的 2.3 倍,而其固体物量仅为后者的 1/4。

实例 9-2　超临界 CO_2 萃取和水蒸气蒸馏法提取青木香挥发油的比较研究

青木香为马兜铃科植物马兜铃(*Aristolochia contorta* Bge.)的干燥根,具有平肝止痛、解毒消肿的功效,用于治疗眩晕头痛、胸腹胀痛、痈肿疔疮和蛇虫咬伤等。

本例用超临界 CO_2 萃取法和水蒸气蒸馏法对青木香的挥发油进行提取,并运用 GC-MS 法分析了两种提取物中的挥发油化学成分。

青木香挥发油 SFE-CO_2 提取条件:将青木香粉碎后,过 20 目筛,称取 500g 装入超临界萃取釜中。萃取温度 44℃,萃取压力 28MPa,分离釜 I 压力 9MPa,温度为 35℃,分离釜 II 压力 5MPa,温度为 20℃,萃取时间为 2 小时,得到挥发油为棕色。

结果表明 SFE-CO_2 法提得的青木香挥发油得率为 1.02%,而水蒸气蒸馏法得率仅为 0.43%。因此 SFE-CO_2 法优于水蒸气蒸馏法。结果共鉴定出 55 个成分,SFE-CO_2 法被鉴定的成分有 36 个,水蒸气蒸馏法提取挥发油被鉴定的成分有 34 个,两者共有成分 15 个。

实例 9-3　SFE 法和 SD 法提取木贼挥发油化学成分的比较分析

木贼(*Equisetum hiemale* L.)为木贼科多年草本植物,生于林下湿地及林缘、河岸湿地。味甘、苦,性平,具有疏风散热、解肌退翳之功。现代药理学研究及临床应用表明,木贼在治疗冠心病、高血压、高血脂、糖尿病、肝炎及抗肿瘤等方面作用显著。本例采用 CO_2-SFE 萃取法和水蒸气蒸馏法(SD)提取木贼挥发油,用 GC-MS 法进行成分鉴定,用归一法测其相对含量,以比较两者的优劣性。

超临界萃取方法:将木贼洗净,干燥,粉碎,过 60 目筛,萃取压力 25MPa;萃取温度 45℃;萃取时间 1.6 小时;分离釜 I 温度 40℃,压力 12MPa;分离釜 II 温度 40℃,压力 8MPa。得黏稠棕黑色油状液体,用 95% 乙醇溶解,再经无水硫酸钠干燥,得挥发油。

结果表明,SFE 法提取木贼挥发油的出油率为 2.10%,水蒸气蒸馏法法提取木贼挥发油的出油率为 0.86%。超临界 CO_2 萃取法提取物鉴定出 61 个成分,占总成分的 22.2%;水蒸气蒸馏法提取物鉴定出 43 个成分,占总成分的 19.6%。超临界 CO_2 流体萃取法对木贼挥发油的提取优于水蒸气蒸馏法。

(关　枫)

第十章 中药提取新方法

学习目标
1. 掌握中药提取新方法的种类,以及不同提取新方法的原理和特点。
2. 熟悉 5 种提取新方法的操作方法、影响因素及其相应设备。
3. 了解中药提取新技术发展的方向和趋势。

中药所含成分复杂,为多成分多靶点起效,为了保证中药制剂的内在质量和临床疗效,在中药提取环节就要最大限度提取有效成分或有效部位,去除无效成分及有毒成分。随着对中药提取工艺的要求不断提高,传统提取方法如煎煮法、浸渍法、回流法、渗漉法等,表现出有效成分损失大、周期长、工序多、提取率低下等缺点。而近年来随着化工技术和设备制造等相关专业的迅速发展,许多新技术、新方法,如微波辅助提取、超声波辅助提取、超高压提取法、连续逆流提取法等均应用在了中药提取领域,并取得了较好的效果。这些中药提取新方法具有提取效率高、对活性成分保护好、低能耗等优点,具有良好的运用推广前景。

第一节 微波辅助提取法

一、概述

微波辅助提取法,又称微波萃取技术(microwave-assisted extraction, MAE),是指利用微波反应器,使用适合的溶剂从中药、天然药用植物、矿物、动物组织等固体物料中辅助提取特定化学成分的技术和方法。极性分子接受微波辐射能量后,通过分子偶极高速旋转产生内热效应。据此原理,微波能级虽比激光低得多,但能在相同的温度或更低的温度下,产生比常规方法高几倍至几十倍的效率。微波除加热热效率特别高,还具有穿透力强和选择性高的特点。因此使用在中药的热回流提取、常温提取等传统提取方法中辅助使用微波,可以提高转化率,缩短提取时间等。目前,微波提取技术已作为中药生产现代化改造的主要技术之一。微波提取已广泛地应用于提取中药活性成分生物碱、有机酸、蒽醌类、萜类、皂苷类、黄酮类、多糖、挥发油和色素类等。例如微波提取环境样品中农药残留和有机污染物的实验室样品制备方法标准已经颁布标准实施,微波提取技术在分析化学实验室成功应用。

1. 微波辅助提取的机制 微波是指频率 300Hz 到 3×10^6MHz 的电磁波,为高频电磁波穿透萃取媒质,可达到被萃取的中药物料内部,并迅速转化为热能,使细胞内部温度快速上升,当细胞内部压力超过细胞壁承受能力,细胞破裂,细胞内有效成分充分流出,较低温度下便可溶解于萃取媒质,再经进一步的过滤和分离,便获得萃取物料成分。

2. 微波辅助提取的特点 微波对极性分子选择性加热,可对其选择性浸出,能提高此类提取物的纯度和提取率。在温度相近的条件下,微波提取还具有提取有效成分效率高、操作时间短、杂质少和溶剂用量少等特点,其一般提取时间仅是常规提取的几十分之一。微波提取降低了实验操作费用和生产成本,由于减少试剂的使用更符合绿色环保提取工艺的发展趋势,具有良好的运用前景。

二、微波辅助提取的影响因素

1. 提取剂的种类和用量对提取效率的影响　提取溶媒水是常用的溶剂,极性大,溶解范围广,价格便宜。其缺点是选择性差,容易浸出大量无效成分。乙醇为半极性溶剂,溶解性介于极性与非极性溶剂之间。缺点是价格较高,具有挥发性、易燃性。微波辅助提取时,提取剂的用量可在较大范围内变动,如提取剂与物料比(L/kg)可在 1∶1 至 20∶1 范围内选择。若提取液体积太大,提取时釜内压力增大,超出承受能力,溶液便会溅失;提取体积太小,会导致提取效率低,药物提取不完全。

2. 微波提取频率、功率和时间对提取效率的影响　微波对溶剂的穿透深度影响受微波波长的影响,微波渗透深度随波长的增大而变化。因此频率越高,波长越短,其穿透力也越弱。如在2450MHz时,微波对水的渗透深度为2.3cm,在915MHz时增加到20cm;2450MHz时,微波在空气中的渗透深度为12.2cm;915MHz 时为33cm。因此在进行微波辅助提取时,需要对提取的频率进行筛选和考察。

当时间一定时,功率越高,提取的效率越高,提取越完全。但是如果超过一定限度,则会使提取体系压力过高,此时需打开容器安全阀,随即溶液便会溅出,造成提取物的损失。微波提取时间与被测物样品量、物料中的含水量、溶剂体积和加热功率有关。由于水可有效地吸收微波能,较干的物料需要较长的辐照时间。

3. 物料物理性质对提取效率的影响　物料在提取前一般需经粉碎、加入适当的提取溶剂浸润等预处理,以增大提取溶剂与物料的接触面积,提高微波提取效率。

三、操作方法

微波辅助提取操作一般包括以下几步(参见图 10-1):

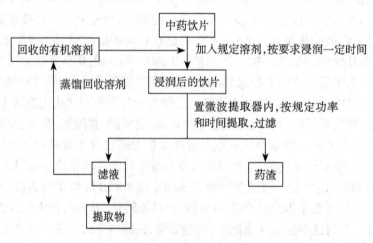

图 10-1　微波辅助提取的基本流程图

1. 将物料粉碎 将物料粉碎或切碎至适合粒径,使之在微波环境下能够充分地吸收微波能。

2. 将物料与适宜的萃取剂混合 选择合适的萃取剂,与粉碎后的物料混合,浸润一段时间,确保萃取剂润透物料。

3. 置于微波设备中,进行微波辅助提取 将物料与萃取剂的混合物置微波设备中,选择适当的微波功率辐射时长,进行微波辐射。

4. 从萃取相中分离除去残渣 使用过滤设备将提取后的物料与萃取剂的混合物固液过滤分离。

5. 获得目标产物 对萃取液进行浓缩及精制处理,得到目标产物。若萃取相需离析,可采用反渗透、色层分离等方法离析获得所需组分;若萃取物可直接使用,则无须除去萃取剂。

四、常用设备

生产中使用微波提取中药有效成分的设备还很少,微波辅助提取的设备分为两类:一类为微波辅助提取罐,另一类为连续微波辅助反应器(图 10-2,图 10-3)。

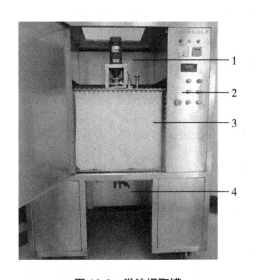

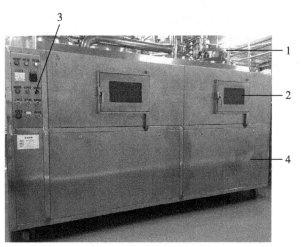

图 10-2 微波提取罐
1.搅拌电机 2.控制面板 3.微波提取器
4.出料口

图 10-3 连续微波反应器
1.循环电机 2.观察窗 3.控制面板 4.微波反应器

1. 微波辅助提取罐 用于微波辅助提取的装置分为微波炉装置和提取容器两部分。家用微波炉由于造价低,体积小而可用于小试提取研究。直接在微波炉内进行提取,反应容器只能采取封闭或敞口放置两种方法。后经改造,设计出可进行回流操作的微波提取罐,适用于使用有机溶剂及对挥发、易燃烧的物质的提取,提高了系统的使用安全性。微波提取罐原理与中药企业使用的多功能提取罐形式类似,回流式微波提取罐的结构一般是在微波装置的侧面或顶部开孔,安装管路同反应器连接,在反应器外面安装冷凝管,用于回流提取液的冷却。为了防止微波泄漏,一般要在微波炉外打孔处连接一定直径和长度的金属管屏蔽微波。微波提取罐为间歇式生产设备。

2. 连续微波辅助提取器 在反应物料少的情况下,微波显著提高提取效率;反应物料多,需要的时间则较长。所以设计生产了针对工业使用的连续微波辅助提取器。部分连续微波提取反应器兼具有消解、萃取、合成的功能,实现了非脉冲连续微波调整,一般具有功率选择、控温、控压、控时装置,可以连续工作。连续微波辅助提取器反应器容量 10~100L,一般一次可以提取 5~100kg 的中药材。

五、应用实例

实例 10-1 决明子中总蒽酯的提取

决明子为我国药食同源的中药材之一,主要成分为蒽酮类化合物,另外还有氨基酸、苯并吡咯酮类、多糖类、无机元素等成分,多易溶于水。具有降压、保肝、抑菌、润肠等作用。

以决明子中的主要活性成分总蒽酯为指标,传统是以煎煮提取,提取率较低。为提高决明子提取率,分别以微波、超声、索氏三种方法进行提取,过程及结果见图 10-4。

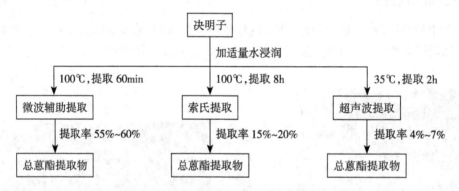

图 10-4 决明子中总蒽酯的浸提流程图

对试验后药渣进行显微观察表明,超声提取后药渣的表面结构基本完整,与未经提取前大致相同;而微波或索氏提取过程的决明子药渣其外种皮均有不同程度的破裂、翻翘或脱落,这就使微波法提取能在很短时间内将所含成分浸出。

实例 10-2 葡萄籽中原花青素的提取

原花青素是葡萄籽中的主要多酚类物质,是由黄烷 -3- 醇和黄烷 -3,4- 二酚配位缩合或聚合而成的低聚或多聚物,具有抗氧化、保护心血管、抗肿瘤等作用,该成分易溶于水、乙醇、甲醇等较大极性的溶剂。

以原花青素为指标,分别按图 10-5 所示流程进行试验。由结果可知,在同样的试验条件下,加微波辅助进行回流提取所得原花青素的量要明显高于直接用乙醇回流提取。

迄今,有关微波辅助提取技术在中药中的报道多为药物有效成分收率的提高或时间的

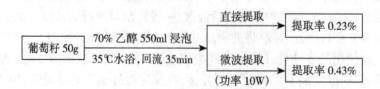

图 10-5 葡萄籽中原花青素提取流程图

缩短,少有关于微波辅助提取技术对中药有效成分的药理作用和临床疗效影响的介绍,这方面的工作应予以加强。同时,大多数微波辅助提取过程还停留在实验室小样品的提取分离阶段,所用设备简单,不能提供工业化生产所需的基础数据信息。今后也应加强微波辅助提取过程的放大研究及配套设备的开发,以推动微波辅助提取进程的工程化。

第二节 超声波辅助提取法

一、概述

超声波辅助提取法(ultrasound- assisted extraction)是利用超声波增大物质分子运动频率和速度,增加溶剂穿透力,提高药物溶出速度和溶出次数,缩短提取时间的浸取方法。

1. 超声波辅助提取的机制 超声波是指频率为 20~50kHz 的电源波,它是一种机械波,需要能量载体(介质)来进行传播。超声波在传递过程中存在着的正负压强交变周期,在正相位时,对介质分子产生挤压,增加介质原来的密度;负相位时,介质分子稀疏、离散,介质密度减小。也就是说,超声波并不能使样品内的分子产生极化,而是在溶剂和样品之间产生声波空化作用,导致溶液内气泡接触面积,提高目标物从固相转移到液相的传质速率。

2. 超声波辅助提取的特点 超声波提取时不需加热,可避免中药常规煎煮法、回流法等长时间加热对有效成分的破坏;溶剂用量少,节约溶剂;且超声波提取是一个物理过程,在整个提取过程中无化学反应发生,不会影响药物有效成分的生理活性;同时提取液中有效成分含量高,有利于进一步精制。具有提取率高,提取时间缩短,操作简单,对遇热不稳定、易水解或易氧化的天然植物有效成分具有保护作用等优点。中药中许多有效成分是细胞内的成分,提取时需破碎细胞壁或细胞膜,细胞壁或细胞膜的破碎程度直接影响提取结果。超声波提取因其独特的提取机制与理想的提取效果,在中药有效成分提取方面具有独特的优势。同时在工业应用方面,利用超声波进行清洗、干燥、杀菌、雾化及无损检测等,也是一种非常成熟且有广泛应用的技术。

二、超声波辅助提取的影响因素

1. 溶剂的影响 超声萃取的选择性主要是通过溶剂的选择性来实现的,根据成分的性质选择不同的溶剂可以达到提取的目的。同时,由于超声波不能破坏药材中的酶,因此,苷类和多糖类成分等用超声提取时要注意选择利于抑制酶的活性的溶剂。

2. 时间的影响 超声波提取通常比常规提取的时间短。超声波提取的时间一般在10~100分钟以内即可得到较好的提取效果。不过因药材不同,提取率随超声波时间的变化亦不同。

3. 超声波频率的影响 超声波频率是影响有效成分提取率的主要因素之一。如在对大黄中蒽醌类、黄连中盐酸小檗碱和黄芩中黄芩苷的超声波提取研究中,以 20kHz、800kHz、1100kHz 对药材处理相同的时间,测定提取率,结果见表 10-1。

4. 温度的影响 超声波提取时一般不需加热,但其本身有较强烈的致热作用,因此在提取过程中对温度进行控制也具有一定意义。一般在水提时,随着温度的升高得率增大,达到 60℃后,温度如继续升高,得率则呈下降趋势。但是对其他溶剂如不同浓度的乙醇,需要进行试验筛选。

表10-1　超声波频率对有效成分提取率的影响结果

超声波频率 （kHz）	总蒽醌含量 （%）	游离蒽醌含量 （%）	小檗碱含量 （%）	黄芩苷含量 （%）
20	0.93	0.43	8.12	3.51
800	0.65	0.36	7.39	3.14
1100	0.63	0.34	6.78	2.52

5. 超声波的凝聚机制的影响　超声波的凝聚机制使超声波具有使悬浮于气体或液体中的微粒聚集成较大的颗粒而沉淀的作用，可提高提取率。

三、操作方法

超声波辅助提取法在中药提取中的应用已经显示出明显的优势，超声波技术在中药成分提取的不同阶段产生不同作用，这一点对提取方法落后、生产周期长的中药大生产，在提供更科学的工艺条件方面，有推广应用价值。

超声波辅助提取法目前虽已经进行了一些研究，但局限在实验室较小规模提取上，且主要是针对某些单个具体提取对象进行简单的工艺条件实验。在实验室中应用超声波对中药有效成分的提取分离通常采用超声波清洗器进行。

超声波辅助提取操作流程如图 10-6：

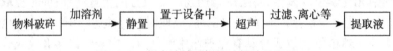

物料破碎　→（加溶剂）→　静置　→（置于设备中）→　超声　→（过滤、离心等）→　提取液

图 10-6　超声波辅助提取法操作流程图

四、常用设备

1. 根据超声波发生器分类　超声辅助提取设备的关键部位是超声波发生器，通常有 3 种类型，见表 10-2：

表10-2　三种振荡器对比

超声波发生器类型	超声频率
机械式振荡器	20~30kHz
磁致伸缩振荡器	20~30kHz
电致伸缩振荡器	100kHz~1GHz

2. 根据功能分类　超声波提取设备分为小试机型、中试机型和规模生产机型。
（1）小试机型：一般用于实验室，超声功率为 50W~11kW，提取罐或槽容积为 50ml~2L。
（2）中试机型：一般用于中间试验，超声功率为 2~15kW，提取罐或槽容积为 10~100L。
（3）规模生产机型：主要用于中药材提取的批量生产，超声功率为 5~25kW，提取罐容积为 1000~3000L。

3. 根据结构分类　超声波提取设备结构型号式分为内置式和外置式两类。
（1）内置式机型：主要是指将超声波换能器阵列组合成密封于一个多边形立柱体内，并将其安装于中药材提取罐内中心位置，其超声能量从多边形立柱内向外（罐内的媒质）发射。

（2）外置式机型：主要是指将超声波换能器以阵列组合的方式安装于提取罐体的外壁，其超声能量由罐外壁向提取罐内发射（示意图如图 10-7）。

五、应用实例

实例 10-3 山楂总黄酮的提取

山楂具有消食健胃、行气散瘀的功能。近年临床多用于降血压、降血脂、抗心律失常、扩张血管、抗氧化等。黄酮类化合物是其药效成分之一，溶于乙醇。故使用乙醇为溶剂，使用超声波和回流热浸法提取进行比较。

按图 10-8 流程图所示，分别以超声波辅助提取法和回流热浸法进行试验，比较两者方法的优异。

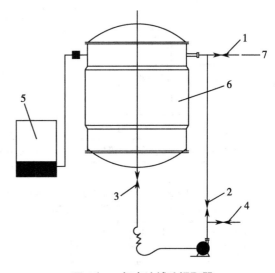

图 10-7 超声波辅助提取器
1~3. 阀门　4. 出液口　5. 超声波发生器　6. 提取罐
7. 进液口

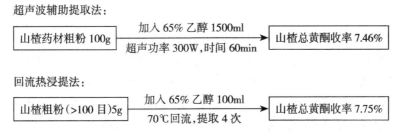

图 10-8 山楂中总黄酮提取流程图

两种提取方法的结果，尽管回流热浸法提取率略高，但是超声波辅助提取法仅提取 1 次，且所用的乙醇浓度及乙醇量都较低，结合生产实际和经济效益，超声波辅助提取法更值得推广。

实例 10-4 超声法提取大黄蒽醌类成分

大黄蒽醌为大黄中主要药材成分之一，含量为 3%~5%，分为游离型和结合型，具有泻下、抗菌消炎、抗癌、抗衰老、保肝利胆、延缓肾衰竭等作用。

以大黄中大黄蒽醌类成分为指标，分别以超声波、水煎煮、乙醇回流三种方法进行提取，过程及结果见图 10-9，通过比较可知，超声法结合乙醇回流提取具有较大优势。

目前，超声波辅助提取技术在中药提取中的应用已经显示出明显的优势，但相关应用的研究却多局限在小规模实验室研究方面。由于超声波这种强化提取法需增加产生超声波的动力消耗，实际生产的应用是否经济还有待进行放大试验研究。因此，在超声波辅助提取技术应用于中药提取时，应对其作用机制进行更深一步的研究，以便建立一套较为通用的模式，为不同的提取对象操作条件提供依据。同时还应注重有关工程问题研究，解决超声提取工程放大问题。

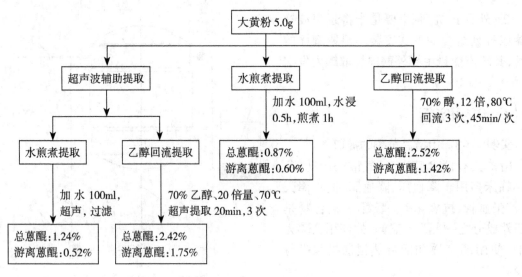

图 10-9　大黄中蒽醌类成分的提取流程图

第三节　超高压提取法

一、概述

超高压提取（uitrahigh-pressureextraction，UHPE），也称超高冷等静压，超高压提取是指在常温条件下，对原料液施加 100~1000MPa 的流体静压力，保压一定时间后迅速卸除压力，进而完成整个提取过程。超高压技术最初被广泛应用于陶瓷、金属、石墨等材料加工领域，直至 20 世纪 80 年代后期才逐渐作为一种新型的灭菌方法和食品加工技术被应用于食品工业领域。目前，日本、美国、韩国、法国等国家都先后对高压食品加工原理、方法、技术细节以及应用前景等进行了广泛深入的研究，并已逐步进入市场。我国学者也一直密切关注国际超高压技术的发展趋势，并研究利用这一新兴技术进行中药提取。

（一）超高压提取的原理

溶剂在超高压作用下可渗透到固体原料内部，使原料中的有效成分溶解在溶剂中，在预定压力下保持一定时间，使有效成分达到溶解平衡后迅速卸压，在细胞内外渗透压力差的作用下，有效成分可迅速扩散到组织周围的提取溶剂中；在超高压条件下，生物大分子的非共价键发生变化，使蛋白质变性以及酶失活等，而维生素、香精等小分子化合物是共价键结合，能够完整保留；另外，在超高压作用下，还可以观察到提取后药材细胞的细胞壁、细胞膜以及细胞内液泡等结构变化，促使细胞内容物和提取溶剂充分接触，具有快速、高效的特点。

（二）超高压提取的特点

与传统的浸渍法、渗漉法、煎煮法、回流热浸法等常规提取方法，以及近年来研究和开发的超声提取法、微波提取法、超临界流体萃取法等方法相比，超高压提取技术具有提取时间短、能耗低、转移率高、大分子物质溶出少、有效成分提取率高以及可避免热效应引起的有效成分结构改变、损失和生理活性降低等优点，同时由于超高压提取是在密闭环境中进行，没有溶剂挥发,不会造成环境污染。

超高压提取法在运用中,可以结合低温冷却及减压单元,形成压差式提取装备,属于超高压提取的新发展方向。该方法以连续式"真空 - 高压"的高压差循环变化产生的强大机械力促进溶媒在被提取物内外的快速交换甚至直接破碎被提取物细胞,使内容物直接溶出从而实现高效提取的技术,能满足中药提取不同的需求。具有生产效率高、提取效率高、对热敏性成分保护好、可连续生产的优势。

二、超高压提取的影响因素

1. 提取压力的影响 压力是超高压提取的一个重要因素,在溶剂通过药材颗粒表面毛细孔浸润到细胞内部过程中,增加压力、可以加快浸润速率;在溶剂浸润到细胞内部后,有效成分溶解在溶剂中,卸载压力,可加快有效成分向外扩散的速率;超高压条件可以破坏细胞壁和细胞内各种膜,降低有效成分的传质阻力。

2. 提取溶剂的影响 溶剂的选择要综合考虑溶剂极性、被提取成分及共存的其他成分性质,依据"相似相溶"原理,中药中的亲水性成分易溶于亲水性有机溶剂,亲脂性成分则易溶于亲脂性有机溶。在提取部分生物碱或有机酸的工艺中,提取剂的 pH 是需要进行筛选的重要参数。

3. 溶剂浓度的影响 不同浓度的有机溶剂极性大小不同,因而对提取产物的溶解性也不同。中药有效成分复杂,需要根据所提化合物分子结构中功能基的极性大小和数量等情况选择合适浓度的提取溶剂。

4. 提取温度的影响 在超高压提取过程中,如果提取的时间比较长,尤其在超高压压差性提取过程中,温度会呈上升趋势。因此,对于热不稳定及挥发性的成分提取,需要控制提取室的温度,比如低温冷却单元控温。

5. 溶剂和原料比的影响 提取过程中,提取溶剂与原料的比值越大,则提取效率越高,但是当固液比过大时,有效成分在溶剂中的浓度过低,会导致分离纯化的困难。

三、操作方法

超高压提取操作一般包括以下几步:

1. 原料筛选 从原药材中筛选所需的叶、根、茎等部位;
2. 预处理 将药材进行干燥、粉碎等前处理,以便有效成分的提取;
3. 物料混合 将药材与提取溶剂按照一定的料液比混合后包装并密封;
4. 超高压处理 按照设定的工艺参数值进行处理;
5. 除去残渣 采用离心或过滤的方法除去残渣;
6. 挥干溶剂 进行减压蒸馏等回收处理溶剂;
7. 纯化 进行萃取、层析、重结晶等纯化处理;
8. 有效成分 所得有效成分可进行相关的定性鉴别和定量测定。

四、常用设备

超高压设备为了降低设备的耐压要求,多制备为间歇式提取器。工作时,将中药与溶剂按照一定的料液比混合后装在耐压、无毒、柔韧并能传递压力的软包装内密封,然后放入高压容器内,启动高压泵。首先将容器内的空气排出,然后升高到所需的压力,并在此压力下保持一定的时间;迅速打开控制高压回路的阀门,卸除压力;取出高压处理后的料液,进行后续处理(示意图如图10-10)。

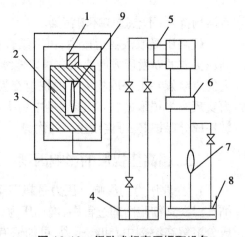

五、应用实例

实例10-5　人参中人参皂苷的提取

人参具有大补元气、复脉固脱、补脾益肺、生津、安神等功效。主要成分为人参皂苷,按苷元分为三类:人参二醇类、人参三醇类和齐墩果酸类。现代多应用于休克、冠心病、慢性阻塞性肺病、高脂血症、肿瘤等病。

以人参皂苷为指标,分别以超高压、水煎煮、超声三种方法进行提取,过程及流程图见图10-11。可见,超高压提取法提取时间最短,且在有效成分收率上优于其他两种方法。

图10-10　间歇式超高压提取设备
1. 顶盖　2. 压力容器　3. 机架　4. 压媒器
5. 增压器　6. 换向阀　7. 压力泵　8. 挥发油
9. 中药饮片

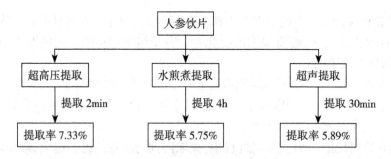

图10-11　人参中人参皂苷的提取流程图

实例10-6　灵芝孢子多糖的提取

使用超声辅助超高压提取灵芝孢子多糖,工艺参数溶剂为5%乙醇,超声波处理时间为10分钟,提取压力为400MPa,保压时间为5分钟。在该条件下,灵芝孢子的破壁率高达88%。薛艳华等经实验证明,超临界CO_2破壁处理法处理,即超临界时间为1小时,超高压处理时间为12小时,破壁率为85.7%;若不经超高压处理,则破壁率仅为10.0%;匀浆法处理30分钟的破壁率为26.7%;超声法处理60分钟的破壁率为15.3%。可见超声波辅助超高压提取工艺处理时间最短,破壁率最高,而且该工艺最大的特点在于能一次加工处理完成灵芝孢子的破壁与提取,从而在实际应用中可降低提取成本,增加收益。

超高压技术在提取方面具有上述很多独特的优势,代表着未来发展方向之一。但要将这样一门新技术从实验室研究推向大规模工业生产,还需要克服不少困难。目前,我国超高压提取技术研究时间尚短,适合工业生产的设备比较少,相关的标准制订尚不成熟,面临巨大的挑战。

第四节　生物酶解法

一、概述

生物酶解法(enzymatic extraction)是指生物活细胞产生以蛋白质形式存在的一类具有生物催化作用的酶,对动植物药材细胞壁的组成成分进行水解或降解,破坏细胞壁结构,使其有效成分暴露、溶解、混悬或胶溶于溶剂中,从而达到提取细胞内有效成分的特殊方法。生物酶解法利用酶具有催化效率高、酶反应的高度专一性、催化条件温和以及酶解反应产物大多无毒等特点,可较大幅度提高药用植物中有效成分的提取率,改善生产过程中的滤过速度和纯化效果,提高产品纯度和药用质量。根据提取用途,生物酶技术又可分为酶法提取(又称酶反应提取)和酶法分离精制(酶法除杂)。目前作用于中药植物细胞壁的酶有:纤维素酶、半纤维素酶、果胶酶以及多酶复合体(果胶酶复合体、各类半纤维素酶、葡聚糖内切酶等)。其中纤维素酶、食用木瓜蛋白酶的使用较多。动物蛋白主要有胰蛋白酶和胃蛋白酶。胰蛋白酶是从牛、羊或猪胰中提取的一种蛋白水解酶,为蛋白质水解酶,能选择地水解蛋白质中由赖氨酸或精氨酸的羧基所构成的肽链,能消化溶解变性蛋白质。胃蛋白酶是一种消化性蛋白酶,由胃部中的胃黏膜主细胞分泌,功能是将食物中的蛋白质分解为小的肽片段。该方法是在传统的天然植物或动物器官中提取,应用常规提取设备即可完成,操作简便,成本低廉,因此在药品工业领域具有广泛的发展前景。

二、生物酶解辅助提取的影响因素

1. 酶的种类、用量　采用酶法处理时,所用酶的种类应根据天然植物中的有效成分、辅助成分及物料的性质来确定,不同的天然植物使用酶的种类不同,不能一概而论。如若采用复合酶,则复合酶的组成、比例也应筛选。关于酶的用量,需在含相同底物的提取液中加入不同量的酶进行酶解。如果酶的用量过少,酶的作用太弱,反应慢,底物转化不完全;如果用量过多,成本增加,甚至会带进较多的杂质,影响产品质量。可通过测定酶解产物的含量,以确定最适用量(图 10-12,图 10-13)。

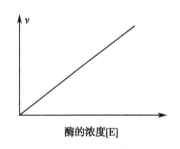
图 10-12　酶的浓度对酶促反应的影响

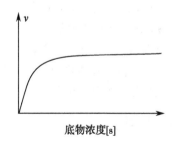
图 10-13　底物浓度对酶促反应的影响

2. 酶解温度　在其他条件相同的情况下,将酶反应液分成若干份,分别控制在不同的温度下进行酶解反应,测定酶反应的活性。以酶反应活性对温度作图,曲线上酶活性最高点所对应的温度就是该反应的最适温度,此时酶表现出最大的活性。若温度超出该范围,酶活性逐渐降低。绝大多数酶在 60℃以上即失去活性,各种酶在一定条件下都有其一定的最适温度。通常植物体内酶的最适温度在 40~50℃,动物体内酶的最适温度在 37~40℃(图 10-14)。

3. 酸碱度   酶反应需在一定 pH 时进行,才表现出最大活力,酶表现最大活力时的 pH 称为最适 pH。偏离最适 pH 越远,酶的活力就越低,酶反应速率也随之降低。不同的酶最适 pH 各不相同,彼此差异很大,一般酶的最适 pH 在 4~8 之间,纤维素酶最适 pH 4~5,果胶酶最适 pH3~6(图 10-15)。

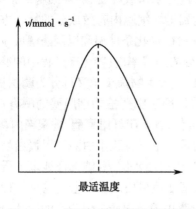
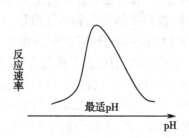

图 10-14   酶活性受温度影响示意图   图 10-15   pH 对酶促反应的影响示意图

4. 酶解工艺   采用酶反应法时,天然植物的粒度、浸泡时间、酶加入时间、搅拌速度等都影响酶解效果,需以目标成分含量、酶的活性、对药效的影响、能否与其他方法联用等指标进行综合优选。

三、操作方法

1. 提取分离   使用生物酶解法时,先将酶同底物混合,加适量水,在合适的温度和 pH 条件下充分搅拌使之酶解,之后再按照常规提取方法提取。其目的主要是通过酶的分解使杂质大分子变为小分子,从而便于有效成分的分离提取。例如:许多天然植物中含有蛋白质,采用煎煮法时蛋白质遇热凝固,影响提取成分的煎出,如加入蛋白酶,就可以将天然植物中的蛋白质分解析出,如此可提高成分的提取率。

2. 分离精制   根据提取液中杂质的种类、性质,有针对性地采用相应的酶,加入其中,将这些杂质分解或除去,以改善液体产品的澄清度,提高产品的稳定性。因为天然植物水提液除了含有提取成分外,还含有淀粉、蛋白质、果胶、树胶、树脂、黏液质等,这些成分的存在往往使提取液呈混悬状态,并影响提取液的滤过速度。

四、应用实例

实例 10-7   含多糖类成分的酶法提取

以香菇提取香菇多糖为例,香菇是一种常见食用菌,其所含的多糖类成分是一种非特异性免疫增强剂,具有降血糖、降血脂、抗癌活性等多种生理活性,成为一种重要活性多糖来源。其细胞壁由蛋白质、几丁质和纤维素组成,结构较为紧密,传统热水回流提取难以破坏其细胞壁,提取效果不理想。采用纤维素酶和菠萝蛋白酶在香菇多糖的提取过程中进行酶解处理,可以较大程度提高提取效果。香菇提取液除去蛋白质后用乙醇沉淀,干燥后得到多糖混合物,测定其含量,使用上述酶法提取的多糖含量为48%~55%,而热水回流提取的多糖含量为30%~34%。

实例10-8　酶法分离精制

天然植物在采用常规提取的煎煮过程中,蛋白质遇热凝固,淀粉糊化,影响有效成分的煎出,并给提取液的分离带来困难。针对水提取液中所含的杂质类型,采用相应的酶(木瓜蛋白酶分解蛋白质、果胶酶分解果胶、淀粉酶分解淀粉),将其降解为小分子物质或分解除去,可改善水提取液的过滤困难问题,提高液体制剂的澄清度和制剂纯度。

以决明子提取总蒽醌为例,决明子具有清热明目、润肠通便之功效。决明和小决明的种子多含蒽醌类、萘并吡咯酮类、脂肪酸类、氨基酸和微量元素等类物质,其中最重要的成分为蒽醌类,约占1%。决明子具有较好的降血脂、降血压、抗氧化、抗衰老等疗效。

决明子中加热水少许,温浸30分钟,用10倍水煎煮2小时,再用8倍水煎煮1.5小时,滤过,合并两次滤液,浓缩至物料与药液1∶5,并均分为5份,分别加入复合蛋白酶Ⅰ(60~70℃)、复合蛋白Ⅱ(50~60℃)、果胶酶(50~60℃)、澄清剂(50~60℃)、对照空白,保温2小时,定时搅拌,离心(3000r/min),过滤,将上清液和沉淀分别蒸干,结果用复合蛋白酶Ⅰ处理效果较好,总蒽醌含量0.72%~0.89%,而空白对照为0.24%~0.30%。

生物酶解法用于植物药材药渣再利用,药用植物中所含的有效成分相对于植物本身重量来讲,所占比例小,除部分丸剂、散剂、片剂等外,占药材大部分的纤维素因分子量大、不溶或微溶于水和一般的溶剂而作为废物被丢弃,如何将这些药渣变废为宝,生物酶解法提供了可行的新方法。

第五节　连续逆流提取法

一、概述

连续逆流提取法(continuous dountercurrent extraction)是指提取溶剂与被提取物质向相反的方向连续流动而进行的提取过程。

连续逆流提取技术充分利用了两相间的浓度差,以增大浓度差来增强有效成分的扩散速度,提高提取效率。即在提取过程中,富含有效成分的溶剂在流出体系前与新鲜的被提取物接触,而将要被提取完全的原料在流出体系前与新鲜的溶剂接触,使有效成分的提取更加完全。

二、连续逆流提取的常用设备

随着逆流浸取技术被广泛应用,目前已开发出许多具有不同性能和各自特点的连续逆流浸取设备。主要可分为:连续逆流提取罐、螺旋式逆流提取器、连续逆流提取罐组等。

1. 连续逆流提取罐　连续逆流提取罐结构简单紧凑,实现机械化自动化生产,大幅度提高设备容积生产效率,并大幅度降低溶剂单耗,符合GMP标准。推料螺旋轴的一端插在带承插座驱动轴中,另端支承在带轴承座的盖板上,驱动机转动链轮使驱动轴和推料螺旋向一个方向旋转。药材经药材进口连续进入螺旋槽并被螺旋推向筒体另一端下方的药渣槽中,溶剂经低温蒸汽发生器中的溶剂预热盘管预热后进预热溶剂进口、与药材传递方向相对流动并浸润药材,至提取液出口流出。螺旋压渣机连续将药材废渣压去提取液后排出。低温蒸汽发生器以≤0.22MPa 的饱和水蒸气为热源经加热蒸发盘管加热蒸发产生 55~100℃低温饱和水蒸气,作溶剂预热的热源(示意图如图 10-16)。

2. 螺旋式逆流提取设备　螺旋式连续逆流浸取器主要由投料部、浸取部、出汁口和电机系统等组成(示意图如图 10-17)。

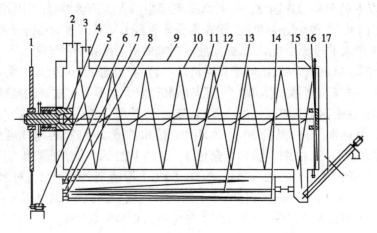

图 10-16　连续逆流提取罐结构示意图

1. 驱动链轮　2. 提取液出口　3. 药材进口　4. 带承插座驱动轴　5. 驱动机　6. 溶剂进口　7. 加热蒸汽进口　8. 凝水出口　9. 加热夹套　10. 筒体　11. 推料螺旋轴　12. 螺旋片　13. 净水蒸发盘管　14. 低温蒸汽发生器　15. 废渣槽　16. 带轴承座盖板　17. 螺旋排渣机

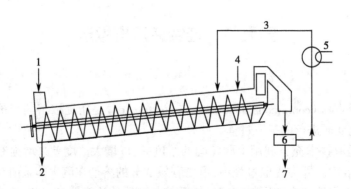

图 10-17　螺旋式逆流提取器结构示意图

1. 进料口　2. 提取液出料口　3. 加热蒸汽　4. 溶媒进口　5. 加热器　6. 药渣压汁机　7. 药渣出口

工作时,从投料部的投料口连续而定量地投入被处理的物料,物料由开孔或开槽的螺旋片转动推着移动。浸取热水从浸取器上部的进水管进入器内,靠液位差以与被处理物料移动相反的方向流动,穿过器内所有物料,完成连续逆流提取过程。提取液由提取液出料口流出,药渣经压汁机挤压后由排渣口排出。

螺旋逆流提取器提取工艺,具体操作流程如下:

(1) 将待提取的固体物料,从送料器上部料斗加入,通过螺旋定量控制物料加入速度,并将物料不断地送至浸出舱低端;

(2) 在浸出舱中,螺旋推进器将物料平稳均匀地由低端推向高端,在此过程中有效成分

被连续地浸出,残渣由高端排渣器排出;

(3) 溶媒从浸出舱高端定量加入,在重力的作用下,溶媒渗透固体物料在走向低端过程中浓度不断加大;固液两相始终保持逆流相对运动和理想的料液浓度差(梯度),并不断更新接触界面,提取液经浸出舱低端固液分离机构导出。

另外可实现对提取时间、处理量、出液系数、浸出温度、加热蒸汽压力等参数进行精确的控制。

3. 连续逆流提取罐组　该产品属于组合式提取机组,可进行醇提、水提、常压提取、真空提取,收挥发油等功能,各提取罐可根据需要自由组合,结合了多能提取罐与逆流提取的优势,该设备可以对现有的多能提取罐组进行技改,实现逆流提取。

连续逆流提取罐组是煎煮提取、动态提取、逆流提取等工艺的结合,属于连续式生产,处理能力大。在保留多种传统工艺优点的同时,具有提取速度快、有效成分提取充分、提取收率高、溶剂耗量少、药液浓度高的优点,减少了蒸发浓缩等后续处理,从而可根据药材特点调节提取时间的长短,药材在温和的动态环境下进行提取,加热温度较低、有效成分破坏较少。另一方面连续逆流提取罐组提取过程中,浸出时间较长,因而在加热温度较高情况下,过长时间的浸出提取有可能破坏有效成分。为了弥补这些不足,目前行业正在研究微波、超声波与连续逆流联合使用。

(曾　锐)

第十一章 其他提取方法

学习目标

1. 掌握破碎提取法的提取原理、特点及其应用。
2. 熟悉双相萃取法的提取原理、特点及其应用。
3. 了解液泛法、空气爆破法、半仿生萃取法的提取原理、特点;了解液泛法、空气爆破法的应用。

中药的提取方法,除了前面介绍的煎煮法、浸渍法、渗漉法、回流提取法等经典的提取方法以及超声波辅助提取法、微波辅助提取法、酶解法等提取新技术外,还有一些其他的提取方法,在中药有效成分的提取方面具有一定的特点和优势,如破碎提取法和双水相萃取法,具有较好的发展和应用前景。

第一节 破碎提取法

一、概述

破碎提取法(smashing tissue extraction)是 20 世纪 90 年代初提出来的一种提取方法,经过近 20 年的发展,已经成为了一种比较成熟的技术,成功运用于几十种药材的提取,在鞣质类、诃子酸类、茶多酚类、苯丙酸类、黄酮类、皂苷类、萜类等成分的提取工艺研究方面均取得了较大的进展,为中药提取的工艺研究开辟了新途径。

根据溶质在固液两相之间的传质理论,药材成分的提取过程可分为:①成分从细胞中溶出,到达药材颗粒与溶剂的界面;②成分穿过界面;③成分在溶剂中溶解与扩散。在第一个过程中,药粉颗粒内部细胞中溶解的成分要穿过十几层甚至几十层细胞及细胞壁,才能到达药材与溶剂的界面,传质阻力大;在第二个过程中,通过搅拌等,可加快流体湍动,降低界面层厚度或破坏界面,从而加快成分穿过界面,进入溶剂层;第三个过程中,可以选择合适的提取溶剂,增加对成分的溶解能力。破碎提取法就是从前两个过程入手而加快提取速度的,因此,破碎提取法的原理是:室温下,在适当的溶剂中,依靠设备破碎刀头的高速机械剪切力对药材进行快速破碎,在数秒钟内把植物的根、茎、叶、花或果实等物料破碎至细微颗粒,同时破碎刀头内刃的高速旋转还产生了高速搅拌、强力振动、负压、超速动态分子渗透等协同作用,使物料有效成分迅速达到组织细胞内外平衡,分离溶剂与物料,达到提取目的。

二、常用设备

（一）闪式提取器的组成及原理

目前,最常用的破碎提取设备是闪式提取器。闪式提取器是基于破碎提取技术开发的提取设备,其实验型和中试型设备已得到广泛地应用。闪式提取器由破碎刀具、动力部分、升降系统、控制系统及物料容器所组成(图11-1),其中破碎刀具和动力部分为关键部件。破碎刀头由内、外双刃组成,双刃通过精密的同心轴相连组成破碎刀具,外刃固定,内刃在高速电机的带动下旋转,从而使待破碎的材料产生破碎作用。内、外刃之间具有 0.5~1mm 间隙,这一间隙的大小不仅决定了破碎颗粒度的大小,而且影响双刃间的切割效率与锋利性。动力部分是由单相高速电机完成,根据破碎刀具的大小配置不同功率的电机,电机通过电阻或电压控制系统实现无级连续变速或阶梯档位调速。物料容器采用配套且具密封装置的耐有机溶剂材料制成,也可用适当容器替代。

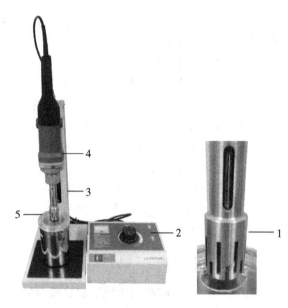

图 11-1　闪式提取器及其破碎刀具放大图
1. 破碎刀具　2. 控制系统　3. 升降系统　4. 动力部分
5. 物料容器

（二）闪式提取器在破碎提取过程中的作用

闪式提取器在植物的破碎提取过程中有以下四个作用:

1. 快速破碎　闪式提取器的内刃转速为 15 000~30 000r/min,完成一次提取一般在几十秒至几分钟时间,其提取速度为传统提取方法的百倍以上,因此,称之为闪式提取器。

2. 剧烈搅拌　在内刃高速转动并与固定外刃之间发生切割作用过程中,在内刃中心形成强力涡流,产生剧烈搅拌作用,药材破碎颗粒的成分暴露于溶剂环境中并迅速转移至溶剂中,使成分在物料和溶剂间快速达到平衡。

3. 超速动态分子渗透作用　在工作状态,破碎刀头的内外刃之间不仅发生了对物料的剪切作用,同时借助内刃旋转、外刃固定而产生一种涡流负压,在这种负压的作用下,药材破碎颗粒中的化合物分子被溶剂分子包围、解离、替代,最后脱离药材颗粒,进入溶剂。

4. 强力振动作用　破碎刀头的内刃在高速旋转中能够产生相当于超声波 1/60 的振动,这种振动作用可促进被破碎物料颗粒内外化学成分的溶解与平衡,有利于提取。

药材在上述破碎作用和作用力的影响下,植物组织被破碎成非常细小的颗粒,而且颗粒内部的成分快速与其外部的溶剂发生溶质传递作用而高效溶出。

三、特点、应用范围及提取溶剂

（一）破碎提取法的特点

破碎提取法具有以下特点:①快速高效:一般几十秒至几分钟内即可完成对容器内物料

的一次提取过程;②常温提取:破碎提取是在常温下进行的,提取温度较低,有利于热不稳定成分的提取,而不会发生变化;③节约能源:破碎提取法所用的设备功率较低,一般其额定功率小于1kW,且提取时间也非常短,因此,耗电量非常小。但是,在破碎提取过程中,由于植物药材被切割成细小的颗粒,因此,提取液与植物药材组织之间的分离比较困难,可采用渗滤或离心等方法来解决。

(二)破碎提取法的应用范围

破碎提取法常用于以下几种情况:①适用于各种质地植物材料的根(饮片)、茎(饮片)、叶、花、果实等各个部位的快速提取;②可单品种提取,也可多品种混合提取;③适用于鞣质类、苯丙酸类、黄酮类、皂苷类、萜类等多种成分的提取。

(三)破碎提取用溶剂

该法适宜于多种溶剂。除乙醚等易燃易挥发的溶剂外,可根据所需有效部位或化学成分,直接选用丙酮(或含水丙酮)、甲醇(或含水甲醇)、乙醇(或含水乙醇)、冷热水等作为溶剂进行提取,使工艺流程更加简单方便。提取生物碱时,可先用常水破碎提取,然后再加入适量酸调pH,搅拌过滤,以免腐蚀刀头。

四、应用实例

实例11-1　破碎提取法提取鲜地黄中的梓醇和水苏糖

鲜地黄性寒、味甘苦,归心、肝、肾经,以清热生津、凉血止血为主。其活性成分主要为梓醇、桃叶珊瑚苷等环烯醚萜类成分和水苏糖等低聚糖。其中,梓醇和桃叶珊瑚苷等环烯醚萜类成分热稳定性较差,易于分解氧化,因此,选用不需要加热的破碎提取法对其进行提取。

(1)正交试验设计:先以20%乙醇为提取溶剂,以梓醇和水苏糖提取率为考察指标,选择溶剂用量、提取时间、提取次数为考察因素,每个因素考察3个水平(表11-1),选择$L_9(3^4)$正交表安排试验,试验安排及结果见表11-2。

表11-1　鲜地黄中梓醇和水苏糖破碎提取工艺因素水平表

水平	因素		
	A	B	C
	溶剂用量(倍)	提取时间(min)	提取次数(次)
1	6	1	1
2	8	2	2
3	10	3	3

表11-2　鲜地黄中梓醇和水苏糖破碎提取正交试验表

试验号	因素				提取率(%)	
	A	B	C	D	梓醇	水苏糖
1	1	1	1	1	72.60	73.45
2	1	2	2	2	84.51	83.62
3	1	3	3	3	90.01	91.80
4	2	1	2	3	80.30	82.90
5	2	2	3	1	90.23	92.63

续表

试验号		因素				提取率（%）	
		A	B	C	D	梓醇	水苏糖
6		2	3	1	2	70.54	74.61
7		3	1	3	2	89.51	91.60
8		3	2	1	3	71.21	72.31
9		3	3	2	1	81.23	82.20
梓醇	K_1	82.400	80.800	71.433	81.333		
	K_2	80.333	81.967	82.000	81.500		
	K_3	80.633	80.600	89.933	80.533		
	R	2.067	1.367	18.500	0.967		
水苏糖	K_1	82.933	82.633	73.433	82.733		
	K_2	83.367	82.833	82.900	82.267		
	K_3	82.033	82.867	92.900	82.333		
	R	1.334	0.234	18.567	0.934		

（2）正交试验结果分析：正交试验结果表明，各因素影响顺序为 C>A>B，以极差最小的 D 因素为误差项进行方差分析（表 11-3 和表 11-4），结果发现提取次数对试验结果有显著影响，因素 A、B 影响不显著。综合考虑，最后确定最佳组合 $A_1B_1C_3$，即最佳破碎提取工艺为 6 倍量 20% 乙醇破碎提取 3 次，每次 1 分钟。

表 11-3　梓醇提取率方差分析表

方差来源	SS	F	F	P
A	7.482	2	0.043	
B	3.269	2	0.019	
C	516.842	2	3.421	<0.05
D（误差）	527.59	2		

注：$F_{0.05}(2,2)=19.00$（表 11-4 同）

表 11-4　水苏糖提取率方差分析表

方差来源	SS	F	F	P
A	2.776	2	0.016	
B	0.096	2	0.001	
C	517.149	2	3.510	<0.05
D（误差）	525.62	2		

（3）验证试验：取鲜地黄 3 份，每份 20g，按优化工艺条件，重复提取 3 次进行验证试验，结果梓醇及水苏糖平均提取率分别为 90.2% 和 92.1%，RSD 均 <2%。表明该工艺稳定可行，重复性好。

后续又分别考察了以水、50% 乙醇及 70% 乙醇为提取溶剂，在最佳破碎提取条件下提取鲜地黄，提取液滤过，测定梓醇及水苏糖的含量，结果均低于 20% 乙醇提取物中两者的含量,进一步证明鲜地黄中梓醇和水苏糖的最佳破碎提取工艺为:6 倍量 20% 乙醇破碎提取 3 次,每次 1 分钟。

第二节 空气爆破法

一、概述

空气爆破法(gas pressure blasting method)也是一种破坏植物药材组织和细胞壁、有利于植物组织细胞中有效成分溶出的一种提取方法。它类似于爆米花,主要是用于破坏药材植物组织细胞,是一种药材破碎技术,属于提取工艺的前处理过程,需要与其他提取技术(如渗漉法)结合使用,才能完成提取。目前,空气爆破法在中药提取中的应用研究比较少。

1. 空气爆破法原理 空气爆破法原理与造纸行业常用的蒸汽爆破法相似,先将药材湿润,置于封闭容器中,经加压一定时间后,突然泄压,因植物药材细胞内部与外部之间存在着很大压力差而瞬间释放,产生强大的冲击力,冲破细胞壁,撕裂植物组织,使植物药材组织结构变得疏松,大幅度增加药材和溶剂的接触面积,有利于加快溶剂渗入药材颗粒内部以及有效成分的溶出。

2. 空气爆破法适用范围 空气爆破法适用于植物的根、茎、皮、叶等多纤维药材,但不宜用于短纤维和淀粉含量高的药材,否则爆破后的药渣太碎,不利于后续处理工序的进行。

二、爆破过程

空气爆破法是在常温下在特制的空气爆破器中进行的,目前没有市售的空气爆破器,一般为实验室自制,如图 11-2 所示。其爆破过程可分为 2 个阶段:

1. 维压阶段 湿润的药材置于密闭的容器中,经充入压缩空气加压后,使容器中的压力维持一段时间,使水分和空气在高压下渗入到药材组织内的细胞间隙和细胞中,游离其所含的各种成分,破坏纤维素分子间的氢键,软化植物纤维组织和细胞壁,降低植物细胞组织间的黏附性和黏结强度,使其横向连接强度下降,同时在高压状态下使植物组织内部和细胞内积聚了大量的液态水和压缩空气,这个阶段一般持续 30~60 分钟。

2. 爆破阶段 骤然泄压,植物组织细胞内外之间瞬间产生极大的压力差,组织细胞内的高压液态水瞬间爆沸、汽化,与压缩空气一起冲出细胞和植物组织,将植物组织细胞冲破撕裂,类似于机械撕裂,使其组织结构变得非常疏松,完成爆破,这一过程为瞬间的绝热过程,并对外做功。

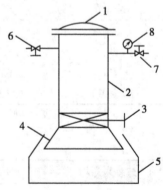

图 11-2 空气爆破器
1. 密封盖 2. 罐体 3. 释压阀
4. 喇叭口 5. 承药器 6. 进气阀
7. 出气阀 8. 压力表

三、空气爆破的影响因素

影响空气爆破的主要因素有以下几个方面:

1. 药材质地及颗粒大小 空气爆破的效果与药材的质地密切相关。空气爆破过程中,药材组织形态结构和超分子结构的变化程度取决于药材的质地,药材质地疏松,其孔隙度大,则有利于爆破处理;药材质地致密,孔隙度小,则要求更剧烈的爆破条件。此外,药粉颗粒大小也会影响爆破后的破碎程度。

2. 湿润程度 进行空气爆破的药材粗粉需要预先湿润,常用水或含醇的水,用量一般为药材质量的 35%~70%,润湿溶剂太少,湿润程度不够,会降低爆破程度;润湿溶剂太多,爆破程度过于剧烈,会使药材过烂,影响下一步提取。

3. 器内压力及维压时间 在稳压阶段,润湿用的水或醇水在高压状态下渗入植物组织内部和细胞内,软化药材纤维组织和细胞壁,降低植物细胞组织间的黏附性和黏结强度,降低组织纤维横向连接强度。这个过程与容器内压力大小及维压时间有关,容器内压力太小或维压时间过短,不利于上述过程的进行,爆破效果就差。容器内压力大小和维压时间的选择可参考药材质地的致密或疏松程度,维压时间一般为 30~60 分钟。

4. 爆破(放气)时间 爆破(放气)时间是设备固有参数。依据爆破原理,在同等能量下为了取得最大的爆破功率,则需要爆破(放气)时间趋近于零。因此,在同等的器内压力和维压时间条件下,不同的爆破设备,会因为自身不同的爆破(放气)时间而产生不同的破碎效果,草本类物质的蒸气渗透时间一般小于 1 秒,因此,爆破设备的放气时间不能大于 0.1 秒,才能产生瞬间巨大的压差,起到爆破作用。一般爆破设备的放气时间要小于 0.01 秒,才能达到良好的爆破破碎效果。

第三节 液 泛 法

一、概述

液泛法(flooding method)是利用液泛加快提取进程的一种中药提取方法。液泛法是 20 世纪 90 年代初提出来的一种提取方法,与传统的回流提取法相比,提取速度、提取效率和提取率都较高,提取时间短,溶剂用量少。但液泛法是在较高的温度下进行的,不适用于热不稳定成分的提取。

近年来,液泛法在中药提取方面的应用较少。目前,应用液泛法提取的成分有麻黄碱、小檗碱、山楂红色素、苋菜红色素、辣椒红色素等成分。

二、液泛法的提取原理

"液泛"原是化工精馏分离单元中的一个概念,是指在气液呈逆流稳定流动的精馏塔内,由于某种原因,导致液体充满踏板间的空间或填料内的空间,使塔的正常操作被破坏的一种异常现象。在一个填装有物料的精馏塔或管内,存在着向上运动气体和向下流动液体的两相逆向流动,如果两相流速都比较小,任一相的流动都不会受到另一相的牵制。如果两相流速增大,向下流动的部分液滴会被上升气流夹带转而向上运动,形成雾沫夹带现象,部分向上运动的气泡也可以被向下流动的液相夹带转而向下运动,这种夹带现象随其流速的增大而加剧。当相向运动的气体和液体流速达到一定的剧烈程度时,会导致通道堵塞,造成精馏塔或管内液体倒流现象,这种现象就叫作液泛。液泛是气液两相作逆向流动的极限。

液泛法是充分利用溶剂加热时所产生的向上运动的蒸气,与回流的冷凝液逆向接触,发生液泛,增加了药粉层中溶剂的湍动程度,提高药材中溶质的扩散速率;新鲜冷凝液的不断回流积聚使药材物料与溶剂两相间保持较高的溶质浓度差,提高了两相间的传质推动力,使提取率得到提高;同时,在液泛过程中,新溶剂蒸气的逆向运动,对药粉层的药材粉末及滞留的溶剂不断传热,使它们一直处于较高的温度下,可加速药材细胞组织的破坏程度,增加溶质在溶剂中的溶解度,也加剧溶剂分子和溶质分子的热运动,提高溶质的扩散传质系数,促进溶质从药材组织内向溶剂中的扩散和溶出,加速药材有效成分的溶出。

三、液泛法的操作过程

目前,液泛法提取装置一般是实验室自制,尚无成套市售设备。实验室使用的自制设备如图 11-3 所示,一般由三颈瓶、控制阀、支管、反应管、筛板、冷凝管等组成。提取时,将这套装置的三颈瓶(3)放到电加热套中,向三颈瓶中加入提取用有机溶剂,粉碎的药材粗粉装入到反应管(1)的筛板(4)上,冷凝管(2)通上冷凝循环水,关闭控制阀(6),开始电加热。三颈瓶中溶剂产生的溶剂蒸气经筛板通过药粉填充层,进入冷凝管,被冷凝成液体,再回流至药粉填充层。控制加热电压,当产生的溶剂蒸气足够多时,向上的溶剂蒸气流充塞药粉填充层的底部,影响被冷凝成液态溶剂的回流,形成液泛。可控制加热强度,维持液泛发生,使提取在液泛条件下进行。当反应管内液面浸过填充药粉层的上面时,打开支管(5)上的控制阀(6),新产生的蒸气向上经支管进入冷凝器,反应管中溶剂蒸气量减少,液泛消失,反应管中药粉层处的溶液流进三颈瓶中,完成一次循环提取。然后关闭控制阀,再次形成液泛,进行下一次循环提取。如此循环往复提取,至提取完成。

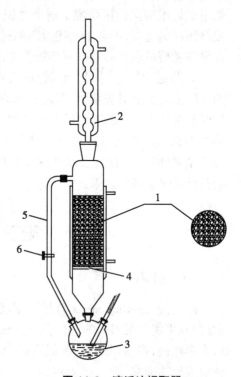

图 11-3   液泛法提取器
1.反应管及药粉   2.冷凝管   3.三颈瓶
4.筛板   5.支管   6.控制阀

在液泛法提取过程中,要注意控制溶剂加热的强度,使溶剂产生溶剂蒸气的速率足够大,向上运动的溶剂蒸气流量增大到一定程度,可与物料管中因冷凝而向下回流的液态溶剂相抗衡,使物料管内的液态溶剂不能顺畅地流下,发生液泛。产生液泛是液泛法提取的关键,溶剂加热的强度过小或过大都会影响液泛的发生。

液泛法提取所用的溶剂一般具有较低的沸点和较好的挥发性,容易产生大量的蒸气,如95% 乙醇、乙酸乙酯、石油醚等。适应于液泛法提取的成分一般为极性较小的成分,在所使用的溶剂中具有一定的溶解度,同时具有一定的热稳定性。

四、应用实例

实例 11-2   液泛法提取麻黄中的麻黄碱

1.麻黄碱粗提取物的制备

(1)液泛提取法:如提取流程(图 11-4)所示,取麻黄粗粉30g,置于自制的液泛提取器内,三颈瓶中加入 95% 乙醇 300ml,在液泛条件下提取 4 小时,得 95% 乙醇提取液,过滤,浓

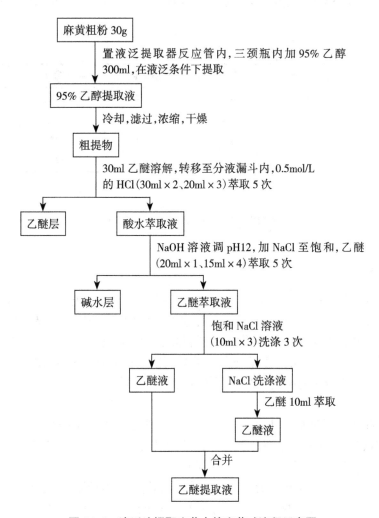

图 11-4 液泛法提取麻黄中的麻黄碱流程示意图

缩,干燥,再用乙醚溶解,盐酸水溶液萃取,所得的酸水萃取液以 NaOH 溶液调 pH 至 12,加入 NaCl 至饱和,移入分液漏斗,用乙醚萃取 5 次。

合并乙醚提取液,用饱和 NaCl 溶液洗涤,洗涤液再用乙醚萃取,合并乙醚萃取液,按《中国药典》方法测定含量。

采用液泛法提取麻黄中的麻黄碱,并将其与回流热浸法、索氏提取法进行比较,探索高提取效率的提取方法。

(2) 回流热浸法:称取麻黄粗粉 30g,置于 500ml 圆底烧瓶内,加 95% 乙醇 200ml,水浴加热,回流 1.5 小时,冷却,过滤,得 95% 乙醇提取液。残渣中加乙醇,重复第一次条件回流提取 3 次。合并 4 次提取液,浓缩,干燥,得粗提物,后续处理方法同液泛法。

(3) 索氏提取法:称取麻黄粗粉 2 份,各 30g,分别置于 2 个索氏提取器内,各加 95% 乙醇 300ml,其中一个加热回流 6 小时,另一个加热回流 24 小时,得 2 种 95% 乙醇提取液,浓缩,干燥,得粗提物,再分别按照液泛法的方法进行后续处理。

2. 粗提物含量分析 上述得到的乙醚提取液均按《中国药典》方法测定麻黄碱含量,结果如表 11-5 示。三种提取方法中,以液泛法的得率较高,为 97.8%,且提取时间短,为 4 小时,溶剂用量也少。

表 11-5　三种提取方法的比较结果

方法	原料量(g)	溶媒量(ml)	提取时间(h)	提取量(mg)	得率(%)
回流热浸法	30	800	6	163.8	58.9
液泛提取法	30	300	4	271.9	97.8
索氏提取法 1	30	300	6	195.8	70.4
索氏提取法 2	30	300	24	278.0	100

第四节　双水相萃取法

一、概述

双水相萃取法(aqueous two-phase extraction method)是利用物质在互不相溶的两水相间分配系数的差异来进行萃取的分离方法,又称水溶液两相分配法。双水相萃取法是于 20 世纪 60 年代提出来的,主要用于分离蛋白质、核酸等生物有机大分子以及酶、细胞膜、线粒体、叶绿体、动植物细胞、微生物细胞、病毒等生物粒子,自 20 世纪 90 年代以来,双水相萃取法用于分离纯化各种小分子有机物也取得了较为理想的效果。

(一)相图

双水相萃取法是以形成互不相溶的两水相为前提条件的,如葡聚糖(Dextran 500)与聚乙二醇(PEG 6000)按一定的比例与水混合,呈浑浊状态,静置后分成互不相溶的两项,上相富含聚乙二醇,下相富含葡聚糖,如图 11-5 所示。

当两种溶剂或物质与水混合后,不一定形成互不相溶的两水相,也有可能形成均相,如两水相系统相图 11-6 所示。图 11-6 中,高聚物 P、Q 的浓度均以百分含量表示,相图右上部为两相区,左下部为均相区,两相区与均相区的分界线叫双节线。图中 A 点的组成系统是由位于 B、C 两点的两相按一定的比例组成的,同样,A' 点的组成系统是由位于 B'、C' 两点的两相按一定的比例组成的,BC 和 B'C' 称为系线。当系线向下移动时,长度逐渐减小,这表明两相的差别逐渐减小,当移动到 k 点时,系线的长度为零,两相间差别消失,系统变为均相,K 点称为临界点。双水相系统含水量高,上、下相密度与水接近(1.0~1.1);A 点的两水相系统

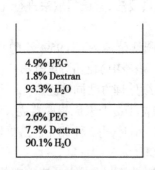

图 11-5　双水相体系上相和下相示意图

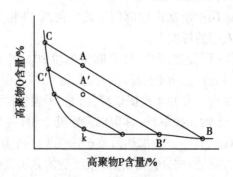

图 11-6　双水相系统相图

中,两相体积比可用系线上 AB 与 AC 的距离之比来表示。

(二)组成双水相系统的组合物

当两种溶剂或物质按以一定的比例与水混合后,能够形成互不相溶的两相。这样的组合物一般有以下几种:

1. **两种高分子聚合物按一定的比例与水混合形成的双水相系统** ①两种非离子型高分子聚合物与水组合,如 PEG-水 - 葡聚糖或多聚蔗糖(FiColl),聚丙二醇 - 水 -PEG,聚乙烯醇 - 水 - 甲基纤维素等;②离子型高分子聚合物与非离子型高分子聚合物,如葡聚糖硫酸钠 - 水 - 聚丙二醇,聚乙二醇 - 水 - 柠檬酸钠等;③两种离子型化合物,如羧甲基葡聚糖钠 - 水 - 羧甲基纤维素钠,葡聚糖硫酸钠 - 水 - 甲基纤维素 NaCl 等。

2. **高分子量聚合物及低分子量化合物与水组合形成的双水相系统** 如聚乙二醇 - 水 - 硫酸盐或磷酸盐、聚丙二醇 - 水 - 葡萄糖或甘油等,上相富含聚乙二醇或聚丙二醇,下相富含无机盐或葡萄糖等有机小分子。

3. **水溶性小分子有机溶剂及无机盐与水组合形成的双水相系统** 如乙醇 - 水 - 磷酸二氢钾、甲醇(或丙醇)- 水 - 硫酸铵等,上层为有机相,如甲醇、乙醇或丙醇,含有一定量的水;下层为水相,含有大部分的无机盐和一定量的有机溶剂。

双水相萃取法在初期阶段主要是采用两种高分子聚合物或者高分子量聚合物与低分子量化合物按一定的比例与水混合后所形成的双水相系统,用于纯化蛋白质、核酸、酶等生物大分子和细胞粒子;但后来研究发现,能与水相溶的小分子有机溶剂在无机盐的存在下也能有效地形成廉价的双水相体系,而且黏度小、溶剂易回收,比较适合于中药小分子化合物的萃取分离。

二、双水相萃取的原理

(一)分配系数

双水相萃取法与一般的脂溶性有机溶剂 - 水组成的互不相溶两相的萃取原理相似,都是依据物质在互不相溶的两相间选择性分配系数的不同而分离的。由于双水相萃取体系的组成不同,待分离物质(溶质)进入双水相体系时,溶质与上相和下相的组成物质之间的分子间范德华力、分子间氢键、分子与分子间的电荷作用、疏水作用等作用力不同,导致溶质在上相、下相中的浓度不同,从而达到分离目的。当双水相体系的组成一定时,溶质的分配比(K)在一定的温度和压力下为一常数,与溶质的浓度无关,可用下式表示:

$$K=C_U/C_L \qquad\qquad 式(11\text{-}1)$$

式中,K 为分配系数,C_U 为溶质在上相溶液中的浓度,C_L 为溶质在下相溶液中的浓度。

采用双水相萃取法分离物质时,待分离物质在上相和下相间进行选择性分配,与常规液 - 液萃取的分配关系相比,这种分配关系表现出更大或更小的分配系数,如各种类型的细胞粒子的分配系数都大于 100 或者小于 0.01,因此,这些细胞粒子在双水相体系中进行一次分离,即可达到较好的分离目的。

(二)萃取率

当某一物质 A 采用双水相萃取时,物质 A 会主要存在于上相(或下相)中而被萃取出来,则萃取率 E 可表示为:

$$E = \frac{上相(或下相)中 A 的量}{两相中 A 的总量} \times 100\%$$

萃取率反映了物质 A 被萃取的完全程度。

三、双水相萃取的特点

双水相萃取法是一种可以利用较简单的设备，并在温和条件下，通过简单操作，即可获得较高收率和纯度的一种分离方法。与传统的分离方法相比，双水相萃取法具有以下特点：

（1）两相间的界面张力小，一般为 10^{-7}~10^{-4}mN/m，而一般体系的张力为 10^{-3}~10^{-2}mN/m，因此，它比一般有机萃取两相体系间的界面张力小得多，两相易分散，溶质容易在两相间传递。

（2）双水相间的传质和平衡速度快，分相时间短，自然分相时间一般为 5~15 分钟，因此，可以实现快速分离。

（3）含水量高，一般为 75%~90%，在接近生理环境的体系中进行萃取，不会引起生物活性物质的失活或变性。

（4）大量杂质能够与不溶性固体杂质一起除掉，同时一般不存在有机溶剂的残留问题，可减少分离步骤，产品品质好。

（5）高分子聚合物的相对分子量大小及其浓度、无机盐的种类及其浓度，以及双水相体系的 pH 等因素都对被萃取物质在两相间的分配产生影响，因此可以采用多种手段来提高选择性和回收率。

（6）操作条件温和，设备简单，易于连续化操作，有利于该方法的推广和应用。

四、应用实例

实例 11-3　双水相萃取法分离竹叶黄酮

竹叶中的主要活性成分为黄酮类、多糖体类化合物。竹叶黄酮具有明显的抗脂质过氧化、抗炎、抗菌、抗肿瘤、抗病毒、降血脂和降胆固醇等药理活性。竹叶黄酮作为抗氧化剂、食品添加剂以及功能性食品都具有良好的效果。使用双水相萃取法分离竹叶黄酮，可以避免引入残留的有机溶剂，提高竹叶黄酮作为食品添加剂的安全性。

竹叶晒干，加入 9 倍质量的水，热回流提取 1 小时，过滤，取滤液浓缩至 3 倍干竹叶的质量，浓缩后的竹叶黄酮水溶液中竹叶总黄酮含量为 16.6%，供双相萃取法分离之用。

以芦丁作为黄酮含量测定的对照品来标定竹叶总黄酮的含量，采用药典中的"$NaNO_2$-$Al(NO_3)$-NaOH"体系来测定黄酮浓度。

竹叶黄酮萃取率 E（%）按以下公式计算：

$$萃取率\ E = m_1/m_2 \times 100\% \qquad 式（11-2）$$

式中，m_1 为产品中竹叶黄酮的质量（g），m_2 为原液中竹叶黄酮的质量（g）。

1. 绘制 PEG/$(NH_4)_2SO_4$ 双水相体系相图　在 20℃ 下，根据 Albertsson 浊点法，绘制由不同平均相对分子量的 PEG（PEG400、PEG600、PEG1000、PEG1500 和 PEG4000）和 $(NH_4)_2SO_4$ 形成的各双水相体系的相图（图 11-7），确定各不同平均相对分子量 PEG 与 $(NH_4)_2SO_4$ 形成的各双水相体系的组成比例范围。相图中的曲线为临界线区，曲线上方的区域

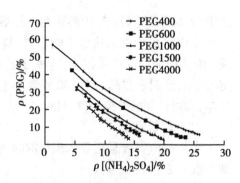

图 11-7　5 种 PEG/$(NH_4)_2SO_4$ 双水相体系的相图

为两相区,曲线下方的区域为均相区。如图 11-7 所示,在 PEG 质量分数(ρ)确定的条件下,其平均分子质量越大,水溶性越差,形成双水相体系时所需的硫酸铵质量分数就越低。

2. PEG 和$(NH_4)_2SO_4$ 双水相体系的建立　通过考察 PEG 平均相对分子量、PEG 和$(NH_4)_2SO_4$ 的质量分数,建立最佳 PEG 和$(NH_4)_2SO_4$ 双水相体系。

(1) PEG 平均相对分子量的选择:分别选择质量分数均为 20% 的 PEG400、PEG600、PEG1000、PEG1500 和 PEG4000 和质量分数为 20% 的$(NH_4)_2SO_4$ 组成双水相体系萃取竹叶黄酮。结果竹叶黄酮萃取率随着 PEG 平均相对分子量的增大而下降。这可能是因为平均相对分子量大的 PEG 能够引起双水相体系黏度增大,从而影响传质,导致竹叶黄酮萃取率下降,而且平均相对分子量越低的 PEG 水溶性越好,有利于两相体系的稳定。因此选用 PEG400 进行下一步实验。

(2) PEG 和$(NH_4)_2SO_4$ 的质量分数的选择:在$(NH_4)_2SO_4$ 的质量分数固定为 20% 的条件下,选择不同质量分数的 PEG400 和$(NH_4)_2SO_4$ 组成双水相体系,结果随着 PEG 质量分数增大,竹叶黄酮萃取率随之升高,在 PEG400 质量分数为 31% 时达到最大值。当 PEG400 质量分数超过 31% 时,两相体系出现$(NH_4)_2SO_4$ 不能完全溶解的现象。因此,PEG400 质量分数选择为 31%。

在 PEG400 的质量分数确定为 31% 的条件下,由于在$(NH_4)_2SO_4$ 质量分数小于 11% 时,溶剂体系不能形成两相,所以选择 11% 作为$(NH_4)_2SO_4$ 质量分数的临界点。结果$(NH_4)_2SO_4$ 质量分数为 11% 时,竹叶黄酮的萃取率最高。$(NH_4)_2SO_4$ 质量分数增加时,竹叶黄酮萃取率反而下降。因此,$(NH_4)_2SO_4$ 的质量分数选择为 11%。

3. 单因素考察　通过单因素试验,考察双水相体系 pH、NaCl 质量分数、原液质量分数、萃取温度对竹叶黄酮的萃取率的影响。

(1) pH 对萃取率的影响:在 20℃、31%PEG400 和 11%$(NH_4)_2SO_4$ 组成双水相体系条件下,调节体系 pH,考察体系酸度对竹叶黄酮萃取率的影响。在 pH<1.5 时,溶液体系为单相,pH>7.0 时,$(NH_4)_2SO_4$ 易水解,释放出氨气,所以选择 pH 2.0~7.0 范围内考察溶液酸度对双水相体系萃取竹叶黄酮的影响。结果 pH 为 4.0 时,竹叶黄酮的萃取率最高,所以双水相体系的最适 pH 选择为 4.0。

(2) NaCl 质量分数对萃取率的影响:双水相系统中的盐浓度对竹叶黄酮萃取率有很大的影响,无机盐的加入能够缩短分相时间,从而影响萃取过程,而且盐浓度能够影响双水相体系两相间的电位差、相体积比和两相中成相物质的组成。在 PEG400 质量分数选择为 31%、$(NH_4)_2SO_4$ 质量分数选择为 11%、体系 pH 为 4.0、温度为 20℃ 条件下,当 NaCl 添加量达到 0.7% 时,竹叶黄酮萃取率最高,NaCl 质量分数超过 0.7% 时,竹叶黄酮萃取率下降。这可能是由于加入的 NaCl 过多,导致盐析现象的出现,竹叶黄酮随着盐从两相体系中一起沉淀出来。因此,NaCl 质量分数选择为 0.7%。

(3) 原液质量分数对萃取率的影响:在双水相体系萃取竹叶黄酮时,原液质量分数是影响萃取结果的重要因素。在以上获得的最优条件下,原液质量分数为 50% 时,竹叶黄酮萃取率达到最高;当原液质量分数超过 50% 时,萃取率变化不大。因此,从萃取时的成本核算考虑,确定最佳粗提液质量分数为 50%。

(4) 萃取温度对萃取率的影响:温度对 PEG 在水中的溶解度影响较大,因此萃取温度也是影响双水相体系萃取竹叶黄酮的重要因素。在上述获得的优化条件下,随着温度的升高,相分离速度加快,竹叶黄酮萃取率随之逐渐降低。而且常温下竹叶黄酮不会发生失活或变性,体系两相容易分离。所以选择在常温 20℃时对竹叶黄酮进行萃取。

4. 双水相萃取法提取竹叶黄酮工艺的优化 在单因素试验的基础上,选择 pH、NaCl 质量分数以及原液质量分数这 3 个因素作为自变量,使用 Box-Behnken 响应面法对这 3 个萃取条件进行优化,获得双水相萃取法提取竹叶黄酮的最佳提取条件为:pH3.88、NaCl 质量分数 0.72%、原液质量分数为 51.54%。在此条件下,竹叶黄酮的最佳理论萃取率为 98.24%。

5. 验证试验 将上述实验结果进行优化,确定双水相萃取法提取竹叶黄酮的优化工艺条件为:双水相体系是 31%PEG400 和 11%$(NH_4)_2SO_4$,pH3.9、NaCl 质量分数 0.7%、原液质量分数为 51.5%,萃取温度为 20℃。在此条件下,进行验证试验 3 次,竹叶黄酮的平均萃取率为 97.8%。

第五节 半仿生提取法

一、概述

半仿生提取法(semi-bionic extraction method)是药物研究法与分子药物研究法相结合,从生物药剂学的角度,模拟口服给药及药物经胃肠道转运的过程,为经消化道给药的中药及其复方制剂设计的一种中药提取方法。它是 20 世纪 90 年代提出的,目的在于通过模拟中药传统的给药方式对中药或复方进行提取,基本保留中药或中药复方中已知的或者未知的有效物质,来保持原中药或复方方剂特有的疗效。因为半仿生提取的工艺条件还要符合于工业化生产的实际情况,不可能与人体胃肠内的条件完全相同,因此称为"半仿生"。

目前,有文献报道采用均匀设计法、正交试验设计法等对当归四逆汤、葛根芩连汤、桂枝茯苓丸等复方以及苦参、川乌、银杏叶等单味中药等进行了提取工艺优化研究,但仅限于实验室研究,尚未有工业生产的应用报道。

二、半仿生提取法的原理

中医用药不是依靠单体成分或有限的几种成分,而是中药的共存成分或多种中药的成分之间的复合作用,是多成分、多靶点的综合作用。单味中药或中药复方制剂口服后,一般要经过胃肠道的消化和吸收,进入体内,才能发挥其治疗作用,中药有效成分的吸收受人体消化系统内化学环境及其生理状态、中药有效成分的理化性质、食物等因素的影响,其中化学环境是一个很重要的影响因素,酸性的胃液和碱性的肠液直接影响中药有效成分的溶出和稳定,从而影响其吸收及治疗作用。

半仿生提取法就是模拟胃液的酸性和肠液的碱性环境,分别用近似于胃液和肠液的酸溶液和碱溶液进行煎煮的提取方法。即单味中药或复方中药先用一定酸度的水提取,药渣再用一定碱度的水提取。在提取工艺的设计中,采用灰度思维方式,不拘泥于某有效成分或适合纯有效成分的药理模型,而是结合其活性成分混合物(多种成分)的综合作用,一般以一种或几种有效成分、总浸出物及不同极性部位等作为考察指标和(或)主要药理作用指标,并考虑各个指标在工艺选择中的主次地位,给予不同的加权系数,从而确定优选工艺参数。

半仿生法提取的影响因素主要有:药材粉碎粒度的大小、煎煮用水的酸碱度、煎煮用水的量、煎煮时间、煎煮次数、煎煮温度等。在提取工艺设计中,常采用均匀设计法和正交试验设计法,其中均匀设计法比较适合用于研究影响因素多、相互作用比较复杂的半仿生提取法。

三、半仿生提取法的特点

半仿生提取法由于其模拟口服给药过程,考虑一种或几种有效成分、总浸出物及不同极性部位的综合影响,因此,它不同于其他的提取方法,主要具有以下特点:

1. 在中药提取中,采用灰度思维方式,体现了"有成分论,不唯成分论,重在机体的药效学反应"的观点,体现了中药治病的多成分多靶点作用特点,尤其适用于复方制剂的提取。

2. 模拟口服给药及中药经胃肠道转运的过程,尽量保持中药、方剂原有的功能与主治。

但是,半仿生提取法还存在着一定的局限性。由于半仿生提取法一般是在煎煮条件下进行提取的,温度较高,明显高于人体胃肠道内的温度条件,对热敏性的活性物质有影响。人体的内环境比较复杂,中药活性物质除了受胃液、肠液酸碱度的影响外,还有多种酶也起着一定的催化作用,中药或中药复方半仿生法提取物的药效难以等同于其原中药的口服治疗效果。

(孙隆儒)

下篇　中药分离纯化方法与工艺

中医中药是我国的医药宝库,大多数中药是以动植物以及矿物为药源,其化学成分十分复杂。绝大多数制剂都需要通过现代化中药提取分离纯化工艺得到药用成分,减少服用剂量,提高疗效,方便服用,更好地达到制剂要求。

固液分离是制药工业中经常使用且十分重要的过程与单元操作,分离纯化技术的效果将直接影响产品的质量,收率、成本、安全有效性和环境保护。由于不同药材有效成分的物理化学性质不同,因而分离、纯化等的要求也不尽相同。中药中分离对象种类繁多、结构复杂,分离纯化方法选择的基本依据为分离对象是非均相体还是均相体,而分为机械分离和传质分离。机械分离处理的为两相及以上的混合物,不涉及传质过程,例如滤过、离心、沉降、压榨等;传质分离处理既可以是均相体也可以是非均相体,通过单个组分的理化性质差异进行分离,一般依靠平衡和速率两种途径,例如萃取、蒸馏回流、吸附、膜分离、树脂吸附等等。如何选择符合分离纯化要求而又经济有效的技术与设备,并合理使用,是当前中医制药行业现代化的一个十分重要的问题。

中药分离纯化工艺是利用中药化学、现代分离技术、工程学等原理对中药中有效成分的提取分离过程进行研究,建立适合于工业化生产的中药提取分离纯化方法,是研究制药工业或过程中中药分离与纯化的技术科学。中药分离纯化工艺是制药工程学的一个重要组成部分,属于中药现代化生产的关键技术,研究内容包括分离纯化技术的基本原理、工艺流程、设备及应用等。

第十二章　离心分离法

学习目标
1. 掌握离心分离法的分类,不同离心分离方法的分离原理、特点。
2. 熟悉离心设备的种类以及如何选择离心机。
3. 了解常用离心分离设备的结构、原理以及应用范围。

第一节 概　述

利用离心力作为推动力分离液相非均相体的过程称为离心分离。用于离心分离的设备称为离心机或离心设备。离心技术是分离纯化方法的其中一种,适用范围极为广泛,从不同分子量的气体到大约 6mm 的碎煤脱水,横跨各个领域。在中药中其应用于中药提取液的分离,能基本解决醇沉法容易造成的有效成分丢失,水提浸膏分离纯化等难题,能明显改善分离液的澄明度,有利于提高药效,减少服用量,增加制剂的稳定性以及产品的质量。近年来离心技术发展很快,在浓缩、溶剂萃取、超滤等方面也得以应用。

离心分离机主要用于将悬浮液中的固体颗粒与液体分开,或将乳浊液中两种密度不同又互不相溶的液体分开(例如从牛奶中分离出奶油),特殊的超速管式分离机还可分离不同密度的气体混合物,例如浓缩、分离气态六氟化铀。利用不同密度或粒度的固体颗粒在液体中沉降速度不同的特点,有的沉降离心机还可对固体颗粒按密度或粒度进行分级。离心分离机大量应用于化工、石油、食品、制药、选矿、煤炭、水处理和船舶等部门。

一、离心分离的原理

中药提取液成分复杂,既有有效成分,又有无效成分(黏液质、鞣质、淀粉、树脂、果胶等),前者相对分子质量较小,一般在 1000 以下,后者分子质量较大,一般在 50 000 以上,它们共同形成 1~100nm 的胶体分散体系。为了保证有效成分疗效与制剂安全,需要对这些成分进行分离。

离心分离法是以离心机为主要设备,通过离心机的高速旋转,离心加速度超过重力加速度上万倍,物体在高速旋转中要受到离心力的作用而沿旋转切线脱离。中药制剂采用离心分离法进行分离是利用药液中各成分的密度差异,借助于离心机的高速旋转产生不同离心力使提取液中的大分子杂质沉降速度增加,杂质沉淀加速并被除去的一种方法。

离心力与转速及转子半径的关系:

$$RCF = 0.0000112 \times R \times N^2 \qquad\qquad 式(12\text{-}1)$$

式中,RCF 为离心力或相对离心力,单位:g;R 为转子半径,单位:cm;N 为转速,单位:转 / 分 (r/min)。

一般在制剂生产中,遇到含水率较高,含不溶性微粒的粒径很小或黏度很大的滤液,或将几种密度不同且不相混溶的液体混合物分开,而用其他方法难以实现时,可考虑选用适当离心机进行分离。

离心分离工艺流程,如图 12-1 所示。

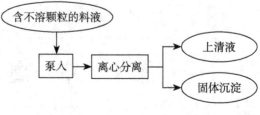

图 12-1　离心分离工艺流程图

二、离心分离的特点

离心分离的特点为分离速度快,效果好。适用于含有细小微粒的溶液,具有较大黏度的溶液以及密度不同而且相互不溶解的两种液体分离。

离心过滤过程常用来分离固体量较多,粒子较大的固液混合物,分离过程一般可分三个阶段:第一阶段,固体颗粒借离心力的作用沉积到转鼓内壁上形成滤渣层,滤液也借离心力的作用穿过转鼓的网孔而滤出;第二阶段,滤渣层在离心力的作用下被压紧,并将其中所含滤液压挤出去;第三阶段,滤渣层空隙中所含液体在离心力作用下,继续被排出,使滤渣进一步干燥。

离心沉降过程可用来分离含微小固体颗粒的悬浮液,分离过程一般可分为两个阶段:第一阶段,固体颗粒借离心力的作用沉积到转鼓内壁上。第二阶段,沉降在转鼓壁的颗粒层,在离心力作用下被压紧。当悬浮液中含固量较多时,沉降的颗粒大量积集,渣层很快地增厚,因此要求连续排渣。当悬浮液中含固量较少,可以看作单个颗粒在离心力作用下的自由沉降,渣层成长慢,可采用间歇排渣方法后者又称离心澄清过程。

离心分离过程是用分离由重度不同的液体所形成的乳浊液,在离心力作用下液体按重度差别分层,然后分别引出。离心澄清和离心分离,由于过程中分离的固相量较少或者两者都是液体,所以用高速离心机较容易实现加料、排料的连续操作,但需要较高的分离因数才能很好分离。

三、离心分离法的分类

根据离心分离原理可分为离心过滤、离心沉降和离心分离三种类型。①离心过滤:在离心机内部有孔的鼓内壁面覆以滤布,使悬浮液在离心力场下产生离心压力,该离心力作用在过滤介质(滤网或滤布)上使液体通过过滤介质成为滤液;而固体颗粒被截留在过滤介质表面,形成滤渣,从而实现液 - 固分离。过滤型转鼓圆周壁上有孔,在内壁衬以过滤介。②离心沉降:利用悬浮液(或乳浊液)密度不同的各组分在离心力场中迅速沉降分层的原理,实现液 - 固(或液 - 液)分离。沉降型转鼓圆周壁无孔。悬浮液(或乳浊液)加入转鼓后,固体颗粒(或密度较大的液体)向转鼓壁沉降,形成沉渣(或重分离液)。密度较小的液体向转鼓中心方向聚集,流至溢流口排出,成为分离液(或轻分离液)。转鼓均为间歇排渣,适用于含固体颗粒粒度较小、浓度较低的悬浮液或乳浊液分离;若转鼓用螺旋连续排渣,可分离固体颗粒浓度较高的悬浮液。在具有多层圆锥形碟片的转鼓中,液体被碟片分成若干薄层,缩短了沉降分离的距离,使分离加快,改善了分离效果。③离心分离:又分为差速离心、密度梯度离心、等密度梯度离心。离心分离对乳浊液及含有少量固体颗粒的乳浊液进行分离时,离心机转鼓周壁无孔,转速极高。离心机高速旋转时,乳浊液在离心力的作用下分为两层,相对密度高的液体首先沉降紧贴鼓壁在外侧,相对密度小的液体则在里层,在不同部位分别将其转鼓,从而达到液 - 液分离的目的。当乳浊液中含有少量固体颗粒时,则能进行液 - 液 - 固分离。

第二节　离心分离设备

一、离心机的种类

(一)离心机的分类

离心机的种类很多,外形、适应性各异,根据其不同的特性分类如下。

1. 按分离因数 a 的大小分类　分离因数 a 是物料在离心力场中所受离心力 F 和重力 G 大小的比值,可用下式表示。

$$a = \frac{F}{G} = \frac{\left(\frac{2\pi}{60}\right)^2 Mrn^2}{Mg} = \frac{\left(\frac{2\pi}{60}\right)^2 rn^2}{g} \qquad \text{式(12-2)}$$

式中,M 为固体粒子的质量(kg);r 为离心机的半径(m);n 为离心机的转速(r/min)。

分离因数是衡量离心分离机分离性能的重要指标。分离因数越大,通常分离也越迅速,分离效果越好。工业用离心分离机的分离因数一般为 100~20 000,超速管式分离机的分离因数可高达 62 000,分析用超速分离机的分离因数最高达 610 000。决定离心分离机处理能力的另一因素是转鼓的工作面积,工作面积大则处理能力也大。分类如下:

(1) 常速离心机:$a<3000$(一般 600~1200),适用于易分离的混悬滤浆的分离以及物料的脱水。普通离心机是过滤式,也有沉降式。适用于含当量直径为 0.010~10mm 的颗粒,粗中等短纤维状或块状物料的脱水等操作,由于转速较低,一般转鼓直径较大。

(2) 高速离心机:$a=3000~50 000$,主要用于细粒子悬浮液、黏度大的滤浆以及乳浊液的分离。高速离心机通常都是沉降式和分离式,适用于胶乳水或细颗粒稀薄悬浮液和乳浊液的分离。由于转速较高,转鼓直径一般较小,长度较长。

(3) 超高速离心机:$a>50 000$,主要用于微生物学、抗生素发酵液、动物生化制品等分离相不易分离的超微细粒悬浮系统和高分子胶体悬浮液的固 - 液两相分离以及不同分子量的气体分离。超高速离心机中通常伴有冷冻装置,可使离心操作在低温条件下进行。

2. 按离心操作过程原理不同分类

(1) 滤过式离心机:滤过式离心机在工业生产上较多见,如三足式离心机、上悬式离心机、卧式刮刀卸料和活塞推料离心机等。这类离心机由转鼓、滤布、滤网构成,鼓壁上有孔,可用于颗粒较粗或介质较粗含固体量较多的悬浮液的分离,分离后的滤渣层也容易进行洗涤和脱水,得到较干的滤渣。但必须要求滤渣的压缩性很大,且颗粒均匀,以免滤渣或小颗粒穿过或堵塞滤网,故不宜用于分散度高无定形的物料。工作原理示意图如图 12-2 所示。由于这类离心机其转速在 1500r/min 以内,其分离因数不大,只适宜于易滤液浆之间的分离。其结构示意图如图 12-3 所示。

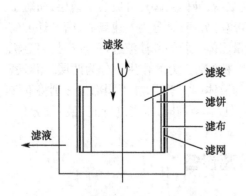

图 12-2 滤过式离心机工作原理图

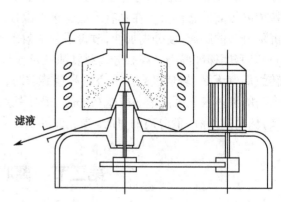

图 12-3 滤过式离心机结构示意图

(2) 沉降式离心机:沉降式离心机的转鼓壁上无孔,它是利用悬浮液中液体与固体比重的不同,在转鼓高速旋转时,液体与固体借离心力的作用,以不同的速度向转鼓壁上沉降。有的沉降式离心机滤渣借螺旋输送器送出,滤液自溢流口排出。这种离心机用于分离易滤滤浆和一般滤浆中固相比重相差较大的物料的滤干,以及分散度较高的无定形不溶性物料。

(3) 澄清式或分离式离心机:鼓壁上无孔,具有极大的转速,一般在 4000r/min 以上,分离因数在 3000 以上的离心机。对于乳浊液的分离,则液体按轻重分层,重者在外,轻者在内,各自从适当位置引出。如管式高速离心机。

3. 按操作方式的不同分类 可按照加料、分离、洗涤、卸渣的操作方法的不同分以下两种。

（1）间歇式离心机：是指转鼓对所承载的被分离而截留的物料有一定质量限度的离心机。可根据需要延长或缩短过滤时间，主要用以固 - 液悬浮混合液的分离。

（2）连续式离心机：整个设备的操作均在连续化状态下，用于固 - 液悬浮液和液 - 液乳浊液的分离。

工业用离心分离机按结构和分离要求，可分为过滤离心机、沉降离心机和分离机三类。工业离心机仅适用于分离低浓度悬浮液和乳浊液，包括碟式分离机、管式分离机和室式分离机。另一类实验分析用的分离机，可进行液体澄清和固体颗粒富集或液 - 液分离，分离粒度达 $0.1\sim0.5\mu m$。常用的试管分离机转速为 3000~20 000r/min，装等量料液的玻璃试管对称插入摆架或角形转子的凹穴中，在离心力作用下料液在试管内沉降分层。超高速分析用分离机采用小直径沉降转鼓。这类分离机有常压、真空、冷冻条件下操作的不同结构型式。

另外，按卸料方式分类有人工卸料离心机、重力卸料离心机、刮刀卸料离心机、活塞推料离心机、螺旋卸料离心机、离心卸料离心机、振动卸料离心机、进动卸料离心机等。按转鼓主轴轴线的空间位置分类有卧式离心机、立式离心机等。

（二）常用离心机的基本结构及工作原理

离心分离机由机身、传动装置、转鼓、集液盘、进液轴承座组成。转鼓上部是挠性主轴，下部是阻尼浮动轴承，主轴由联接座缓冲器与被动轮连接，电动机通过传送带、张紧轮将动力传递给被动轮、从而使转鼓绕自身轴线超速旋转。形成强大的离心力场。物料由底部进液口射入，离心力迫使料液沿转鼓内壁向上流动，且因料液不同组分的密度差而分层。

1. 卧式螺旋离心机

（1）卧式螺旋离心机的基本结构：卧式螺旋离心机的基本结构由三个部分组成：转筒部分、螺旋推料器和驱动装置。整个设备由固定部分和运转部分两大部分组成。

（2）卧式螺旋离心机的主要应用及特点：工作原理图如图 12-4 所示。主要有脱水用卧式螺旋离心机和澄清用卧式螺旋离心机，前者较后者转速低，螺径大，螺距大。应用化工、轻工、食品、制药和环保行业，适用对悬浮液的液体澄清、固体脱水及粒度分级和废水处理等，并进行有效的沉渣输送。具有可连续分离操作，对物料的适应性强。

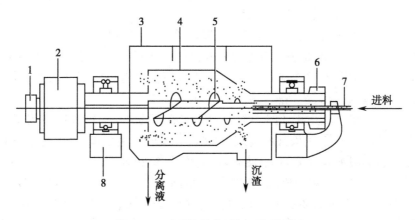

图 12-4 卧式螺旋离心机工作原理图
1. 皮带轮 2. 差速器 3. 机壳 4. 转鼓 5. 螺旋输送器 6. 皮带主轮 7. 进料管 8. 机座

在选用时考虑的几个方面：①对于易分离物料的固相脱水，可以得到含液量较低的固体；②对于细粒级难分离的悬浮液，采用高分离因数，大长径比的螺旋离心机来完成；③对于固相浓度大的液 - 液 - 固三相悬浮液可采用特殊结构的螺旋离心机来完成；④对固相颗粒粒度分级，适当的分离因数和合理的结构来实现。

2. 碟式离心机

（1）碟式离心机分离设备结构与应用：碟式离心机是以叠加在一起的锥形碟片在高速旋转过程中对物料进行分离的设备，主要用于液 - 液乳浊液分离和固 - 液悬浮液的分离，应用于乳品加工、淀粉提取等生产领域。

（2）碟式离心机的工作原理与结构

1）工作原理：分离机高速旋转形成一个强大的离心力场，料液在强大的离心力场的作用下，由于物料的密度差的存在，重组分受到了较大的离心力沿着锥形碟片下表面滑移出沉降区，进入混流过渡区并汇聚喷嘴排出机外；而轻组分因受到的离心力较小，汇聚向心泵室后排出机外，完成整个过程。

2）碟式离心分离机的主要结构：由转鼓、机壳、传动系统、控制系统和机座组成。转鼓是碟式机的主要部件，由转鼓体、分配器、碟片、转鼓盖、锁环等组成。碟片呈倒锥形，锥顶角 60°~100°，间距在 0.3~10mm。结构实物图如图 12-5 所示。

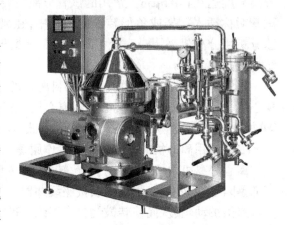

图 12-5　碟式离心分离机结构实物图

碟式离心机的驱动结构使离心机转子高速旋转，是离心机设计中的核心技术之一，应保证离心机可靠地运行，具有较高的分离效率、高质量的分离效果。离心机的驱动结构应具有如下的基本要求：①工作转速范围内振动小，运行稳定可靠；②转速精度高；③升降速快；④噪音低；⑤体积小，结构简单。

3. 旋液离心分离机械与设备

（1）旋液离心分离机械结构：其也是一种离心沉降式分离器，其结构紧凑，操作维修方便，可实现连续操作，造价低廉，使用寿命长。

（2）旋液离心机分离原理：结构及工作原理如图 12-6、图 12-7 所示。在互不相溶且具有密度差的液体混合物以一定的方式及速度从入口进入旋液分离器后，在离心力场的作用下，密度大的相被甩向四周，并顺着壁面向下运动，作为底流排出；密度小的相向中间迁移，并向上运动，最后作为溢流排出，达到液 - 液分离的目的。

4. 三足式离心机　其适用于悬浮液中固体和液体的分离。操作时在周壁有孔的转鼓内侧衬以滤布作滤过介质，料液加到转鼓内，借高速旋转产生的离心力，是滤液通过滤布甩到外壳中收集，固体则残留在滤布上，使固体与液体得到分离。

5. 上悬式离心机　该离心机的原理和适用范围同三足式离心机，其转鼓为上置的电动机所带动。该机的转鼓必须保持垂直，进料必须均匀，且一般在转鼓缓慢旋转时才能加料。为了洗涤滤饼，多装有喷洒管，将洗涤液喷洒于滤饼上。洗涤完毕，卸料时先将离心机停止转动，由转鼓底部卸出滤饼。

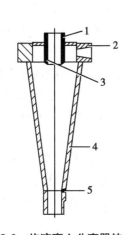

图 12-6　旋液离心分离器结构简图
1.尾水管　2.喷嘴　3.圆柱体　4.圆锥体　5.底流嘴

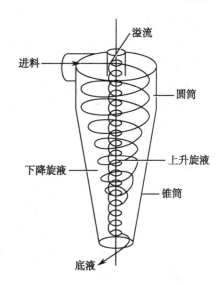

图 12-7　旋液离心分离器工作原理图

上悬式离心机克服了三足式离心机的缺点。其优点是:转鼓在旋转时较平稳;卸除滤饼较方便;支承和转动装置在上部不与液体接触,而不易受到腐蚀,较易检修。

6.卧式离心机　卧式离心机的种类较多,性能及外形各异。卧式离心机,利用高速旋转的转鼓产生离心力把悬浮液中的固体颗粒截留在转鼓内并在力的作用下向机外自动卸出;同时在离心力的作用下,悬浮液中的液体通过过滤介质、转鼓小孔被甩出,从而达到液固分离过滤的目的。

卧式离心机具有同类产品无可比拟的价格优势,而且该机设计技术先进、性能稳定、结构简单、维修方便、占地面积小、能自动连续工作、处理量大、原料利用率高的优点。

卧式离心机主要适用于化工、医学、食品、淀粉等行业,主要处理密胺树脂、维生素、抗生素热处理油等。一般种类有卧式刮刀卸料离心机、卧式螺旋过滤卸料离心机、卧式沉降过滤离心机,卧式自动离心机等。

7.管式超速离心机　管式超速离心机的转速可达 8000~50 000r/min,是具有很高分离效果的离心机,分离因数 a 值大于 50 000,能分离一般离心机难以分离的物料,特别适用于分离乳浊液、细粒子的悬浮液或分离两种密度不同的液体。其结构如图 12-8 所示。

管式超速离心机的转鼓为一空心的金属管,其直径一般不大于 200mm。这种管状的转鼓可以大大增加它的转速,但是不过度增加转鼓壁的压力,故可以获得很大的离心力。此外,悬浮液在管状转鼓中行程长,可以改善沉降条件。由于转速很快为保持平衡,转鼓

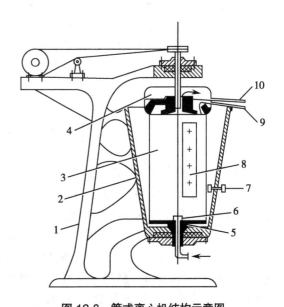

图 12-8　管式离心机结构示意图
1.机座　2.外壳　3.转鼓　4.上盖　5.底盘　6.进料分布盘　7.制动器　8.桨叶　9、10.重轻出液口

悬在挠性轴上。

使用时,将待分离的物料经入口管压入快速旋转的鼓内,料液则被甩向鼓壁。为了使料液紧密地随鼓壁转动,在鼓内装有三块或四块挡板。转鼓上方有相互隔离的用以排出轻液、重液的小孔。鼓的上面有两个分开的为排出轻、重液体用的分隔室,轻、重液体则分别从轻、重液隔室的排出口排出,沉淀物则黏附于转鼓内壁上。

8. 碟式离心机　其原理与管式超速离心机相似。以轴带动复叠的钢制碟盘,每个碟盘上有数个孔眼,物料从下面通过碟盘上的孔眼而向上移动,经离心力作用将轻、重液分离。重液沿机壁出口流出,轻液则沿内侧出口流出。其转速一般为每分钟 10 000 转以上。使用时应注意管内重量对称,以免损坏设备。

此外,实验室一般常用离心沉淀机,由数个对称的离心管盛装待分离物料。使用时同样要注意管内装料重量对称,偏重则损坏设备。目前,一些生化制药厂还使用真空冷冻离心机,其转速可达每分钟 60 000 转,离心温度可降至 −40℃。离心机在真空、密闭条件下运转,管内容量最多装 1L 左右。适用于对热敏感物料的分离。

二、离心机的选择

离心分离机有一个绕本身轴线高速旋转的圆筒,称为转鼓,通常由电动机驱动。悬浮液(或乳浊液)加入转鼓后,被迅速带动与转鼓同速旋转,在离心力作用下各组分分离,并分别排出。通常,转鼓转速越高,分离效果也越好。

我们在选择离心机前,首先要知道被处理物料的性质参数,如化学成分、黏度、pH、物料属悬浮液还是乳浊液以及它们的固、液相浓度,物料的固体粒子的粗或细,操作温度等。综合分析物料特性以及分离的要求,如对滤渣(沉渣)含湿量和滤液(分离液)澄清度的要求,初步选择采用哪一类离心分离机。然后按处理量和对操作的自动化要求,确定离心机的类型和规格,最后经实际试验验证。

通常,对于含有粒度大于 0.01mm 颗粒的悬浮液可选用过滤离心机;对于悬浮液中颗粒细小或可压缩变形的,则宜选用沉降离心机;对于悬浮液含固体量低、颗粒微小和对液体澄清度要求高时,应选用分离机。过滤离心机可获得较干的滤渣,并可洗涤滤渣。如采用刮刀卸渣时,有些颗粒会破碎。一种离心分离机不能满足分离的几项要求时,可选几种离心分离机配合使用。

第三节　应　用　实　例

离心分离技术在口服溶液制备中,与一般的醇沉法相比,缩短了工艺流程,并节约了大量有机溶剂乙醇,生产更安全,并减少了有效成分丢失;在中药固体制剂中,传统的水提醇沉法进行除杂有不少有效成分也随沉淀丢失,而离心技术代替醇沉法,药物各方面特性如溶化性、澄明度,产品质量都更优,并且该技术在制粒、包衣等方面也有应用;在溶剂萃取方面利用离心技术解决了乳化现象;在浓缩过程中,离心薄膜浓缩技术传热系数高,浓缩比高,物料受热时间短,有效成分含量基本保持不变的优点,尤适热敏性物质;在超滤工艺中,超滤前采用高速离心法进行药液的预处理,能有效地减少膜的污染程度,提高系统的生产能力,减少清洗次数,提高超滤效率,延长膜的使用寿命;在超细粉碎方面,离心技术在中药材的超细粉碎及其粉末分级上都有广泛的应用;另外该技术与不同提取工艺、分离技术、纯化技术结合,也同样产生积极的影响,利于中药现代化。

实例 12-1　栝楼中天花粉蛋白的提取分离

栝楼(学名:*Trichosanthes kirilowii* Maxim)为葫芦科栝楼属的一个种。根(中药名天花粉)、果(中药名栝楼实)、果皮(中药名栝楼皮)、种子(中药名栝楼仁)都供药用,有解热止渴、利尿、镇咳祛痰等作用。

栝楼根中含有糖类化合物即天花粉多糖,有明显的免疫调节作用,能增强免疫活性,具有显著的抗肿瘤和细胞毒活性。多糖主要由葡萄糖、半乳糖、果糖、甘露糖、木糖和少量蛋白质组成;其根中亦含有一定量蛋白质:天花粉蛋白(trichosanthin),是中期妊娠引产的有效蛋白质,亦具有抗葡萄胎活性及抗艾滋病(AIDS)的活性,免疫抑制和抗肿瘤作用。目前天花粉蛋白的分离方法如丙酮分级沉淀、离子交换层析、凝胶过滤法都存在着提取纯度不高、蛋白易失活、生产周期长、成本高等缺点。由于栝楼的块根中天花粉蛋白的含量较低,使得天花粉蛋白的纯品价格非常昂贵。因此,研究出一套有效而廉价的分离纯化天花粉蛋白的方法,将加速天花粉蛋白的工业化生产,具有良好的社会价值及经济效益。

提取方法:分级乙醇沉淀提取法 + 离心沉降分离法

所用仪器、设备:榨汁机;离心分离机;冷冻干燥机

工艺操作步骤:如图 12-9 所示。

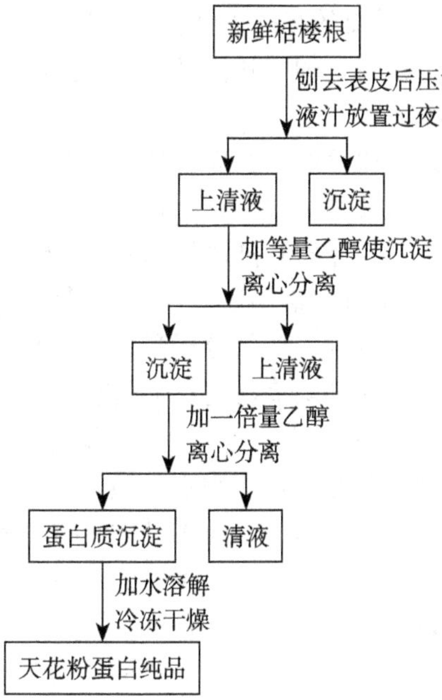

新鲜栝楼根经压榨后,液汁含有较细小的杂质和纤维组织,呈悬浮液状态,并且蛋白质分子在乙醇中也成明胶状,用一般的滤过方法难以除尽,故选用离心分离技术,可快速分离沉淀,溶液澄清度更好。既节约时间,又可省去其他分离方法繁杂的工序,且分离效果更好。

图 12-9　栝楼中天花粉蛋白的提取分离工艺流程图

实例 12-2　龙葵多糖的提取、分离和纯化

龙葵,为茄科茄属一年生草本植物,我国各地均有分布,易采集。龙葵性寒,味苦,微甘,具有小毒,归肺、胃、膀胱经,有清热解毒、活血散瘀、利水消肿、止咳祛痰的功效。总碱及其中的龙葵碱、澳洲茄胺具有明显的抗肿瘤、镇痛、解热、抗炎及降压作用;其水溶性的药理活性物质主要是多糖,具有较好的抗肿瘤作用。多糖作为药物使用始于 1943 年,由于具有毒副作用小,细胞毒性小等优点,近年来研究极为广泛,伴随着分子生物学的飞速发展,多糖的多种生物活性逐渐被人们所认识,尤其是其独特的抗肿瘤作用日益引起人们的重视,并已成为研究热点。

提取方法:水提醇沉法 + 离心分离法

仪器、设备:多功能提取罐;离心沉降机;电热鼓风干燥箱

工艺步骤:如图 12-10 所示。

从待分离中药的有效成分组成看,多糖属于极性高分子化合物,溶于水或酸、碱、盐溶

液,而不溶于醇、醚、丙酮等有机溶剂。当药液经过滤浓缩以后,加入乙醇使其有效成分沉淀析出,大分子化合物用一般的过滤不能有效分离,而采用离心分离法,可以快速有效分离,省时省力,所得药物质量也更好。

实例 12-3　佛手挥发油的提取

佛手(Bergamot)学名(*Citrus medica* L.var.*sarcodaclis* Swingle),其性味辛、苦、酸、温,有疏肝理气、和胃止痛之功效。我国佛手的主要栽培地区有广东、福建、四川、云南和浙江等地。佛手的挥发油含量可达1.6%,是重要的高档香料植物。在国外,佛手挥发油作为一种名贵的香料油,已被广泛应用于食品和化妆品中。

佛手挥发油主要成分是黄酮类化合物、内酯类化合物以及香豆精类化合物,具有芳香理疗、护肤、消炎、抗菌、降压和抗癌等功效,其提取方法通常有冷榨法、水蒸气蒸馏法、有机溶剂萃取法、同步蒸馏 - 萃取法和超临界 CO_2 萃取等。采用冷榨法可以得到一些低分子量的化合物,所得挥发油香味浓,质量较好,国外大都采用此法。采用超临界 CO_2 萃取技术所提取的挥发油,具有质量好、得率高的优点,但由于提取工艺所需费用较高,目前在生产上应用较少。佛手挥发油的香型为典型的古龙香水香型,具有名贵和高雅的特点。因此,法国、德国、意大利和美国等国家,已将佛手挥发油作为一种名贵的天然香料,广泛应用于各类高档的化妆品和食品中。

提取方法:压榨法 + 冷却离心分离法

仪器、设备:粉碎机;压榨机;离心分离机

工艺步骤见图 12-11:

挥发油属于低分子量的化合物,与其他植物成分如细胞组织、黏液质、鞣质、水分等性质不同,沉降费时,操作麻烦,且不易分离完全,采用冷却离心可以减少挥发,并且油分更好分离。

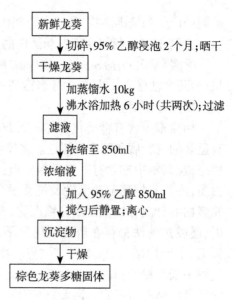

图 12-10　新鲜龙葵中多糖的提取、分离工艺流程图

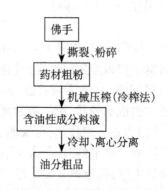

图 12-11　佛手挥发油提取工艺流程图

(何宇新)

第十三章 醇沉(或水沉)法

> **学习目标**
> 1. 掌握醇沉(或水沉)分离法工艺原理及操作方法。
> 2. 熟悉醇沉(或水沉)分离法的应用特点。
> 3. 了解醇沉(或水沉)分离法的含义。

第一节 概 述

水提醇沉(醇沉)是常用的中药提取精制工艺,广泛用于中药产品的生产过程中。中药水提液经浓缩后在常温或低温下加入乙醇进行醇沉,乙醇既作为溶剂,溶解浓缩液中的有效成分,又作为沉淀剂来沉淀某些杂质。自20世纪50年代应用于中药流浸膏生产以来,醇沉工艺已成为中药浸膏的精制处理"通法"。同样,醇提水沉(水沉)法应用也很广泛。

一、醇沉(或水沉)的定义

醇沉系指将药材加水煎煮提取,然后将提取液适当浓缩,向其中加入适量乙醇使达一定含醇量,某些成分在醇溶液中溶解度降低析出沉淀,固液分离后使水提液得以精制的方法。

水沉系指将药材用一定浓度的乙醇提取,回收部分乙醇后,再加水处理,并静置冷藏一定时间,可使杂质沉淀而除去。

二、工艺原理

水煎煮能提取出生物碱盐、苷类、有机酸类、氨基酸、多糖类等,同时一些水溶性杂质也一并提出,如淀粉、蛋白质、黏液质、鞣质、色素、无机盐等。在水煎液中加入一定量的醇可改变某些杂质的溶解度,可以将杂质全部或部分地除去。一般乙醇浓度达到50%~60%可除去淀粉等杂质,达75%时可以除去蛋白质、多糖等,达到90%可使蛋白质沉淀得较为完全,但鞣质、水溶性色素去除效果较差。而中药中的有效成分如生物碱、有机酸等在此浓度的醇溶液中溶解度都比较大。

药材用乙醇为溶剂提取,可减少淀粉、蛋白质、黏液质等成分的浸出,加水处理后可除去醇提液中树脂、脂溶性色素等杂质。此方法易使醇溶性有效成分因水溶性差而被一起沉淀除去。

第二节 操 作 方 法

醇沉法一般操作过程是将中药水提液浓缩至一定浓度,冷却后在搅拌下加入乙醇使达规定含醇量,密闭冷藏,滤过,滤液回收乙醇,得到精制液。水沉法一般操作过程是将中药醇提液回收适量乙醇,加入适量水,搅拌后静置,密闭冷藏,滤过,滤液回收乙醇并适当浓缩,得到精制液。以下就醇沉法具体操作要求作一介绍。

一、药液的浓缩

浓缩液的黏度通常与浓度成非线性正比例关系,与温度成非线性反比例关系。若浓缩液比重过大,温度过低,则因过于稠黏难以分散而影响与乙醇的混匀,影响醇沉效果,且有效成分易包裹于沉淀中而造成损失。但浓缩液比重过小,体积就大,乙醇的用量相应增加,乙醇损耗及回收耗费的能源就随之上升。在确保醇沉效果的前提下,浓缩液的比重宜取较大值,一般相对密度控制在 1.15~1.25(20℃)之间,有的甚至达 1.3。醇沉前浓缩液温度高,投入的乙醇就容易挥发,故一般将浓缩液冷却至 20~30℃ 才注入乙醇开始醇沉操作。

二、加醇方式

醇沉液的含醇量高低与其中药物有效成分的溶解有着密切的关系,一般药液中含醇量达 50%~60% 可除去淀粉等杂质,含醇量达 75% 以上多糖、蛋白质可沉淀除去。随着醇沉液含醇量的增加沉淀加快,因此应合理选择醇沉液的含醇量并控制乙醇的添加速度。

若醇沉一开始就加入大量高浓度乙醇,如搅拌不匀未能及时将乙醇分散,造成局部区域含醇量过高,淀粉、蛋白质类迅速沉淀并包裹浓缩液,随着乙醇的增加包裹层质地越来越致密而难以搅散,势必影响醇沉效果。特别是含淀粉、蛋白质、多糖类成分多的浓缩液,甚至搅拌均匀也难以克服上述弊端。因此,添加乙醇的速度不宜过快,更忌快速倾泻,应控制一定的速度边快速搅拌边缓缓加入,最好采用机械法以保证连续和均匀,使醇沉液以逐渐递增方式提高含醇量。

醇沉操作时宜用高浓度的乙醇,以免醇沉液体积过大,减少杂质的溶解量以及给回收醇带来的压力;若醇沉液含醇量低,则能用乙醇浓度亦可相应低些。

有的品种因一次醇沉提取或杂质沉淀不完全,特别是容易产生包裹浓缩液现象的品种,在一次醇沉并静置过夜后吸取上清液,再加入乙醇和残留的沉淀物充分搅拌后静置沉淀,上述操作重复 1~2 次。显然,醇沉次数多,醇沉操作周期就长,乙醇的用量、单耗、能耗相应增多,故醇沉次数不宜多,多次醇沉只有在不得已时才采用,一般应尽可能提高一次醇沉的效率。

醇沉时间与罐内液温有直接关系。醇沉温度低,沉淀物析出与沉降的速度加快,应需的静置时间短,反之则长。

三、醇用量计算

加醇量的多少大大地影响着产品的质量,因此在醇沉操作前应做好醇用量的计算。分次醇沉时,加醇量计算可按下式进行:

$$x = \frac{C_2 \cdot V}{C_1 - C_2} \qquad \text{式(13-1)}$$

式中,x 为需加入浓乙醇的体积(ml),V 为浓缩药液的体积(ml),C_1 为浓乙醇的含醇量(%),C_2 为所需达到的含醇量(%)。

对于梯度递增方式逐步提高乙醇浓度,醇沉时加醇量的计算公式为:

$$x_n = \frac{(V + x_1 + x_2 + \cdots + x_{n-1})(C_N - C_{N-1})}{C_n - C_N}$$ 式(13-2)

式中,x_1、x_2、$\cdots x_{n-1}$、x_n 分别为第 1、2、$\cdots n-1$、n 次醇沉时加入浓乙醇的体积(ml),V 为浓缩药液的体积(ml),C_N 为第 n 次醇沉时所需的含醇量(%),C_{N-1} 为第 $n-1$ 次醇沉时所需含醇量(%),C_n 为第 n 次醇沉时所用浓乙醇的含量(%)。

测量乙醇本身的浓度时,乙醇计的标准温度为 20℃,如果乙醇温度不是 20℃,应作温度校正。根据实验证明,温度每相差 1℃,所引起的百分浓度误差为 0.4。即:

$$C_实 = C_测 + (20 - t) \times 0.4$$ 式(13-3)

式中,$C_实$ 为乙醇的实际浓度(%),$C_测$ 为乙醇计测得的浓度(%),t 为测定时乙醇本身的温度。

四、冷藏与处理

加入醇后,一般需密闭冷藏 24~48 小时,以防止乙醇挥发,促进析出沉淀的沉降。沉淀完全后,根据沉淀的性质,多采用滤过的方法,使滤液与沉淀物分离,并且要采用适量乙醇(浓度与药液中的乙醇浓度相同)洗涤沉淀,以减少有效成分在沉淀中的包裹损失。然后根据实验目的,若沉淀是有效成分,则把沉淀物进一步纯化、收集,若沉淀是杂质,则弃去沉淀物。如果滤液中仍有需要分离的成分,重复上述操作,直到达到分离目的为止。醇沉反应完成后,回收乙醇,即可得到精制液。

第三节 醇沉(或水沉)法的应用特点

醇沉法在中药制剂生产中应用比较普遍,并被我国药典中的一些品种采用,如甘草流浸膏、益母流浸膏等的制备。

醇沉法的应用特点主要有:

(1) 可以在一定程度上除去杂质、使提取液得以精致,达到减少服用剂量、方便制剂的目的,多用于临床疗效确切、有效成分不明确的中药。

(2) 乙醇沸点适中,回收后可反复使用,并具有杀菌作用,经过乙醇处理的物料不易发霉变质。

(3) 醇沉的使用也要慎重,因为醇沉通常是将极性大分子成分沉淀除去,其中的许多成分是具较强生理活性的,如多糖类成分;有时醇沉将淀粉、多糖除去,制剂成型时又额外加入淀粉、糊精,造成浪费。

(4) 对纯度要求较高的品种,醇沉工序仅仅只是初级分离,尚需进一步提纯处理。

第四节 应用实例

实例 13-1 玉米须多糖水提醇沉法提取工艺研究

玉米须是禾本科作物玉米的干燥花柱和柱头,为《中华人民共和国卫生部药材标准》1985 版(一部)收录的常用药材品种之一,我国 1977 年版药典曾经收录,《中药大辞典》《全国中草药汇编》等当代中医药典籍中均有玉米须的药用记载。玉米须性平、味甘,具有利尿、泄热等功效,可用于治疗肾炎、胆结石、糖尿病等症。现代药理研究表明,玉米须具有显著的抑菌、降血压、增强免疫力、抗肿瘤等作用。

玉米须中含有植物甾醇、多糖、生物碱、黄酮、皂苷、有机酸等多种成分,本例以提取率为考察指标,研究了玉米须粗多糖的最佳提取工艺条件。

首先对提取次数、提取时间、料液比及乙醇浓度 4 个因素进行单因素试验,在此基础上安排 $L_9(3^4)$ 正交试验,以玉米须中多糖提取率为考察指标,筛选玉米须粗多糖的最佳提取工艺条件、因素水平见表 13-1,正交试验方案及结果见表 13-2。

表 13-1　玉米须多糖水提醇沉法因素水平表

水平	因素			
	A	B	C	D
	提取次数(次)	提取时间(h)	料液比	乙醇浓度(%)
1	2	0.5	1:14	65
2	3	1.0	1:16	70
3	4	1.5	1:18	75

表 13-2　玉米须多糖水提醇沉法正交试验表

试验号	A	B	C	D	提取率(%)
1	1	1	1	1	2.82
2	1	2	2	2	3.08
3	1	3	3	3	3.15
4	2	1	2	3	4.00
5	2	2	3	1	3.79
6	2	3	1	2	3.96
7	3	1	3	2	4.12
8	3	2	1	3	4.47
9	3	3	2	1	4.23
K_1	9.05	10.94	11.25	10.84	
K_2	11.75	11.34	11.31	11.16	
K_3	12.82	11.33	11.06	11.62	
R	0.35	0.13	0.08	0.26	

通过正交试验可以确定,各因素对玉米须多糖提取率的影响程度大小如下:提取次数 > 乙醇浓度 > 提取时间 > 料液比。综合分析确定了玉米须多糖的最佳提取工艺条件为提取次数 4 次,提取时间 1 小时,料液比 1:16,乙醇浓度 75%。经验证试验得到粗多糖提取率达 4.68%。

实例 13-2　不同水提醇沉法纯化丹参总酚酸工艺的研究

丹参为唇形科鼠尾草属植物丹参(*Salvia miltiorrhiza* Bge)的干燥根及根茎,是活血化瘀的常用中药,广泛应用于治疗心血管疾病的中药复方中。

丹参的有效部位有两类,即脂溶性丹参酮类和水溶性丹参酚酸类。现代医学认为,丹参酚酸类成分能够缩小心肌梗死的范围,减轻其病情,对大鼠心肌缺血、再灌注损伤具有保护作用,同时有明显的抑制血小板聚集、抗凝、溶纤及降低血脂、抗动脉粥样硬化的作用。该类化合物主要有丹酚酸、丹参素、原儿茶醛、原儿茶酸等,其中丹参素和原儿茶醛是丹参水溶性成分中的主要药效成分。现有丹参的纯化工艺多为水提醇沉法,本例以丹参素和原儿茶醛的转移率及在固形物中的含量作为指标,比较了四种水提醇沉法纯化丹参总酚酸的工艺。

1. 丹参水提取液的制备 取丹参粗粉适量,用 10 倍量的蒸馏水浸泡过夜,然后于 100℃下煎煮 1.5 小时,放冷后滤过。药渣以此条件再煎煮 2 次,合并 3 次滤液。

2. 一次醇沉法

(1)醇沉前水提液 pH 为 2.0:将丹参水提液减压浓缩至浓度为 1g 生药值,用浓盐酸调 pH 至 2.0,缓慢搅拌下加入一定量 95% 乙醇,使药液乙醇浓度升为 60%,4℃冷藏 24 小时,抽滤。将滤液稀释后,测指标成分的含量。然后将滤液水浴挥干,在 105℃干燥 3 小时至恒重,精密称量固形物重量,计算固形物中指标成分的含量。

(2)醇沉前水提液 pH 为 4.0:将丹参水提液减压浓缩至浓度约为 1g 生药 /ml,用浓盐酸调 pH 至 4.0,其他操作同上。

3. 二次醇沉法

(1)第一次醇沉浓度为 70%:将丹参水提液减压浓缩至浓度约为 1g 生药 /ml,缓慢搅拌下加入一定量 95% 的乙醇,使药液乙醇浓度升为 70%,4℃冷藏 24 小时,抽滤。缓慢搅拌下在滤液中再加入一定量 95% 的乙醇,使药液乙醇浓度升为 85%,4℃冷藏 24 小时后抽滤。将滤液稀释后,测指标成分的含量。然后将滤液水浴挥干,在 105℃干燥 3 小时至恒重,精密称量固形物重量,计算固形物中指标成分的含量。

(2)第一次醇沉浓度为 75%:第一次醇沉时使药液乙醇浓度升为 75%,其他操作同上。

各实验指标成分的转移率及在固形物中的含量结果见表 13-3。

表 13-3 四种方法对指标性成分转移率及在固形物中含量的影响(%)

项目	丹参素		原儿茶醛	
	转移率(%)	固形物中含量(%)	转移率(%)	固形物中含量(%)
一次醇沉①	96.7	1.4	93.2	0.07
一次醇沉②	94.9	1.2	90.4	0.07
二次醇沉①	90.2	1.9	94.9	0.12
二次醇沉②	95.4	1.6	95.3	0.10
母液	—	0.89	—	0.05

这四种方法中丹参素和原儿茶醛的转移率都达到了 90% 以上,说明醇沉法在对丹参水提液进行精制时水溶性成分丹参素和原儿茶醛的损失比较小。二次醇沉的指标成分在固形物中的含量要大于一次醇沉,说明二次醇沉可以更好地去除杂质。醇沉前随 pH 的降低,丹参素在固形物中含量增高。二次醇沉时,第一次醇沉调节的醇浓度低,对水溶性成分损失较小,在固形物中的含量高。实验结果表明醇沉前 pH 调为 2.0 并采用二次醇沉工艺条件最佳。

(关 枫)

第十四章 大孔吸附树脂分离法

> **学习目标**
> 1. 掌握大孔吸附树脂分离法的原理和操作步骤。
> 2. 熟悉大孔吸附树脂的分类及其应用范围。
> 3. 了解大孔吸附树脂分离的影响因素。

第一节 概 述

一、大孔树脂的定义

大孔树脂（macroporous resin）又称全多孔树脂或大孔吸附树脂，属于功能高分子材料，是吸附树脂的一种。大孔树脂是由聚合单体（如苯乙烯等）和交联剂、致孔剂、分散剂等添加剂经聚合反应制备而成，聚合物形成后，致孔剂被除去，在树脂中留下了大大小小、形状各异、互相贯通的孔穴。因此大孔树脂在干燥状态下其内部具有较高的孔隙率，且孔径较大，在 10~1000nm 之间。大孔吸附树脂分离法是利用大孔吸附树脂的多孔结构和选择性吸附功能，从混合物（如中药提取液）中分离出所需的成分（如中药单体有效成分或有效部位）的方法。

大孔吸附树脂的结构具有如下特点：①具有三维空间立体结构的网状有机高分子骨架，在网状骨架上可联接各种功能基团，如极性调节基团、离子交换基团和金属螯合基团等；②具有多孔结构，比表面积大，孔径大，为物理孔，在 10~1000nm 之间；③外观一般为直径在0.3~1.0mm 的球状颗粒，具有一定的机械强度，密度略大于水；④具有吸附功能，能选择性吸附气体、液体或液体中的某些物质；⑤为有机高分子聚合物。

大孔吸附树脂是在离子交换树脂的基础上发展起来的。1935 年英国的 Adams 和Holmes 发表了由甲醛、苯酚与芳香胺制备的缩聚高分子材料及其离子交换性能的工作报告，从此开创了离子交换树脂领域。20 世纪 50 年代末合成了大孔离子交换树脂，是离子交换树脂发展的一个里程碑。20 世纪 60 年代末合成了大孔吸附交换树脂，并于 20 世纪 70 年代末用于中草药有效成分的分离，但我国直到 20 世纪 80 年代后才开始有工业规模的生产和应用。大孔吸附树脂目前多用于工业废水处理，食品添加剂的分离精制，中草药有效成分、维生素和抗生素等的分离提纯，化学制品的脱色，血液的净化等方面。近年来又出现了第二代大孔吸附树脂，它保留了第一代大孔吸附树脂的优点，同时交换容量和机械强度有所提高。

二、大孔树脂的吸附分离原理

（一）吸附概念

吸附是指固体或液体表面对气体或溶液中溶质的吸着现象。它可分为物理吸附和化学吸附两类。物理吸附是靠分子间作用力相互吸引的，在一般情况下吸附热较小，如活性炭吸附气体，被吸附的气体可以很容易地（特别是升高温度时）从固体表面放出，并不改变气体和吸附剂的性状，因此物理吸附是一种可逆过程。化学吸附是以类似于化学键的力相互吸引的，在一般情况下吸附热较大，由于其活化能高，所以有时称为活化吸附。被吸附的物质往往需要在很高的温度下才能放出，且放出的物质往往已经发生了化学变化，不再具有原来的性状，所以化学吸附大都是不可逆的过程。化学吸附和物理吸附有基本区别，但有时很难严格分开，两者可以同时在固体表面上进行。同一物质，可能在较低的温度下进行物理吸附，在较高的温度下进行化学吸附。

（二）吸附原理

吸附作用是一种表面现象，是吸附表面界面张力缩小的结果。吸附剂表面积越大，吸附能力就越高，对物质的吸附量就越多；吸附剂周围的被吸附物质浓度越高，在饱和吸附量范围内，吸附量也就越大；能使吸附表面界面张力降低越大的溶质，越容易被吸附剂吸附。虽然一切固体表面对流体都有吸附作用，但工业上应用的吸附剂，都是具有巨大的内表面的物质（外表面仅占总表面的一小部分），如大孔吸附树脂的比表面积一般在 $100\sim1000m^2/g$。

吸附剂与液体接触吸附其中的溶质的机制在于：吸附剂内部每一个质粒的周围，都被其他质粒包围着，作用力彼此抵消，但在吸附剂表面上的质粒不同，其作用力没有全部被抵消，剩下的作用力在表面产生吸附力场，这种力场是产生界面张力的根源，可以来源于范德华力、氢键、静电引力等。该力场可以从溶液中吸附其他物质的质粒，被吸附在吸附剂表面上的质粒受到分别来自于吸附剂表面的吸附力和溶剂的脱吸附力的共同影响，因此每一质粒既可能吸附在吸附剂表面，又有可能重新回到溶剂中去。在宏观上，当吸附达到一定程度后，如果从溶液中吸附到吸附剂表面的质粒数，与从吸附剂表面脱吸附到溶液中去的质粒数相同，那么此时就建立吸附平衡。被吸附物质的浓度、吸附时温度、压力、溶剂、吸附剂品种都与吸附平衡有很大关系。

大孔吸附树脂是一种有机高分子吸附剂，具有一般吸附剂的共性。大孔吸附树脂能借助范德华力、氢键等从溶液中吸附各种有机物质，其吸附能力不仅与树脂本身化学结构和物理性能有关，而且与溶质和溶液的性质有关，一般遵循"类似物容易吸附类似物"的原则，非极性树脂适宜于从极性溶液中吸附非极性物质；强极性树脂则相反；中等极性树脂，不但能从非水介质中吸附极性物质，而且能从极性介质中吸附非极性物质。

（三）大孔吸附树脂吸附动力学

1. 吸附平衡　当大孔吸附树脂在一定条件下从溶液中吸附某种物质时，存在着大孔吸附树脂对溶液中该物质的吸附和溶剂对该物质的脱吸附之间的竞争。在开始时，吸附速度大于脱吸附速度，吸附量增加很快，但随着时间的延长，脱吸附速度逐渐增大，吸附量增加越来越慢，经过足够长的时间后，吸附速度和脱吸附速度相等，吸附量不再增加，这时大孔吸附树脂达到了动态平衡，即吸附平衡。

大孔吸附树脂从溶液中吸附物质一般为单分子层吸附，其吸附规律一般符合 Langmuir 公式：

$$V = \frac{V_m aC}{1 + aC} \qquad\qquad 式(14\text{-}1)$$

式中,V 为吸附量;V_m 为大孔吸附树脂的最大吸附量;C 为溶液中被吸附物质的浓度,a 为 Langmuir 常数。

通常 $aC \ll 1$,则: $\qquad V = V_m aC = KC$(K 取决于具体吸附条件) 式(14-2)

溶液吸附平衡有时也用 Freundlich 公式来表示,即

$$V = KC^{1/n} \qquad\qquad 式(14\text{-}3)$$

式中 K、n 为常数。该公式为半经验公式,比较简单。

对于吸附量为 V 的大孔吸附树脂,如果要使 X 升溶液中被吸附物质的浓度由 C_0 降为 C,则大孔吸附树脂的用量 Y 则为:

$$Y = \frac{(C_0 - C)X}{V} \qquad\qquad 式(14\text{-}4)$$

吸附平衡是一个普遍规律,在达到吸附平衡时,如果大孔吸附树脂上的被吸附物质浓度为 $C_{树脂}$,溶液中被吸附物质的浓度为 $C_{溶液}$,那么两者的比值称该物质在该溶剂和该树脂之间的分配系数(α,又称 Langmuir 常数)。从其值的大小可以看出物质被吸附的难易程度。

2. 吸附等温线　大孔吸附树脂品种不同,或溶剂不同,对同一物质的吸附平衡点也不同,即大孔吸附树脂对该物质的吸附能力(吸附量)不同。吸附量还与温度等有关,物理吸附在低温区发生,随着温度的升高而下降;化学吸附的吸附量先随温度的升高而增加,温度继续升高时,则发生脱吸附而下降。当温度不变时,将大孔吸附树脂吸附量与溶液中被吸附物质浓度的关系画成曲线,叫吸附等温线。

3. 吸附动力学　吸附动力学研究大孔吸附树脂的吸附量与时间的关系,即吸附速度。根据吸附动力学的数据可以选择中药提取液的流速和洗脱溶剂的流速,控制吸附和洗脱过程,提高吸附或洗脱的效率。当大孔吸附树脂与中药提取液接触时,固液两相之间的吸附是一个复杂的传质过程,它包括树脂周围溶液中被吸附成分在溶液中的对流扩散、被吸附成分通过树脂颗粒周围的液膜(液膜厚度远远小于树脂颗粒的直径,一般为 $10^{-3} \sim 10^{-2}$ cm)进入树脂颗粒表面的膜扩散、被吸附成分进入颗粒内的粒内扩散、被吸附成分与树脂的吸附反应、溶剂和其他成分与被吸附成分在吸附点的竞争等。被吸附成分必须先后经过膜扩散和粒内扩散才能被大孔树脂吸附。

(1) 膜扩散:这是指被吸附成分从溶液中"跑"到吸附树脂的表面要越过包围树脂的一层液膜。如果这一过程较慢,就会成为整个吸附过程的控速阶段。在吸附速度为膜扩散所控制时,吸附的饱和程度 $F(t)$(或吸附量)与时间 t 的关系遵循下述方程:

$$F(t) = 1 - \exp\left(-\frac{3DCt}{r_0 \delta \overline{C}}\right) \qquad\qquad 式(14\text{-}5)$$

式中,D 为被吸附成分在溶液中的扩散系数(cm^2/s);C 和 $\overline{C}$ 分别为被吸附分子在溶液和树脂中的浓度($mmol/cm^3$);r_0 为吸附树脂的颗粒半径(cm);δ 为液膜的厚度(cm),一般在 10^{-3} 数量级。

当 $F(t) = 0.5$,即吸附的饱和程度达到一半时,所需的时间为:

$$t_{1/2} = 0.23 \cdot \frac{r_0 \delta \overline{C}}{DC} \qquad\qquad 式(14\text{-}6)$$

由式(14-6)可知,被吸附成分在溶液中的浓度和扩散系数越大,或树脂颗粒的粒径和液膜厚度越小,达到一半吸附饱和程度所需的时间越短。由于其他因素一般为不可变因素,因此常用提高中药提取液的浓度来加快吸附速度。

(2) 粒内扩散:如果被吸附成分从溶液中越过液膜进入吸附树脂表面之后,在树脂颗粒内部的扩散速度较慢,则吸附速度就被粒内扩散控制。这时吸附的饱和程度 $F(t)$ 与时间 t 的关系遵循下述公式:

$$F(t) = 1 - \frac{6}{\pi^2}\sum_{n=1}^{\infty}\frac{1}{n^2}\exp\left(-\frac{\overline{D}t\pi^2 n^2}{r_0^2}\right) \qquad 式(14-7)$$

当吸附的饱和程度为 50% 时,所需的时间为:

$$t_{1/2} = 0.03\frac{r_0^2}{\overline{D}} \qquad 式(14-8)$$

式中,$\overline{D}$ 为粒内扩散系数。由式(14-8)可知,吸附速度与被吸附成分的浓度无关。粒内扩散系数越大,吸附越快;吸附剂粒径越小,吸附速度越快。

被吸附成分与树脂的吸附反应一般很快,不会成为吸附过程的限速阶段。但也有例外,如某些化学吸附过程。在膜扩散和粒内扩散均较慢且比较接近时,吸附速度受两者联合控制。

三、大孔吸附树脂的分类

大孔吸附树脂按其化学结构中是否含有离子基团和配位原子分为如下三类:

(一)非离子型大孔吸附树脂

非离子型大孔吸附树脂的分子结构中不含离子性基团,主要作为担体和固定相用于分析化学中的色谱分离;在环境保护中作为污染物吸附性富集材料;在制药业作为有效成分吸附性分离富集材料。

非离子型大孔吸附树脂按极性可分为:①非极性大孔吸附树脂:不含极性基团,如 Amberlite XAD-4。②中极性大孔吸附树脂:含有极性较弱的基团如酯基、酮基等,如 Amberlite XAD-6。③极性大孔吸附树脂:含有极性较强的基团如酰胺、亚砜、腈等,如 Amberlite XAD-8。④强极性大孔吸附树脂:含有极性很强的基团,如吡啶基、氨基,如 Amberlite XAD-12。

非离子型大孔吸附树脂按其骨架类型可分为:①聚苯乙烯型大孔吸附树脂:目前 80% 的大孔吸附树脂品种的骨架为聚苯乙烯型。聚苯乙烯骨架中的苯环化学性质比较活泼,可以通过化学反应引入极性不同的基团,如羟基、酮基、腈基、氨基、甲氧基、苯氧基、羟基苯氧基、乙酰苯氧基等,甚至离子型基团,从而改变大孔吸附树脂的极性特征和离子状态,制成用途不同的吸附树脂,以适应不同的应用要求。该类树脂的主要缺点是机械强度不高,质硬而脆,抗冲击性和耐热性能较差。②聚丙烯酸型大孔吸附树脂:该类吸附树脂品种数量仅次于聚苯乙烯型,可分为聚甲基丙烯酸甲酯型树脂、聚丙烯酸甲酯型交联树脂和聚丙烯酸丁酯交联树脂等。该类大孔吸附树脂含有酯键,属于中等极性吸附剂,经过结构改造的该类树脂也可作为强极性吸附树脂。③其他类型:聚乙烯醇、聚丙烯腈、聚酰胺、聚丙烯酰胺、聚乙烯亚胺、纤维素衍生物等也可作为大孔吸附树脂的骨架。

(二)离子型大孔吸附树脂

即大孔型离子交换树脂。离子交换树脂分为凝胶型离子交换树脂和大孔型离子交换树脂,前者在干燥状态下孔径很小,需在溶胀状态下使用,溶胀后其三维网状结构被扩散,内部空间被溶剂填充形成凝胶。而离子型大孔吸附树脂在干燥状态下即有大量的孔径较大的孔洞，可以在非溶胀状态下使用。

离子型大孔吸附树脂的结构分为三部分：①具有三维空间立体结构的网状高分子骨架；②与网状骨架载体以共价键结合不能移动的功能基团，带有特定电荷，它决定该类树脂的吸附选择性；③与功能基团以离子键结合，电荷与功能基团相反的活性离子。

离子型大孔吸附树脂的网状骨架的材料有聚苯乙烯、聚丙烯酸衍生物、酚醛树脂、环氧树脂、聚乙烯基吡啶类、脲醛树脂和聚氯乙烯等。根据功能基团的种类可以将其分为强酸型、弱酸型、强碱型、弱碱型、酸碱两性和氧化还原型大孔吸附树脂六类。按带电特征可分为阳离子吸附树脂和阴离子吸附树脂两类。

多数离子型大孔吸附树脂除离子交换功能外，还有非特异性的吸附功能，特别是对多数有机物质具有良好的吸附性。该类树脂可用于水处理、食糖脱色和制药业有效成分的分离富集。

（三）含配位原子型大孔吸附树脂

即螯合树脂，其特征是高分子骨架上连有螯合功能基，对多种金属离子具有选择性螯合作用，因而可用于各种金属离子的富集和分离，在环境保护、金属生产和中药水提取液中重金属离子的去除具有广阔前途。

四、国内外代表性树脂的型号及特性

一种大孔吸附树脂要在中药制药领域具有实用价值，其理化性能必须符合以下基本条件：①有尽可能大的吸附容量和反复吸附的能力；②有良好的吸附选择性，以取得较好的分离效果；③吸附速度快，洗脱速度快，容易再生；④物理性能好，吸附树脂颗粒大小合适、粒度分布窄，比表面积大，比重适宜，机械强度高，在运输和使用过程中不易破碎；⑤化学性质稳定，不溶于一般的水、有机溶剂和酸碱，不受无机盐、温度和空气的影响，在贮存和使用过程中不发生降解反应，与中药化学成分不发生化学反应；⑥树脂应纯净（洗涤后），不含且在使用过程不产生对人体有毒副作用的物质。大孔吸附树脂常见的理化性能指标及其测定方法如下：

1. 外观、粒径和粒度分布　大孔吸附树脂一般为直径在 0.3~1.0mm 的球形颗粒，表面光滑，多为乳白色，也有呈浅黄色甚至黑色。大孔吸附树脂的颜色对性能没有影响，但其大小和粒度分布会影响使用性能。粒径越小、粒度分布越窄，吸附性能越好。但粒径太小时对流体阻力大，过滤困难，使用时易流失，难以操作。目前的生产技术水平难以制备粒度均一的大孔吸附树脂，因此目前使用的大孔吸附树脂均具有较宽的粒度分布。

大孔吸附树脂的粒径表示方法有两种，一种以颗粒直径表示，另一种以标准筛目表示。国产吸附树脂的粒度一般为 16~60 目或 0.3~1.0mm，目前产品说明书上的粒度系指大孔吸附树脂出厂时在水中充分溶胀后的颗粒直径。

大孔吸附树脂的粒度分布可用不同大小的颗粒所占的比例，即颗粒筛分级分布曲线来表示，并以"有效粒径"和"均匀系数"两项指标来描述。有效粒径是指 10% 的树脂颗粒通过，90% 的树脂颗粒保留在筛网上时的筛孔直径，用 d_{10} 表示。均匀系数是指有 60% 的颗粒通过时的筛孔直径（d_{60}）与有 10% 颗粒通过时筛孔直径（d_{10}）的比值。均匀系数小，则粒度组成均匀，对使用有利，一般在 2 左右。d_{10} 反映细颗粒的尺寸，小于 d_{10} 的颗粒是产生流体阻力的部分。大孔吸附树脂的粒度分析可采用粒度分析仪和筛网过筛法进行。

2. 含水量　大孔吸附树脂常含一定的水分,每克干树脂吸收水分的数量称为含水量,一般在 0.3~0.7g(或以百分率表示)。因为干燥大孔吸附树脂亦破碎,故商品树脂均以湿态密封包装,冬季贮运时应有防冻措施。干燥树脂初次使用前,应先用盐水浸润后再用水逐步稀释防止暴胀破碎。

由于大孔吸附树脂的交联度与含水量和膨胀度有密切的关系,所以含水量的测定也是树脂交联度的直接测定。常用的测定方法有干燥法和离心法,也可用水分测定仪测定。

干燥法是测定大孔吸附树脂在 105℃烘干前后的重量变化;离心法是测定大孔吸附树脂在 4000g 离心力作用 30 分钟,除去溶胀水后的重量变化。

3. 表观密度和骨架密度、堆积密度(湿视密度)和湿真密度　表观密度是指干态树脂的重量与干态树脂颗粒本身的体积之比,骨架密度是指干态树脂的重量与干态树脂颗粒骨架的体积(不包括孔隙体积)之比。

堆积密度(湿视密度)是指湿态大孔吸附树脂在柱中堆积时,单位体积湿树脂(包括树脂颗粒间空隙)的重量(g/ml)。在一般情况下,交联度愈高,堆积密度愈大,各种商品树脂的密度为 0.6~0.85,常用此值来计算交换柱需装填湿树脂的重量。

湿真密度是指单位体积湿树脂内树脂骨架本身的质量密度,不包括颗粒间的空隙体积。同种高分子骨架的树脂,因化学基团不同,湿真密度也不同,而对于同种树脂,湿真密度值又可作为树脂所含化学基团数量的量度。即引进的基团愈多,湿真密度愈大,一般比值为 1.04~1.30。

各种密度可用密度计和比重瓶法测定。

4. 比表面积、孔度和孔容、孔径和孔径分布　大孔吸附树脂的比表面积主要是指大孔吸附树脂的内表面积。因为相对于树脂的内表面积($1~1000m^2/g$),树脂的外表面积(约 $0.1m^2/g$)是非常小的,且变化不大。孔容是指每单位重量或每单位体积树脂所含有的孔隙体积,以 ml/g 或 ml/ml 表示,孔度(孔隙率)使指树脂的孔容占树脂总体积的百分比。

孔径是把树脂内的孔穴近似看作圆球形时的直径,由于树脂内的孔穴大小不一,故呈一定的孔径分布。孔径大小在不同吸附树脂之间差别很大,它与合成方法、原料性质等密切相关。大孔吸附树脂的孔径在湿态和干态相差不大,通过交联度、致孔剂的变化,其孔径可在几个纳米到上千个纳米范围内变化。孔径大小对大孔吸附树脂选择性的影响很大,对吸附有机大分子尤为重要。

目前大孔吸附树脂的比表面积由每克数平方米到几百平方米,在合适的孔径基础上,选择比表面较大的树脂,有利于提高吸附量和交换速度。

上述物理参数一般是在干燥状态下表征的。其测定方法有 BET 法、升汞法、毛细管凝聚法、湿态树脂干燥法、X 射线小角散射法、热孔计法和反相体积排阻色谱法等。基于 BET 原理的测定仪器有 BC-1、BC-2 型连续流动色谱仪、Autosorb-1 自动气体吸附仪,可以快速测定比表面积、孔容、平均孔径和孔径分布等多种孔参数。

5. 比吸附量　比吸附量是表征大孔吸附树脂吸附能力的特征参数,常用每克干树脂吸附苯酚的毫克数表示。其数值对中药有效成分的分离仅具参考意义,在分离中药有效成分时,需对每一种有效成分的比吸附量进行测定,以决定树脂的用量和待分离混合物的上柱量。其测定方法是将一定重量(干重)的树脂(经预处理)置具塞磨口三角瓶中,精密加入一定质量的有效成分单体溶液,置电动振荡机上以一定频率振荡一定时间,使充分吸附,再测定溶液中单体成分的剩余量,按如下公式计算即得。

$$Q = \frac{(C_0 - C_t)V}{W} \qquad \text{式(14-9)}$$

式中,Q 为比吸附量(mg/g);C_0 为单体成分初始浓度(mg/ml);C_t 为吸附完成后单体成分浓度(mg/ml);V 为溶液体积(ml);W 为干态树脂重量(或湿态树脂重量,单位 g)。

6. 溶胀　溶胀是指大孔吸附树脂在水中或有机溶剂中体积增大的过程,它是大孔吸附树脂的一项重要性能。测定溶胀前后的体积变化,即可算出溶胀率。大孔吸附树脂的溶胀率一般不大,但重要的是大孔吸附树脂在水中和不同浓度乙醇中的溶胀率不能相差太远,从而防止在吸附和脱吸附过程中增加操作难度,延长树脂的寿命和降低对设备的要求。

7. 机械强度　机械强度是大孔吸附树脂的一个非常重要的指标,它直接影响树脂的使用寿命及其他性能。树脂在使用过程中破碎不仅增加了流体的阻力,降低了吸附量,而且破碎的树脂细颗粒可能带入产品中,这对于药品生产来说,是决不允许的。大孔吸附树脂的机械强度一般用耐压强度、滚磨强度和渗磨强度表示。耐压强度是给一粒树脂施加由小到大的压力,直至破碎,能耐受的最大压力叫耐压强度。

8. 毒性测定　药品是特殊的商品,关系到人的健康和生命安全。因此大孔吸附树脂应经过毒性测定,只有毒性极低的大孔吸附树脂方可用于中药制剂的生产,经大孔吸附树脂分离得到的半成品(用于药品生产)必须经过树脂残留量和毒性测定,达标后方可进一步处理。但对于一般科研性质的中药有效成分的分离则可以放宽限制,可不进行树脂残留量测定和毒性测定。

9. 稳定性　大孔吸附树脂的稳定性包括机械稳定性、热稳定性和化学稳定性。

(1) 机械稳定性:大孔吸附树脂在各种机械力的作用下抵抗破碎的能力,因为在使用过程要经历装柱、洗涤、吸附、脱吸附(洗脱)、再生等过程,树脂在这些过程中反复溶胀收缩、树脂之间以及树脂与器壁之间不断摩擦碰撞,都可能使树脂破碎,影响其操作和使用性能。

(2) 化学稳定性:中药粗提取物成分种类繁多,性质各异,因此要求大孔吸附树脂对中药中各种成分、各种有机溶剂、强酸、强碱等稳定,可长期耐受饱和氨水、0.1mol/L KMnO$_4$、0.1mol/L HNO$_3$ 及湿热 NaOH 溶液等而不发生明显破坏。

(3) 热稳定性:温度升高可能使大孔吸附树脂降解破坏,各种树脂均有其最高操作温度。

常用吸附树脂及其性能见表 14-1。

表 14-1　常用吸附树脂及其性能

型号	生产厂家	结构	极性	比表面积(m²/g)	孔径(nm)
南大 D$_6$	南开大学	乙基苯乙烯	非极性	466	7.3
南大 D$_7$	南开大学	乙基苯乙烯	非极性	712	6.6
南大 DS$_8$	南开大学	苯乙烯	非极性	462	5.9
南大 DS$_5$	南开大学	苯乙烯	非极性	415	10.4
南大 DM$_2$	南开大学	甲基苯乙烯	非极性	266	2.4
AB-8	南开大学	甲基苯乙烯	弱极性	480~520	13.0~14.0
X-5	南开大学	苯乙烯	非极性	550	—
ADS-7	南开大学	含氨基	强极性	200	—
ADS-15	南开大学	含脲基	极性	—	—
D101	天津制胶厂	苯乙烯	非极性	400	10.0
D103	天津制胶厂	苯乙烯	非极性	1000	10.0

续表

型号	生产厂家	结构	极性	比表面积（m²/g）	孔径（nm）
GDX-102	天津试剂二厂	苯乙烯	非极性	680	—
MD	同上	甲基苯乙烯	非极性	300	—
DA	同上	丙烯腈	弱极性	200~300	—
Amberlite XRD-1	罗姆 - 哈斯	苯乙烯	非极性	100	20.0
Amberlite XRD-2	罗姆 - 哈斯	苯乙烯	非极性	330	4.0
Amberlite XRD-3	罗姆 - 哈斯	苯乙烯	非极性	526	4.4
Amberlite XRD-4	罗姆 - 哈斯	苯乙烯	非极性	750	5.0
Amberlite XRD-5	罗姆 - 哈斯	苯乙烯	非极性	415	6.8
Amberlite XRD-6	罗姆 - 哈斯	甲基丙烯酸酯	中极性	498	6.3
Amberlite XRD-7	罗姆 - 哈斯	甲基丙烯酸酯	中极性	450	8.0
Amberlite XRD-8	罗姆 - 哈斯	甲基丙烯酸酯	中极性	140	25.0
Amberlite XRD-9	罗姆 - 哈斯	含砜基	极性	250	8.0
Amberlite XRD-10	罗姆 - 哈斯	含酰氨基	极性	69	35.2
Amberlite XRD-11	罗姆 - 哈斯	氧化氮类	强极性	170	21.0
Amberlite XRD-12	罗姆 - 哈斯	氧化氮类	强极性	25	130.0
Diaion HP-10	Organo（日）	苯乙烯	非极性	501	30.0
Diaion HP-20	Organo（日）	苯乙烯	非极性	718	46.0
Diaion HP-30	Organo（日）	苯乙烯	非极性	570	25.0
Diaion HP-40	Organo（日）	苯乙烯	非极性	741	25.0
Diaion HP-50	Organo（日）	苯乙烯	非极性	590	90.0

五、大孔吸附树脂的使用方法

大孔树脂吸附分离技术的操作方法可分为静态吸附分离和动态吸附分离两种类型。静态吸附法是一种最简单、最原始的方法，吸附效率较差。该方法是将一定数量的大孔吸附树脂与被处理的药液混合并搅拌，然后采用过滤、倾泻、离心沉降等方法将含药树脂与溶液分离。然后将含药树脂用合适的溶媒进行静态洗脱，洗脱液经浓缩干燥即得半成品。静态法的吸附率和脱吸附率与操作次数和时间有很大关系，一般来说，必须经过长时间的多次重复操作，才能将被吸附成分吸附和脱吸附完全。所以静态法一般用于实验室研究，主要探讨影响吸附分离的因素并进行工艺条件的优化，如测定吸附平衡常数、吸附动力学的研究、操作参数优选等方面。

动态吸附法，即管柱法，与柱层析法相似，是将待处理的药液通过装有大孔吸附树脂的柱。在此过程中，药液首先与柱的上部树脂接触，并首先达到吸附饱和状态，然后这种吸附饱和状态逐渐向下推移，构成色谱带，当全部树脂吸附到一定程度，待分离有效成分开始渗漏时，停止吸附，用合适溶媒将有效成分洗脱下来，洗脱液经浓缩干燥即得半成品。管柱法有利于吸附完全。实验室的吸附柱多半是玻璃的，柱长度与柱直径之比（L/D）为 10~30。工厂用的吸附柱要求能耐化学制剂侵蚀，经久耐用，加料分布均匀及压降小。吸附工艺过程通常是：吸附 - 反洗 - 正洗，或吸附 - 正洗 - 反洗。工艺流程根据不同用途，有各种类型的吸附工艺流程，如固定床（单柱、复柱）、移动床。移动床与固定床相比，其优点在于对树脂的利用率高、用量小,便于自动化、连续生产;主要缺点是设备复杂,操作要求严格,树脂磨损严重。

六、大孔吸附树脂的应用特点

1. 能缩小剂量,提高中药内在质量和制剂水平　经大孔树脂吸附分离后得到的中药精制物仅为原生药重量的 2%~5%,而常规水煮法为 20%~40%,醇沉法为 15%~20%。服用剂量的大幅降低有利于制成现代剂型的中药,也便于质量控制。

2. 降低产品的吸潮性　传统工艺制备的中成药大部分具有较强的吸潮性,是中药生产及贮藏中长期存在的难题。而经大孔树脂吸附技术处理后,可有效地去除水煎液中大量的糖类、无机盐、黏液质等吸潮成分,有利于多种中药剂型的生产,增强产品的稳定性。

3. 缩短生产周期、降低生产成本　免去了静置沉淀、浓缩等耗时多的工序。同时节约包装,降低成本,为中药进入国际市场创造了条件。

第二节　大孔吸附树脂分离的技术要求

目前,大孔树脂吸附分离技术不仅在中药有效成分分离的科研中得到了重视,而且被少数中药新药制备工艺所采用,如六味地黄颗粒等。由于中药新药是关系到人的健康和生命安全的特殊商品,大孔树脂吸附分离技术对中药制药工业来说,是一种全新技术,为了保证采用该技术制备的中药新药的有效性、安全性和稳定性,有必要对这一技术建立严格的标准和评价方法。

一、大孔吸附树脂柱色谱的操作步骤

工艺流程图如图 14-1:

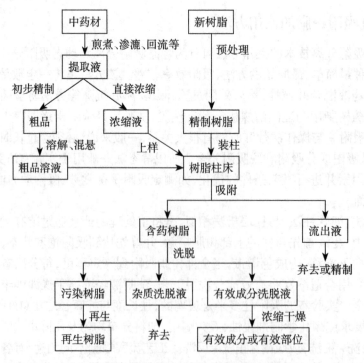

图 14-1　大孔吸附树脂工艺流程示意图

1. 大孔吸附树脂筛选和药液的制备　根据欲分离提纯的有效成分或有效部位的化学结构、理化性质以及共存杂质的理化性质,通过理论分析和预试验选择大孔树脂的种类和型号。根据经验、文献和预试验结果,确定中药提取液的提取和预处理方法,调节药液至合适的浓度、pH。

2. 新树脂的预处理　市售大孔吸附树脂一般含有未聚合的单体、致孔剂(多为长碳链的脂肪醇类)、分散剂和防腐剂等,使用前必须经过处理。其方法如下:

(1) 水溶胀:将大孔吸附树脂浸泡在水中,适当搅拌,待完全溶胀后,含水装柱。

(2) 乙醇(也可用甲醇)洗涤:加入乙醇洗涤树脂,至乙醇流出液滴入水中没有白色混浊为止。为了节省乙醇用量,可参考沙氏提取器原理,在树脂柱下端出口处连接溶媒回收装置,回收的溶媒再倒入树脂柱上端洗涤。一般以乙醇洗脱液蒸干无残留物为止。

(3) 水洗涤:加入水洗涤树脂,至流出液中无乙醇味。

(4) 水溶胀:将大孔吸附树脂柱中气泡赶尽,再次用水溶胀。

(5) 乙醇洗涤:加入乙醇洗涤树脂,至乙醇流出液滴入水中没有白色混浊,乙醇洗涤量不少于柱床体积的 5 倍,但以乙醇洗脱液蒸干无残留物为止。

(6) 水洗涤:加入水洗涤树脂,至流出液中无乙醇味,水洗涤量不少于柱床体积的 20 倍。

3. 装柱　根据待处理药液的量选择合适大小的树脂柱和大孔吸附树脂用量。一般来说,树脂柱的规格为 100mm × 30mm(树脂柱长 × 柱直径),可装大孔吸附树脂量为 200g 左右;1000mm × 100mm 的,可装树脂量 1000g 左右;1500mm × 200mm 的,可装树脂量在 6000g 左右。

较大型的大孔吸附树脂床或吸附柱比较容易装匀。小型柱的手工装填必须十分注意。装柱时要防止"节"和气泡的产生。"节"是指柱内产生明显的分界线。这是由于装柱不匀造成树脂时松时紧。气泡的发生往往是在装柱时没有一定量的液体覆盖而混入气体造成的。要作到均匀装柱,柱内要有一定高度的水面,树脂要与水混合倾入,借助于水的浮力使树脂自然沉积,操作时尽可能均匀连续。

4. 上样吸附　上样吸附可采用两种方法,在成分分析研究中,常采用柱层析通用的上样方法,即将药液浓缩,直接上样,使与树脂床上端的一小部分树脂混合,再用溶媒洗脱。若样品为固态时,可溶于少量水中加到柱的上端。若样品不能在水中全部溶解,也可以将样品先溶于少量甲醇或乙醇中,拌入适量树脂,挥去甲醇或乙醇后,再将拌有样品的树脂加到柱上。在大生产时,常用药液的稀溶液直接上样吸附,以简化工艺,减少有效成分的损失,降低成本。方法如下:

(1) 药液的处理:将中药提取液适当浓缩至合适浓度,调节合适的 pH,并用过滤或离心法除去沉淀或悬浮物,以免阻塞大孔吸附树脂。如果是固态药物(如中间体),可用合适的溶媒配成溶液,备用。

(2) 药液上柱:将药液流经柱子,控制温度和流速,根据流出液检测结果(渗漏)或预实验结果,控制药液上样量。在这里,流速控制十分重要,流速的选择应保证吸附完全,但应结合产品质量要求和生产效率,尽可能寻求最大流速。流速一般需要经过实验确定。在实验室条件下,流速往往控制在 1~2ml/min,流速可以通过计量泵、阀、闸、流量计、液位差等手段调节。小型实验中的简单装置,可以通过收集量和滴数等方法控制。

5. 洗脱　洗脱可分为杂质洗脱和有效成分洗脱。在进行有效成分洗脱之前,一般用水洗去水溶性杂质,如糖类、无机盐等。事实上,通常采用水醇体系,逐步提高乙醇的比例,采用动态检测(HPLC、TLC 等)和分部收集法,收集含有有效成分或有效部位的洗脱液。方法如下:①根据预试验结果,采用合适用溶剂洗涤柱床,根据流出液检测结果,控制流速和洗脱量;②收集洗脱液;③将洗脱液进一步精制,或直接回收溶剂,浓缩干燥即得所需产品,供制剂和分析用。

6. 再生　采用一定的方法,将使用过的暂时失去吸附性能的大孔吸附树脂恢复其原来性能的操作称再生。树脂再生可采用动态法,也可采用静态法。静态法是指将树脂倾入容器内再生。动态法是在柱上通过淋洗再生。动态法简便实用,效率也高。这里仅介绍动态再生法。

要根据大孔吸附树脂失效原因选择再生剂。一般情况下,经过洗脱操作后,大孔吸附树脂还吸附有许多非极性杂质,因此可用 95% 乙醇洗脱至无色,大部分情况下,树脂即可获得再生,再用大量水洗去乙醇后,即可再用于相同有效成分或有效部分的吸附分离操作。如果树脂颜色变深,95% 乙醇难以洗脱,则可使用稀酸或稀碱或其他有机溶媒,最后用水洗至中性和无残留溶媒(有时树脂颜色稍加深,但并不影响分离效果)。如果柱内存在气泡和孔隙,或柱上端沉积悬浮物,影响流速,可用水或乙醇从柱下进行反洗,可将悬浮物顶出,同时使树脂松动,排除气泡。再生时,流速比洗脱操作流速要低。

树脂经多次使用后(长的可达数十次),若柱床挤压过紧,或部分树脂破碎而影响流速,可将柱中树脂取出,盛于合适的容器中用水漂洗除去过细的树脂颗粒和悬浮杂质,再重新装柱使用。

再生处理的程度依生产要求而定,有时不一定要通过酸碱处理。如果仅是恢复吸附容量,为避免浪费再生试剂,只达到一定再生程度即可,但在分析或容量测定中,再生需进行彻底。

生产中的再生操作方法如下:

(1) 先用 95% 乙醇洗,再用水清洗,至流出液中无溶剂,水洗涤量不少于柱床体积的 20 倍。

(2) 碱洗:用 1% 左右的 NaOH 洗涤柱床,碱液用量不少于柱床体积的 4 倍。

(3) 水洗:柱床用水清洗,至流出液近中性。

(4) 酸洗:用 1% 左右的 HCl 洗涤柱床,酸液用量不少于柱床体积的 4 倍。

(5) 水洗:柱床用水清洗,至流出液中性,备用。

(6) 保养:如树脂柱放置时间较长,可使柱床充满 70% 乙醇,使用前用水洗净乙醇即可。

二、大孔吸附树脂分离的影响因素

1. 大孔吸附树脂的结构

(1) 大孔吸附树脂的化学组成和功能基团:大孔吸附树脂分子中如果含有 O、N、S、P 等配位原子,则对金属离子具有吸附作用,可作为金属螯合树脂,用于中药提取液中重金属离子的去除。

大孔吸附树脂的功能基团对其吸附选择性具有决定性影响。当大孔吸附树脂不含功能基团时,一般为非极性树脂,其对中药有效成分的吸附具有如下特征:①非极性大孔吸附树脂主要用于从极性溶剂(如水)中吸附非极性或弱极性有效成分,有效成分在水中的溶解度越小,越容易被吸附;有效成分分子量越大,越容易被吸附。例如糖是极性的水溶性化合物,用 D 型树脂(天津制胶厂,α- 甲基 - 苯乙烯型,非极性)对 5 种糖进行吸附,发现对葡萄糖、木糖、鼠李糖的吸附作用很弱,极易为水洗脱下来,分子量大的菊糖(一种多糖)用水只能洗下

70%,需加入少量乙醇才能洗脱完全。②无机化合物如酸、碱、盐等一般不能被非极性大孔树脂吸附。③非极性或弱极性有效成分溶解在非极性或弱极性有机溶剂中时,一般不能被非极性大孔树脂吸附或吸附量很少。④当有效成分能和大孔吸附树脂形成氢键时,可以增加吸附量和吸附选择性。例如带有酰胺基的树脂(为 Amberlite XAD-10)可以与黄酮、羟基香豆素等酚性成分形成氢键吸附。⑤非极性大孔树脂对中药提取液中的有机分子均有或多或少的吸附,在达到吸附平衡时,各成分的吸附量可能有很大的差别。

当大孔吸附树脂引入极性基团如氨基、腈基等后,转变为中极性、极性和强极性大孔吸附树脂,从而改变了吸附选择性和吸附性能。极性大孔树脂可用于从非极性溶剂中吸附亲水性有效成分。而中等极性的大孔吸附树脂既可从非极性有机溶剂中吸附亲水性有效成分,又可从极性溶剂中吸附非极性或弱极性有效成分。

当大孔吸附树脂引入强酸性或强碱性功能基团时,则分别具有阳离子和阴离子交换或吸附功能,成为大孔型阳离子交换树脂或阴离子交换树脂。

(2) 大孔吸附树脂的宏观结构:大孔吸附树脂的宏观结构主要是指大孔吸附树脂颗粒的形状、粒径和粒径分布、孔隙率、孔的形状、大小、孔径分布和比表面积等。宏观结构影响大孔树脂的吸附量、吸附速度和吸附选择性。

大孔吸附树脂的颗粒多制成球状,这样有利于装填、清洗、回收和活化等处理过程。大孔树脂颗粒的粒径越小,其比表面积越大,传质速度越快,对有效成分的吸附量和吸附速度也越大,但不方便使用。在色谱分离分析工作中,由于可采用高压措施,因此一般选用细颗粒大孔吸附树脂,可以使吸附和脱吸附快速完成,从而提高柱效。在大规模生产中,一般选用粒径较大的树脂,因为稳定性好、不易流失,透过率高,易操作。

增加大孔吸附树脂的孔隙率,也是增加吸附比表面积的重要方法。孔隙率主要对吸附量产生影响;孔的大小、形状和孔径分布主要影响吸附选择性、被吸附成分的扩散过程和吸附速度。只有比孔小的成分才能被大孔吸附树脂吸附。孔隙率不能无限制地被增加,因为孔隙率太高,树脂的机械强度就会降低,在制备和使用过程中易破碎,从而丧失大孔吸附树脂的性能和影响正常操作(如柱床阻塞、破碎小颗粒带入产品等)。

2. 被吸附成分的化学结构和性质 被吸附成分的分子结构对吸附量、吸附速度有重要影响。在同系物中,分子量越大,越容易被吸附,如前述 5 种糖,D 型树脂对多糖的吸附作用较单糖和双糖大;能和大孔吸附树脂形成氢键的化合物越容易被吸附;芳香族化合物一般较非芳香族化合物容易被大孔吸附树脂吸附。极性化合物易被极性树脂吸附,化合物的极性越大,吸附力越大,吸附量越多;非极性化合物易被非极性树脂吸附。

在溶液中进行吸附操作常用的一个经验规律是:溶解度越小的化合物越容易被大孔吸附树脂吸附。但这个规律也有其局限性,应用时要综合化合物的极性、大孔吸附树脂和溶剂等多方面的因素,否则常会遇到相互矛盾的现象。

3. 大孔吸附树脂周围介质的影响 主要是指中药提取液所用的溶剂和提取液中其他成分对被吸附有效成分的影响。因为溶剂和提取液中的其他成分同被吸附成分在大孔吸附树脂的吸附点上存在或强或弱的竞争性吸附关系,从而影响吸附量和吸附速度。

溶剂对吸附的影响主要表现在两个方面。一是溶剂也能被大孔树脂吸附,在大孔树脂的吸附活性位置与被吸附的有效成分存在竞争性吸附关系;二是溶剂与被吸附的有效成分存在某种作用力,这种作用力有将大孔树脂表面被吸附的有效成分拉回溶剂中的趋势。单纯从溶剂与大孔树脂相互作用强度大小可以将溶剂分为三类:一类是溶剂被大孔树脂强烈吸附,其吸附作用力大大超过被吸附有效成分与大孔树脂之间的作用力,这时,大孔树脂的活性表面几乎全部被溶剂占据,被吸附成分几乎完全被挤出。这类溶剂只能做脱吸附剂。第二类是溶剂与大孔树脂的作用力与被吸附成分与大孔树脂的作用力在同一数量级时,溶剂的存在造成被吸附有效成分不完全吸附,这种溶剂不利于吸附过程。但可利用其来提高吸附过程的选择性,以排除某些干扰成分(杂质)。第三类是溶剂与大孔树脂的作用力很小,大大低于被吸附成分与大孔树脂的作用力,这时溶剂仅对被吸附成分其分散作用。这种溶剂比较理想,是选择大孔树脂品种的依据之一。

通常一种物质在某种溶剂中的溶解度大,树脂对该物质的吸附力就小,如有机酸盐或生物碱盐在水中溶解度很大,树脂对其吸附力弱。用 D- 型树脂和 M3- 型树脂(上海医药工业研究院)对相思豆碱、野百合碱、一叶萩碱、汉防己碱、小檗碱和药根碱等的 0.5% 盐酸溶液进行吸附,其吸附作用也很弱,极易为水洗脱下来,生物碱回收率高。含有多量无机盐的中草药水提取物分离时,无机盐很快随溶剂前沿被排出,故又用大孔树脂代替半透膜透析法脱盐。将几种黄酮类化合物(黄芩素、金丝桃苷、葛根总黄酮、田基黄总黄酮)的碱性水溶液进行吸附实验,在 D 和 DA 型树脂上亦有相同的现象,吸附力弱,易为水洗脱。而游离黄酮本身,树脂对它们的吸附力增大,D- 型树脂对上述四种黄酮的吸附量分别为 72mg/g、34.0mg/g、208mg/g、21.5mg/g,而 DA 型,前三者为 72mg/g、78mg/g、252mg/g。这可能与黄酮盐及黄酮本身在水中的溶解度不同有关。由此可见,酸性化合物在酸性溶液中进行吸附,碱性化合物在碱性溶液中吸附较为合适。使用过的树脂再生时,常采用稀酸稀碱溶液也是为了增大被吸附化合物的溶解度,从而降低吸附力达到再生的目的。

4. 温度的影响　对大多数物质而言,温度升高,物质分子活动加强。大孔树脂的吸附量和吸附力与温度成反比,温度升高后,吸附作用下降,会发生不完全吸附甚至脱吸附,因此经常在低温下或常温下进行吸附操作,在较高温度下进行脱吸附操作。但脱吸附操作的温度要考虑到有效成分稳定性、溶剂挥发性和大孔吸附树脂的极限使用温度。大孔吸附树脂超过极限使用温度后,会发生分解和化学反应。

5. 其他影响因素　流动相的流速、被吸附成分在溶剂中的扩散系数、溶液黏度、大孔树脂在柱中的填充密度和均匀度等均可影响吸附过程。例如吸附过程是一个慢速过程,若溶剂流速过快时,吸附过程可能来不及完成。因此流速的选择应当根据大孔树脂品种,溶剂黏度、吸附性质、产品的纯度要求、生产效率等因素选择适当数值。

总之,在实际应用中,虽然目前有些规律可循,但一般还得通过实验来选择合适的树脂品种,中药提取液浓度,中药提取液用量与树脂用量比例,洗脱溶剂等因素。

三、大孔吸附树脂分离的工艺条件考察

1. 制订制药用树脂的规格、标准与详细说明书　由树脂生产厂与树脂应用单位或使用厂家共同制订。其标准内容一般应包括:名称、牌(型号)号、结构(包括交联剂)、外观、极性;粒径范围、含水量、湿密度(真密度、视密度)、干密度(表观密度、骨架密度)、比表面、平均孔径、孔隙率、孔容等物理参数;未聚合单体、交联剂、致孔剂等添加剂残留量限度等参数;用途及相关标准文号等。树脂使用说明书内容应包括:树脂性能简介、主要添加剂种类和名称;未聚合单体、交联剂等主要添加剂是否残留及残留量控制方法与限量检查方法;树脂安全性试验资料,或其他能证明其安全性的试验资料;使用注意事项及可能出现异常情况的处理方法;树脂使用有效期的参考值;生产厂家及生产许可证等合法证件。

2. 选用依据　应在中医药理论的指导下,针对具体品种,提供采用树脂分离纯化并证明其效果的研究资料和数据。如单方中被纯化物的保留率,复方中则应有其代表性的定量、定性指标或药效学指标,说明采用树脂纯化工艺的可行性、可靠性和合理性。若采用组合树脂纯化方式,则应说明组合树脂种类与组合方式,并应提供足以说明采用组合树脂必要性的试验数据。中药注射剂采用树脂吸附作为主要纯化、精制方法时更应慎重,应提供足以保证用药安全性的试验资料。

3. 树脂的前(预)处理　新购树脂应按所提供的规格、标准验收、符合要求者方能购进。使用前应进行预处理,应提供预处理的具体方法和目的,建立预处理合格与否的评价指标和方法,以确保无树脂残存的有害物质引入到分离纯化后的成品中。经预处理合格的树脂方可应用。

4. 药液的上柱吸附分离　这一工序是指待纯化的中药提取液由上至下通过树脂柱,待纯化物被吸附,达到与其他杂质分离的过程。这一过程主要分为上柱吸附和洗脱分离两个阶段。上柱吸附时,应提供预算树脂用量与可上柱药液量的依据;应建立树脂吸附达饱和终点的判定方法。特别要注意复方成分各自吸附率不同,其方法应具有针对性,防止泄漏,提高树脂纯化的质量和效率。药液上柱前应经滤过,以免阻塞和污染树脂;应充分考虑影响吸附纯化的诸多因素,提供适宜的上柱工艺条件。洗脱分离时,应提供洗脱分离工艺的方法与目的,通过洗脱曲线与比洗脱量的测定,筛选最佳洗脱溶剂及其用量。对于复方样品,应证明选定的洗脱溶剂的洗脱效果,避免同类化合物不同结构物质的漏洗。

5. 树脂的再生　应提供再生工艺的方法和目的,建立评价再生树脂是否符合要求的指标和方法,说明树脂经多次反复再生后其纯化效果的一致性。只有再生符合要求后方可进行下一轮纯化分离。

应按上述树脂用于中药分离纯化工艺的技术要求进行研究,制订切实可行的该品种树脂纯化工艺条件和评价指标。

生产应用单位应结合生产实际,除严格执行分离纯化工艺技术操作规程外,应加强生产过程的监控,如实记录出现的各种现象,发现工业化生产中可能出现的问题,在解决问题中,使之日趋成熟,确保安全和有效。

第三节　应用实例

(一) 在中药有效成分和有效部位分离纯化中的应用

1. 皂苷类成分

(1) 甘草酸的分离纯化:甘草酸是从豆科植物甘草的根及根茎中提取的一种三萜皂苷,在医药、食品和化妆品等方面具有广泛的用途。目前国内主要采用溶剂萃取法或离子交换树脂法对甘草酸进行精制,收率低(2%)。日本在 20 世纪 80 年代初已开始采用大孔吸附树脂法精制,收率大大提高。

冯福盛等人用大孔吸附树脂法对甘草酸进行了分离纯化研究。在甘草酸浓度为 15mg/ml、吸附流速为 3BV/h、处理量为 6BV、树脂用量为 100ml 的条件下,以是否泄漏为指标(反映树脂的吸附容量),在 5 种树脂 S-8、X-5、NKA-9、NKA-Ⅱ、AB-8 中,只有 S-8 和 AB-8 吸附树脂无泄漏,进一步将甘草酸溶液处理量提高到 7BV 时,S-8 发生泄漏,而 AB-8 未泄漏,故选择 AB-8 大孔吸附树脂作为甘草酸的纯化树脂。

在甘草酸浓度为 8mg/ml、pH 为 8.0、吸附流速为 2BV/h、AB-8 吸附树脂用量为 100ml 的条件下，AB-8 大孔吸附树脂可处理 8.0 倍树脂床体积的甘草酸溶液而不发生泄漏，因此湿态 AB-8 树脂在上述条件下在泄漏前的吸附量可达 64mg/ml，进一步测得达到饱和时可处理 14 倍量树脂床体积的甘草酸溶液，饱和吸附量为 112mg/ml。

实验发现甘草酸的浓度偏高时，则泄漏早，处理量小，树脂使用周期短，树脂再生次数增多；而浓度偏低时，则耗时增加，工作效率低。因此甘草酸溶液的浓度以 10~15mg/ml 为宜。甘草酸溶液的 pH 低时易凝胶化，分离效果不好；高时易将色素带下，因此选择 pH 为 6.3，结果表明产率高、色素少。流速也对吸附有较大影响，流速过大，树脂吸附来不及平衡，提前泄漏，同时树脂层压头损失增加，耗能增加，故选择 2BV/h 作为最佳流速。

在脱吸附实验中，对脱吸附剂（又称洗脱液）水、10%、40%、60%、80% 乙醇水溶液进行了比较，发现 10% 乙醇液洗脱效果好，杂质带出少。脱吸附的条件为：先用水洗去杂质（正向），再用 10% 乙醇洗脱甘草酸（反向），流速为 1BV/h，用量 3 倍量树脂床体积。

在上述优选条件下进行的小规模实验方法和结果如下：取甘草切片，水煎，过滤，酸析分离，配成 15mg/ml 的溶液，调 pH 为 6.2~6.4；取 AB-8 树脂（预处理：用蒸馏水溶胀、水、乙醇、水洗涤备用）装柱，将甘草溶液以 2BV/h 的流速通过 AB-8 树脂，依次用水、10% 乙醇洗脱，收集洗脱液，以 HPLC 法或 TLC 法检测，至无甘草酸为止。收集含甘草酸洗脱液减压蒸干、得黄色产物。将此产物用冰醋酸溶解，加适量的活性炭脱色过滤，滤液重结晶，可获得纯度较高的无色产品，见表 14-2。

表 14-2　AB-8 大孔吸附树脂纯化甘草酸试验结果

实验次数	1	2	3	4	5	6	平均
纯度	96.2	92.5	89.7	91.3	94.4	88.6	92.1
收率	74.5	70.4	81.2	78.7	72.3	75.8	75.5
颜色	淡黄	无色	无色	无色	黄色	黄色	

（2）交联聚苯乙烯吸附树脂的修饰及其对天然皂苷（甜菊苷和绞股蓝皂苷）的吸附性能：马建标等人在应用大孔吸附树脂新技术富集分离天然皂苷的研究中发现，由于皂苷结构中的苷元部分是疏水性的，使用聚苯乙烯型吸附树脂虽然可将皂苷从其水提液中分离出来，但该类树脂的疏水性太强，水难以润湿，不便应用。因此采用合成方法对交联聚苯乙烯大孔吸附树脂进行了修饰，将交联聚苯乙烯氯甲基化后，将氯取代基转化为羟基、氨基、甲氧基、苯氧基、4- 羟基苯氧基、4- 乙酰苯氧基（合成的树脂分别命名为吸附树脂 I ~VI，同时由交联聚苯乙烯经 Friedelcrafts 酰化反应在其苯环上引入了乙酰基，命名为吸附树脂VII）。并用物理和化学方法表征了树脂 I ~VII 的结构，然后测定它们对天然皂苷如甜菊糖和绞股蓝皂苷的吸附量。结果说明，这些树脂亲水性较好，均能吸附天然皂苷，但只有中等极性的酮基苯树脂 VI 和VII的吸附量较大。

树脂 I ~VII对甜菊苷和绞股蓝皂苷的吸附量具有平行关系，其顺序均为VI> I >VII>V>IV>III>II。尽管吸附量受多种因素制约，但就该类树脂而言，树脂的极性对吸附作用有重要影响。第一，树脂中功能基的极性越大，含量越高，该树脂通过疏水作用吸附皂苷的能力就越弱，树脂II（氨基）的情况正是如此；第二，树脂功能基的极性较小时，也不利于皂苷的吸附，如树脂IV（苯氧基）和III（甲氧基）；第三，只有树脂的极性适中时，才会对皂苷产生良好的吸附作用，树脂 I （羟基）、V（4 羟基苯氧基）、VI（4- 乙酰苯氧基）、VII（乙酰基）均呈现了较大的吸附量。

本研究说明,通过交联聚苯乙烯结构上引入极性基团可以改变树脂的亲水性及其吸附性能,但一种吸附树脂的实用价值取决于它的综合性能,如果从水提取液中吸附皂苷成分,吸附树脂至少应具备三个条件:①树脂能被水润湿,便于操作;②对皂苷有大的吸附量,具有较高的吸附率;③树脂的体积在吸附和解吸时变化不大,以延长对树脂的使用寿命和降低对设备的要求,树脂Ⅱ~Ⅳ不能满足第②项要求,树脂Ⅰ和Ⅴ在吸附和解吸时体积变化较大,均不符合实际应用要求。只有Ⅵ和Ⅶ基本能满足上述条件,如能在Ⅵ和Ⅶ的基础上进行深入研究,会发现具有实用价值的新型吸附树脂。

2. 生物碱类成分

(1) 喜树碱的分离纯化:喜树碱(camptothecin)是从我国特有的珙桐科植物喜树中分离得到的一种生物碱,对多种恶性肿瘤具有较好的近期疗效。现一般从喜树中提取喜树碱用于合成毒性较低的10-羟喜树碱和其他喜树碱衍生物。以往多采用三氯甲烷萃取法分离精制喜树碱,但效果不好。

张红等采用大孔吸附树脂法对喜树碱进行了分离精制研究,以静态吸附量和洗脱率为指标,从7种吸附树脂D16、H-103、NK-107、X-5、AB-8、0206、0208筛选出吸附量和洗脱率均较高的AB-8大孔吸附树脂。AB-8对喜树碱的吸附符合Langmuir模型,为单分子吸附,由测得的吸附等温线(静态吸附)可求得喜树碱的饱和吸附量为145.8mg/g;从喜树碱的吸附曲线(柱吸附)可知AB-8树脂可通过34倍床体积的喜树碱溶液(浓度为0.55mg/ml)而无穿透现象,吸附达到饱和时其饱和吸附量为160mg/ml。最佳操作条件为:温度为27℃,待分离喜树碱溶液pH为8、盐离子浓度为1mol/L;洗脱剂为三氯甲烷-乙醇(1:1),pH为3,流速为2BV/h。

根据上述优选条件进行了小试。方法和结果如下:将喜树果粉碎,用80%乙醇浸泡24小时,渗漉,渗漉液回收乙醇,浓缩液抽滤,调pH为8,盐离子浓度为1mol/L,上AB-8大孔吸附树脂柱吸附(流速2BV/h),水洗,用相当于树脂床体积6倍量的三氯甲烷-乙醇(1:1)脱吸附,洗脱液回收溶剂,用三氯甲烷-甲醇(1:1)重结晶,即得纯度约为90%的喜树碱,收率约3%,结果见表14-3。

表14-3 AB-8树脂分离提取喜树碱试验结果

样品编号	喜树果粉(g)	渗漉液量(ml)	喜树碱产量(g)	收率(%)	纯度(%)
1	50	360	1.55	3.1	90.2
2	50	350	1.30	2.6	90.5

(2) 小檗碱的大孔树脂吸附分离纯化:取10g三棵针生药粗粉,用10%硫酸渗漉至流出液呈微弱生物碱反应(共收160ml),用10%氢氧化钠调pH至中性,过滤除去沉淀物,加水稀释至200ml,通过D型树脂床(5g)。流出液不呈生物碱反应,用水洗至开始出现生物碱(以上液体蒸干得残渣4g),继续用水洗脱至无生物碱反应(这部分蒸干得黄色粉末0.59g),改用甲醇洗脱(蒸干得棕色膏状物0.33g)。测定后两部分中的小檗碱含量,与生药含小檗碱量做比较,提取率可达97%。

3. 黄酮类成分 银杏叶具有扩张冠状动脉,改善血管末梢循环和脑循环,抑制血小板活化因子(PAF)等药理作用,现常用于治疗周围血管和脑血管循环障碍引起的疾病,如高血压、老年性痴呆等。其主要有效成分为黄酮苷类和萜内酯化合物(白果内酯和银杏内酯)。

目前国外的银杏叶标准提取物规定黄酮苷的含量应大于或等于24%,萜内酯大于或等于6%,并且水杨酸衍生物的含量应在0.1%以下。以前常采用丙酮提取法、乙醇提取法、酮类提取-氢氧化铅沉淀法,酮类提取-硅藻土过滤-丁酮萃取法、醇类提取-萃取-色谱法等,但往往难以达到上述要求或成本太高等。目前主要采用大孔吸附树脂法分离精制。

日本梅田诚一、牧野考夫等经过研究,提出了用大孔吸附树脂纯化银杏叶提取物的方法,并申请了专利,其实例如下:先将绿色的银杏叶干燥、粗碎,取500g,加入2.5L 70%乙醇水溶液,50℃加热提取3.0小时,抽滤;药渣再加入2.0L 70%乙醇水溶液,50℃加热提取3.0小时,抽滤;同法再提取一次。合并提取液(共6.0L),减压浓缩至0.5L,在浓缩液中加入0.5L水,冷却至室温,加入10g助滤剂(钠沸石等),过滤,以除去沉淀出的脂溶性杂质。将滤液转移至填充了500ml大孔吸附树脂(如Diaion HP-20、Amberlite XAD-2等非极性树脂)的玻璃柱中,吸附后用1L水洗涤树脂柱,再用70%乙醇溶液1L洗脱有效成分,醇洗脱液减压浓缩干燥,得粉末状提取物15g,用高效液相色谱法分析,其中黄酮含量为25%,内酯大于5%,水杨酸衍生物含量在0.1%以下。如果在水洗柱后,先用30%乙醇1L洗脱,再用70%乙醇1L洗脱,则前者浓缩干燥物得量7.1g,黄酮含量12%;后者得量8.1g,黄酮含量36%。

郭克林等将银杏叶粉碎,用乙醇浸泡,提取数次,回收乙醇,将提取液转成水溶液,滤去悬浮物,用大孔吸附树脂吸附,适当水洗后用50%~70%乙醇洗脱,洗脱液浓缩干燥,得银杏叶提取物(GBE)。此工艺的关键是大孔吸附树脂的选择,Amberlite XAD-7、Duolite S-761和国产的ADS-16、ADS-17均有较好的吸附性能,都能通过吸附-洗脱一步使黄酮苷和萜内酯达到规定的指标,见表14-4。但是,ADS-16和ADS-17吸附黄酮苷和萜内酯的性能远远超过目前市售的所有吸附树脂。原因是这类吸附剂所含有的功能基能与黄酮苷和萜内酯形成氢键,使吸附选择性大大提高。从分子结构看,黄酮苷形成氢键的基团较多,用混合型氢键吸附树脂吸附时可能形成多重氢键。基于此原理,选择混合型吸附树脂ADS-F8(不能吸附萜内酯),可将黄酮苷和萜内酯分离,通过吸附-洗脱一步即可获得含量在65%的黄酮苷和含量在25%~30%的萜内酯。

表14-4　常用大孔吸附树脂纯化银杏叶粗提取物性能的试验结果

树脂牌号	D101	D130	AB-8	ADS-16	ADS-17	Duolite S-761
总黄酮苷(%)	23.5	25.8	23.5	30.8	34.8	25.7
总萜内酯(%)	6.45	3.96	4.03	8~11	8~23	5.58
收率(%)	3.3	3.3	3.5	2.5	2.3	3.0

麻秀萍等用静态吸附法和解吸法测定了多种常用吸附树脂对银杏叶黄酮的吸附量和解吸率,并进行了各树脂吸附总黄酮的动力学研究,测定了各树脂的吸附平衡常数(20℃),结果见表14-5。结果表明,树脂H107、SIP-1300,自起始阶段吸附量较小,而且达到平衡时间长,饱和吸附量易不大,为慢速吸附型树脂;树脂S-8、AB-8、R-A、SIP-1400、X-5起始阶段吸附量较大,然后吸附量逐渐增加,达到平衡时间长,为中速吸附型树脂;树脂NKA-9、D3520、D-4006起始阶段吸附量有大有小,但均迅速达到平衡,为快速吸附型树脂。从吸附量和时间的关系来看,树脂AB-8、R-A和S-8的吸附性能较好,但综合吸附量、解吸率的结果来看,AB-8弱极性吸附树脂有较大的吸附量,且易吸附、易解吸,性能最佳。

4. 苷类成分

(1) 赤芍中赤芍苷和糖的分离:从赤芍中提取得到赤芍总苷部分,除含苷外,还含有较多

表14-5 多种大孔吸附树脂对银杏叶黄酮吸附参数的试验结果

树脂种类	S-8	AB-8	R-A	SIP-1400	X-5	NKA-9	D3520	H107	SIP-1300	D4006
吸附量（mg/ml）	126.7	102.8	96.1	82.3	75.9	59.4	49.1	47.7	36.6	19.0
90%乙醇解吸率（%）	52.9	97.9	94.8	88.4	99.9	98.3	92.8	78.8	89.5	93.1
70%乙醇解吸率（%）	54.9	78.7	80.9	79.1	84.6	62.6	78.1	7.07	85.1	59.9
甲醇解吸率（%）	60.3	72.6	79.6	79.9	90.2	83.4	75.5	71.1	83.7	80.6
吸附平衡常数K	0.5135	0.4855	0.4615	0.4055	0.4042	0.6213	0.8008	0.2961	0.3186	0.7246

的蔗糖和葡萄糖，黏度大，不易获得纯的赤芍苷，试用大孔树脂分离，方法如下：取总苷15g，溶于少量乙醇中，拌入少量D-型树脂，挥去乙醇后加到树脂柱床（150g）顶部，先用水洗至糖的反应呈阴性，改用95%的乙醇洗脱。水洗脱部分8.4g，乙醇洗脱部分6.6g。结果说明，大孔树脂可以吸附赤芍苷，而将糖除去，有利于进一步的化学成分分离。

（2）天麻中天麻苷的分离：取天麻的乙醇浸膏20g（相当于100g生药），溶于50ml水中，通过MD-型树脂床（25cm×5cm，天津制胶厂），第1~13份为水洗脱（每份100ml），第14份为50%乙醇洗脱，最后用50%的乙醇洗脱。根据硅胶薄层检查，合并含天麻苷的第6~12份，再进行一次MD-型树脂层析，用水洗脱，每份30ml，共收集7份，从第2~4份得天麻苷430mg，甲醇-乙酸乙酯（1∶9）重结晶，得纯天麻苷210mg。

（3）薄盖灵芝中尿嘧啶和尿嘧啶核苷的分离：薄盖灵芝菌丝体的乙醇提取物，经乙醚脱脂，阳离子和阴离子树脂处理，得到中性的水溶部分。取此部分40.7g溶于水，通过200g DA-型大孔树脂床，分别以水、乙醇（20%~95%）洗脱，根据硅胶薄层检查合并为3个部分。水洗脱液甲（1000ml）蒸干得36.0g，主要含糖。水洗脱液乙（1500ml）蒸干得3.14g，主要含尿嘧啶和尿嘧啶核苷。乙醇洗脱部分为色素。将水洗脱液乙蒸干所得的残渣加水溶解即析出白色固体，水重结晶得尿嘧啶0.05g。母液再经GDX105-型树脂（天津试剂二厂，苯乙烯型，非极性）层析，样品与树脂之比为1∶20，水洗脱尚可得到尿嘧啶外，主要得到尿嘧啶核苷，水重结晶，白色针状。

（二）在中药复方提取精制中的应用

四川省中药研究所吴懋芳、邓文龙等应用大孔树脂吸附分离新技术，创制了一种"中药复方有效成分提取新工艺"，该工艺已被国家中医药管理局作为重大成果进行推广。该工艺将传统中医药理论和现代吸附理论紧密结合，可使中药复方水煎液不必浓缩，直接用WLD型大孔吸附树脂吸附其中的有效部位，吸附完毕后用稀醇洗脱，再经浓缩干燥即得精制物。通过20余种中药复方的对比研究表明，该工艺得到的精制物一般为原生药量的2%~5%，不吸潮，不加辅料即可成型。其剂型美观，服用量小，患者乐于服用。该工艺还具有操作简便、生产周期短、能源省、成本低、产品质量高的优点。该工艺对含黄酮类、生物碱类、苷类、皂苷类有效成分的复方较适宜，而对于以多糖、蛋白质等为药效物质基础的复方则不宜采用本工艺。

侯世祥等以LD605大孔树脂精制某中药复方（含有生物碱、皂苷、蒽醌、水溶性酚性成分），发现：①该复方精制后主要有效成分保留率大于75%，浸膏中有效成分成分的纯度大大提高（10~14倍），精制前后样品经初步临床试验无显著性差异，但临床用药剂量下降为原来的 1/7~1/6。说明 LD605 对该复方具有明显的"去粗取精"的作用。②复方各成分在 LD605 树脂上吸附能力不同,皂苷＞蒽醌＞生物碱＞黄酮＞水溶性酚性成分＞无机物。③该复方同方中单味药黄连对照,以小檗碱为指标,复方的比上柱量为 0.877mg/g,黄连为 21.12mg/kg;复方的比吸附量为 0.807mg/g,黄连为 19.66mg/g。复方的比吸附量和比上柱量约为单味黄连的 1/24,说明多种成分共存时,存在竞争吸附位点的问题,不能以单方的吸附特征来预测复方的吸附特性。④当用 50% 乙醇洗脱时,可洗脱小檗碱,但不能洗脱同时存在的四氢帕马丁,对复方中其他成分的洗脱率也不一致,说明若复方中含有多种有效成分或有效部位,应根据其理化性质,选用不同洗脱剂洗脱。⑤对同一成分来说,树脂型号不同,其比上柱量、比吸附量明显不同;吸附过程为一放热反应,低温有利于吸附,对该复方来说,50℃的比上柱量是 20℃的 70%,应注意药液上柱温度。

降压胶囊是以张锡纯的镇肝息风汤为基础,经加减而成,具有明显的降压效果。但该方药味多,剂量大,按常规的水提醇沉工艺或醇提水沉工艺得到的产品服用量大,易吸潮且黏性大,给制剂带来一定的难度。宓小黎等采用大孔树脂吸附分离技术取代醇提水沉工艺对降压胶囊进行了精制,结果如下:①非极性树脂 A、中极性树脂 B 和弱极性树脂 C 这三种大孔树脂对皂苷和黄酮的吸附率接近,其原因可能与三种树脂的比表面积相近有关。但无论何种树脂,对黄酮的吸附量大于皂苷,其原因可能是降压胶囊的皂苷(齐墩果酸和熊果酸)在中性条件下易解离而不易吸附有关。②对 pH、乙醇浓度、药液浓度、盐浓度四因素的正交试验结果表明,药液的 pH 和乙醇浓度是影响吸附率的主要因素,酸性化合物易在酸性条件下吸附,碱性化合物易在碱性条件下吸附,考虑到复方中有效成分兼含碱性成分、中性成分和酸性成分,待上柱药液的 pH 最好为中性;药液中的乙醇浓度越高,吸附率越低,因此上柱药液最好采用水溶液。③黄酮、皂苷的解吸率与乙醇浓度有关,即浓度越高,解吸率越大。④中试规模(75kg 药材)研究表明,在最佳吸附和解吸条件下,当药液上柱量达到 5 倍柱体积时,树脂吸附达到饱和;而解吸时,有效成分的峰集中于 0.5~2 倍柱体积的洗脱液中,但皂苷洗脱曲线有拖尾现象。⑤大孔树脂吸附分离工艺与醇提水沉工艺的的比较结果见表14-6。

表14-6　大孔树脂吸附分离工艺与醇提水沉工艺的比较结果

工艺	得率(%)		纯度(%)		浸膏得率(%)
	黄酮	皂苷	黄酮	皂苷	
醇提水沉	50.34	26.74	9.41	2.33	10.98
大孔树脂吸附	49.47	35.25	80.22	6.84	2.42

饶品昌等采用 D_{1300} 型大孔树脂对右归煎液(由熟地、附子、肉桂等十味中药组成)进行了吸附分离研究,结果表明:①大孔树脂吸附分离工艺精制的"右归煎液"的干浸膏得率在 4%~5% 之间,所得干浸膏不易吸湿,储藏方便,而醇沉工艺精制的"右归煎液"的干浸膏得率在 20% 左右,所得浸膏易吸湿,且黏结性强。②5-HMF 主要存在于熟地黄中,水溶性较好,同时在乙醚和三氯甲烷等有机溶剂中也有较好的溶解度,其对 D_{1300} 型大孔树脂的吸附力适中,泄漏点先于极性相对较小的活性成分如生物碱、黄酮、皂苷等,后于相对极性较大的非活性成分如单糖、氨基酸等,因此 5-HMF 的泄漏点可作为"右归煎液"吸附饱和时的标志。③$L_9(3^3)$正交试验表明,影响 D_{1300} 型大孔树脂精制效果的主要因素是右归煎液的浓度,其次为吸附流速和径高比,最佳条件为药液浓度 0.51g 生药/ml,吸附流速 24/1000V/min,径高比

1：40。最大吸附量为 1.10g 生药 /ml 树脂,5-HMF 的转移率为 83.34%。

（三）在中药成分分析中的应用

中药化学成分极其复杂,在进行某些成分分析时,共存成分常常干扰待测成分的分析,为此中药分析样品常需进行复杂的提取分离纯化处理工作,目前常用的分离纯化方法有酸碱法、有机溶媒萃取法和层析法等。大孔树脂吸附技术也是一种较好的分离纯化方法,能从成分复杂的中药水提取液选择性的吸附某些成分,特别是对中药皂苷类成分,不仅吸附容量大,解吸快,而且能将共存的大部分糖类杂质除去,在含皂苷类中药成分分析时具有较大的价值。任天池等采用 D 型大孔吸附树脂纯化人参总皂苷,以人参二醇为标准品采用比色法测定了气血注射液、生脉注射液和益气活血冲剂中人参皂苷的含量,结果较为满意。张观德采用 D 型大孔吸附树脂富集分离三七总皂苷,测定了三七及其制剂冠心宁中的总皂苷含量,并与薄层比色法相比较,结果一致。

（程建明）

第十五章 吸附澄清法

学习目标
1. 掌握吸附澄清法的定义及特点。
2. 熟悉吸附澄清法的工艺过程及影响因素。
3. 了解吸附澄清法的原理。

第一节 概　述

一、吸附澄清法的定义

吸附澄清法是在中药浸出液中加入一定量的澄清剂,利用它们具有可降解某些高分子杂质,降低药液黏度,或能吸附、包合固体微粒等特性来加速药液中悬浮粒子的沉降,经滤过除去沉淀物而获得澄清药液的一种方法。

早在公元 1 世纪,人们即开始使用铝矾土和石灰来澄清悬浮液;19 世纪,运用无机凝聚剂作为悬浮液的澄清剂;20 世纪 50 年代开始,澄清技术被广泛地用于各工业部门的固液分离过程。20 世纪 70 年代开始,甲壳素和壳聚糖广泛进入药用研究领域,直至 20 世纪末开始作为中药液体制剂的澄清剂。除此之外,ZTC1+1 天然澄清剂、101 果汁澄清剂等亦进入中药制剂领域,在药液的澄清、工艺的改进及分析等方面展现出优势。与水提醇沉法相比,由于吸附澄清法能更多地保留多糖等高分子有效成分,操作简单,成本低,目前已成为一种重要的分离纯化方法。

二、吸附澄清法的特点

吸附澄清法具有以下优点:①能较好地保留药液中的有效成分:与水醇法相比,吸附澄清法是在中草药提取液中加入一种澄清剂以吸附架桥和电中和方式除去溶液中的粗粒子,故不会影响到多糖、氨基酸、维生素、多肽等有效成分,因而能较多地保留有效成分。②澄清效果好,稳定性好:吸附澄清剂能去除药液中不稳定的较大悬浮颗粒及大分子物质,使得到的药液趋于真溶液,故澄清效果好,长时间放置,几无沉淀产生,稳定性好。③操作简便,耗时少,成本低:多数澄清剂采取直接或简单配制后加入药物提取液中的方法,搅拌数分钟即可,用量小,静置时间短,对所需设备及工艺条件要求不高,可操作性强,与水醇法相比,成本低。④安全无毒,无污染:目前常用的几种吸附澄清剂多为天然絮凝剂,属食品添加剂,能随絮团沉降,并能够自然降解,不会产生二次污染。

吸附澄清法也有以下不足之处:①与水醇法相比,某些极性较低的成分在吸附澄清中可能损失较多,使用时应慎重。试验过程中应加强对损失程度的考察,并采取适宜的处理方法,如通过调节 pH 等减小损失。②吸附澄清剂对有效成分有一定的吸附作用,特别是对于一些水溶性较小的生物碱影响较大;同时,药液浓缩程度、絮凝剂添加量等亦会对有效成分的含量产生影响。

三、吸附澄清法的适用范围

在中药制剂的制备中,吸附澄清法主要用于去除药液中粒度较大及有沉淀趋势的悬浮颗粒,以获得澄清的药液。主要用于中药口服液体制剂,如口服液、糖浆剂、药酒等澄清工艺的研究及中药制剂,如颗粒剂、丸剂等的工艺改进及分析。

四、吸附澄清法的原理

中药水提液不是一种真溶液,而是一种含有完全溶解的强极性的小分子化合物和大分子化合物,又含有大量极性较小的难溶于水或不溶于水,被助溶或增溶的脂溶性化合物,如黏液质、蛋白质、淀粉、果胶等复杂成分,这些物质一起共同形成 1~100nm 的胶体分散体系。

胶体分散体系的稳定性可以从动力学和热力学两个方面来分析,从动力学观点来看,当胶体粒子很小时,布朗运动极为强烈,建立沉降平衡需要很长时间,平衡建立后,胶粒的浓度梯度又很小,这样能使胶体溶液在较长时间内保持稳定;从热力学观点来看,胶体分散体系自身存在较高的表面能,为热力学不稳定体系,无时无刻都在自发地向吉氏函数值减少的方向转化,即由细微粒向粗粒转化,逐渐聚成较大的粒子而产生沉淀的趋势,因而造成了胶体溶液的不稳定状态。只有当分散度极高或有高分子化合物等保护剂予以“保护”时,才能相对稳定。吸附澄清法的原理主要包括以下三个方面。

(一) 吸附、架桥作用

吸附澄清剂主要是线状结构,是一种高分子聚合物,其长碳链上的活性官能团可吸附分散体系中的微粒,形成架桥作用,此作用可以将许多微粒联结在一起形成一个絮团,这个絮团不断地增大,从而加快了微粒的沉降速度。

(二) 凝聚作用

中药水提液中的微粒由于本身电离、接触电位和吸附溶液中的离子,而带电荷,具有吸附层和扩散层双电层结构,且由于微粒表面带电,水分子可在微粒周围形成水化膜。微粒所带电荷使微粒间产生排斥作用,加上水化膜的存在,阻止了微粒间的相互凝聚,从而保持整个体系的稳定。而空气、光线、温度、pH 等外界条件的影响,可使微粒的凝聚加速,从而产生沉淀,破坏其稳定性。在放置过程中,陈化现象的产生亦会使微粒自发凝聚而产生沉淀,导致不稳定现象发生。或者,在中药提取液中,通过加入无机盐凝聚剂,可中和微粒表面电荷,破坏水化膜,从而使微粒间相互凝聚而沉淀。

(三) 絮凝作用

中药提取液中的微粒具有较高的表面自由能,微粒间常通过聚集来降低自身的表面自由能。加入高分子絮凝剂之后,可通过絮凝作用改变微粒的表面自由能,导致沉降与滤过速度加快,从而产生较好的澄清效果。

总之,吸附澄清剂主要是通过吸附、架桥、凝聚、絮凝等作用,将体系中具有沉淀趋势的悬浮物及粒度较大的颗粒沉淀去除,而保留大多数有效的高分子物质,如多糖等,并利用高分子天然亲水胶体对疏水胶体的保护作用,使体系的澄明度和制剂的稳定性得以提高。

第二节　吸附澄清法的操作方法

吸附澄清法澄清药液主要是通过吸附澄清剂实现,理想的澄清剂应符合化学惰性、无毒、不溶于需要澄清处理的液体、不吸附药液中的有效成分等要求。常用的吸附澄清剂包括甲壳素类澄清剂、101 果汁澄清剂和 ZTC1+1 天然澄清剂等。

一、吸附澄清法的工艺条件

(一)甲壳素类澄清剂

甲壳素是自然界甲壳类生物(如虾、蟹等)外壳所含的氨基多糖酸化处理后得到的物质,资源丰富,可生物降解,不会造成二次污染,无毒无味,在制药、食品、环保等行业应用较多。尽管早在 19 世纪初期已经发现甲壳素,但由于其性质非常稳定,溶解性差,一直没有得到很好的利用。19 世纪 70 年代开始,人们通过化学方法脱乙酰后得脱乙酰甲壳素,即壳聚糖,使其溶解性和化学性质都有所改善。

壳聚糖又称甲壳胺,是甲壳素 N- 脱乙酰基后的衍生物,为 α- 氨基 -D- 葡萄糖通过 β-1,4 苷键联结而成的直链多糖,是甲壳素类中最常用的澄清剂。根据甲壳素 N- 脱乙酰度的不同,形成不同规格的壳聚糖。N- 脱乙酰度在 55%~77% 是低脱乙酰度壳聚糖,70%~85% 是中脱乙酰度壳聚糖,85%~95% 的是高脱乙酰度壳聚糖,95%~100% 的是超高脱乙酰度壳聚糖。N- 脱乙酰 100% 的壳聚糖极难制备。一般而言,壳聚糖主要指的是 N- 脱乙酰度在 55% 以上者,其在 1% 乙酸或 1% 盐酸中可以溶解。壳聚糖为白色或灰白色固体,半透明,不溶于水和碱溶液,可溶于大多数稀酸如盐酸、醋酸等生成盐,使用时应随用随配,以免在稀酸中壳聚糖缓慢水解。壳聚糖属天然高分子化合物,由于其分子中带有许多游离氨基,属伯胺,是自然界中少见的带正电荷的聚合物。而中药浸出液中的蛋白质、果胶、黏液质、淀粉等杂质多带负电荷,将壳聚糖加入中药浸出液后,会发生电荷中和及分子间吸附架桥作用,或与所含的大量带负电荷悬浮物之间产生相互静电作用,使药液中动力学不稳定的悬浮物缠绕于壳聚糖线性分子结构中,颗粒变大沉降,被分离除去,得到澄清药液。

工艺过程为:

(1) 壳聚糖澄清剂的配制:取壳聚糖,用 1% 的醋酸液在临用前配成 1% 的壳聚糖溶液作为澄清剂,备用。

(2) 澄清过程:取经适当浓缩的中药提取液,在一定的温度和 pH 的条件下,加入壳聚糖溶液适量,静置一定时间,待沉淀形成后滤过,即得澄清药液。

制备口服液时,壳聚糖法与醇沉法一样,在灌封前需用高速离心机和 0.65~1.0μm 的微孔滤膜滤过,以除去体系中可能悬浮的细小微粒,确保制得的成品澄清度合格。

采用壳聚糖吸附澄清法生产周期短、设备投资少。只需加入少量壳聚糖予以处理即可,全部澄清过程在一个工作日内即可完成,尤其在除鞣质方面优点突出,这对制备口服液和注射剂具有较大意义。但含淀粉较多的中成药不宜用壳聚糖作澄清剂。

应用壳聚糖澄清中药提取液时,应注意:①药液的浓度应适当:一般为药液每 1ml 含中药 0.5~1g,澄清效果明显,能达到成品质量要求。②壳聚糖澄清剂的用量应适当:壳聚糖的用量是影响澄清效果的主要因素。一般为药液的 0.03%~3%。③中药提取液 pH 一般应小于 7。④不宜用于脂溶性有效成分：如壳聚糖絮凝剂对紫菀石油醚提取物中某些成分，大青叶中水溶性较小的靛玉红等脂溶性成分有所影响，其损失量较大。⑤脱乙酰度直接关系到壳聚糖的溶解性、黏度、絮凝能力等性能。作为中药水提液澄清剂，脱乙酰度将直接影响澄清效果，是质量控制的关键。一般壳聚糖脱乙酰度为 80% 左右时，作为中药提取液的澄清剂效果较好。⑥处理温度应适宜，一般为 40~50℃。

甲壳素类澄清剂资源丰富、成本低、应用方便，用于中药提取液的澄清处理具有广阔的前景。但其作为澄清剂对何种药剂适用、最佳的絮凝条件（如浓度、温度、pH、时间等）如何判定以及在药液中的残留对药效有何影响等都要进行深入的探讨。

（二）101 果汁澄清剂

101 果汁澄清剂是一种新型的食用果汁澄清剂，主要为变性淀粉，安全无毒，通过吸附与聚凝双重作用，使药液中大分子杂质快速聚凝沉淀，其本身可随处理后形成的絮状沉淀物一并滤去，故处理中不会引入任何杂质。目前在中药行业，主要是用于去除中药提取液中的蛋白质、鞣质、色素及果胶等大分子不稳定杂质，以达到澄清的目的。价格便宜，适宜在生产中大量使用。

101 果汁澄清剂为水溶性胶状物质，因其在水中分散速度较慢，通常配制成 5% 水溶液后使用。

工艺过程为：

（1）101 果汁澄清液的配制：取 101 果汁澄清剂，加蒸馏水至规定量，放置过夜，每间隔一定时间搅拌 1 次，直至溶解，即得。一般配制成 5%~10%（W/V）的水溶液。

（2）澄清过程：于中药提取液中加入适宜量的 101 果汁澄清剂，搅拌均匀，静置一定时间，或于 80℃水浴中加热数分钟，滤过，即得澄清的药液。提取液中添加 5%101 果汁澄清液的量，一般为 2%~20%。

应用 101 果汁澄清剂澄清中药提取液时，应注意：①中药药液的浓度应适宜。一般为药液每 1ml 含生药 1.5~2g 为宜，太浓不易沉淀和滤过。②提取液中加入 5%101 果汁澄清剂的量一般以 8% 较为合适，量少杂质去除不完全，影响产品的质量。③101 果汁澄清剂对成分的影响需多次实验探讨，如研究不同澄清剂对麻黄煎液中生物碱含量的影响，结果是样品中指标成分含量的顺序为：醇沉法 > 壳聚糖 >ZTC 天然澄清剂 >101 果汁澄清剂。因此 101 澄清剂不能完全代替醇沉法。④101 果汁澄清剂在澄清药液时和醇沉一样，也会产生絮状沉淀，需进一步探讨沉淀的成分。

（三）ZTC1+1 系列天然澄清剂

ZTC1+1 系列天然澄清剂为一种新型的食品添加剂，以天然多糖等为原料制成，安全无毒，不引入异味，是人工合成絮凝剂的理想替代品。

它由 A、B 两个组分组成，第一组分加入后，在不同的可溶性大分子间架桥连接，使分子迅速增大，起主絮凝作用；第二组分在第一组分所形成的复合物基础上再架桥，使絮状物尽快形成，起辅助絮凝作用，两个组分的合用大大加快了澄清过程。通常第二组分的加入量是第一组分的一半，可以保证第二组分的作用完全，在溶液中不残留。

目前，ZTC1+1 系列天然澄清剂主要有 ZTC-Ⅰ型、ZTC-Ⅱ型、ZTC-Ⅲ型、ZTC-Ⅳ型四种型号。其特点及适用范围见表 15-1。

ZTC1+1 澄清剂能有效地去除蛋白质、鞣质、树胶等不稳定的大分子成分，澄清效果较好，特别是在热、沸水中澄清效果更好。具体工艺过程为：

表 15-1　ZTC 系列澄清剂的特点及适用范围

型号	特点	适用范围
ZTC-Ⅰ型（除蛋白型）	去除蛋白质、鞣质效果较好,蛋白质、鞣质去除率均≥50%,可为后续处理提供方便	主要用于去除蛋白质、鞣质等
ZTC-Ⅱ型（固体制剂和颗粒剂型）	主要用于去除蛋白质、鞣质、树胶等大分子物质,使溶液易于滤过,保留氨基酸、苷、多糖等成分	多用于固体制剂,常用于代替乙醇沉淀工艺制备颗粒剂
ZTC-Ⅲ型（溶液制剂型）	主要用于去除胶体等不稳定成分,使溶液易于滤过	用于各种营养液、口服液、酒剂、洗液等的澄清,亦可用于提高注射液的澄明度
ZTC-Ⅳ型（稳定制剂型）	性能优于 ZTC-Ⅲ型,对液体制剂的稳定性比Ⅲ型高	应用范围同Ⅲ型。可在浓缩液中使用,因而澄清剂用量可大大降低

（1）ZTC1+1 澄清液的配制：以 ZTC-Ⅳ型（稳定制剂型）为例,参照说明书配制如下：

澄清剂 A 的配制：称取 A 组分 2g,先用少量蒸馏水搅拌成糊状,再加蒸馏水至 200ml,溶胀 24 小时,搅拌,配制成 1% 黏胶液。

澄清剂 B 的配制：称取 B 组分 2g,先用少量 1% 醋酸搅拌成糊状,再加 1% 醋酸至 200ml,溶胀 24 小时,搅拌,配制成 1% 黏胶液。

（2）澄清过程：取中药提取液,在适宜的温度下先加入其中一个组分,搅拌,静置或冷藏一定时间;再在适宜温度下加入另外一种组分,搅拌,静置或冷藏一定时间,离心或滤过,即得澄清的药液。

应用 ZTC1+1 天然澄清剂澄清中药提取液时,应注意：①吸附澄清剂加入次序的确定。吸附澄清剂加入次序对除杂效果的影响取决于待处理溶液的 pH 环境。一般原则为：在碱性环境中,按先加入澄清剂 B 后加入澄清剂 A 的顺序添加;在酸性环境中,与之相反;在中性环境中,须根据试验而定。所谓酸性和碱性是指相对于待处理溶液的蛋白质的等电点而言。若 pH 低于等电点,则药液偏酸性,反之偏碱性。②吸附澄清剂的用量、药液的浓度、加入时的温度的考察。应以其加入待处理药液后形成的沉淀的形状、沉降的速度,以及药液的澄清度、指标成分的含量等为指标进行综合评判而确定。

（四）其他吸附澄清剂

1. 明胶 - 单宁絮凝剂　明胶与丹宁可反应生成明胶丹宁酸盐的络合物,其沉淀时可将中药提取液中的悬浮颗粒一起除去,而药液中的负电荷杂质如树胶、果胶、纤维素等在酸性条件下与正电荷明胶作用,也能形成絮凝沉淀。

2. 海藻酸钠　为多糖类化合物,常与单宁合用,用量为提取液的 3%。

3. 蛋清　主要用于去除鞣质,常用于药酒与口服液的澄清,用量为提取液的 3%~5%。

4. 其他　如明胶 - 鞣酸絮凝剂、凹凸棒石、牡蛎壳粉等亦可达到一定的澄清效果。

二、影响吸附澄清效果的因素

1. pH　若药液 pH 过低,体系中大部分粒子带正电荷,直接影响阳离子絮凝剂的电中和作用,反而因静电排斥作用使胶体粒子稳定于体系中,导致体系浑浊;pH 过高时,体系中负电粒子增加,使电中和作用负荷增加,压缩双电层的作用减弱,从而影响絮凝效果。一般,中药水提液呈弱酸性,大多数情况下无须调节 pH 即可获得良好的澄清效果。若需调节,选择 pH 时可参考等电点时黏度最小的原理用乌氏黏度计法测定试用。

2. 澄清剂的加入量 澄清剂加入量过多,由于阳离子电荷的排斥作用,会使体系浊度增加;加入量过少则使澄清剂与胶体粒子作用几率下降,电中和、吸附架桥、网捕和卷扫作用不充分。根据絮凝理论,一般,胶体表面的 50% 被高分子链包裹时,絮凝效果最好。

3. 絮凝温度 澄清剂的絮凝温度一般为 40~80℃。温度过低时,热运动速度低,胶体粒子与絮凝剂粒子碰撞的几率较小,且温度低时水的黏度较大,水流剪切力较大,影响絮凝体的生长,絮凝效果较差;随絮凝温度增加,体系内胶体粒子热运动的速度也逐渐增加,电中和、吸附架桥及网捕和卷扫作用比较充分,因此絮凝比较彻底,体系的澄明度提高。若温度过高,絮凝剂高分子可能会出现老化,效果变差。

4. 搅拌速度 搅拌速度一般在 100r/min 左右为宜。一定范围内,随搅拌速度加快,澄清剂高分子与胶体粒子间碰撞几率增加,作用充分。而速度大于 200~250r/min 时,因剪切力过大,反而使刚形成的絮体破碎,导致体系浊度上升。

第三节 应用实例

实例 15-1 壳聚糖用于咳喘宁口服液澄清工艺的研究

咳喘宁口服液是由麻黄、甘草、石膏、苦杏仁、罂粟壳等药组成的口服液制剂,具有宣通肺气、止咳平喘的功能。原标准采用醇沉法澄清口服液,生产过程中耗用大量乙醇,工艺流程长,成本高,且久贮后有沉淀析出,故采用壳聚糖澄清法,以盐酸麻黄碱、甘草酸铵、盐酸罂粟碱作为指标,与原标准的醇沉工艺进行比较。

壳聚糖吸附澄清法操作过程:

(1) 壳聚糖澄清剂的配制:称取壳聚糖 1g,加入 1% 的醋酸液 100ml,磁力搅拌后静置 24 小时备用。

(2) 壳聚糖澄清剂用量考察:将用于澄清的药液分成 6 份,分别加入配好的壳聚糖澄清剂,加入量分别为 0.2,0.4,0.6,0.8,1.0,1.2(g/L),缓慢搅拌 10 分钟,静置 24 小时,同时观察并记录絮状沉淀产生、成长及沉降情况,静置后用定量滤纸滤过,观察滤液的澄清度。结果表明:随壳聚糖用量的增加,絮状沉淀的量逐渐增大,沉降速度逐渐加快,滤过也更容易。其中尤以 0.6~1.2(g/L)最佳,考虑成本及澄清度等原因,选用 0.8g/L 为宜。

(3) 口服液的制备:将咳喘宁浓缩液(1:1)于 60℃时搅拌加入 1% 的壳聚糖澄清剂至 0.8g/L,继续缓慢搅拌 10 分钟,静置 24 小时,滤过,滤液浓缩至规定量,15 000r/min 离心,用 0.65μm 的微孔滤膜滤过,补充适量蒸馏水至规定量,灌封,灭菌,即得。

将使用新工艺后得到的样品与使用原醇沉工艺得到的样品进行比较,具体如图 15-1 所示。

结果表明,用壳聚糖代替乙醇沉淀除杂,制得的成品澄清度、稳定性更好,对有效成分盐酸麻黄碱的保留更高,壳聚糖吸附澄清法能代替醇沉法用于咳喘宁口服液的澄清工艺。

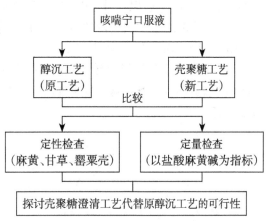

图 15-1 壳聚糖用于咳喘宁口服液澄清工艺的研究

实例 15-2　101 果汁澄清剂在双黄连口服液制备中的应用

双黄连口服液由金银花、黄芩、连翘等多味中药组成,采用水提醇沉法来澄清浓缩液,其澄清效果不理想。通过比较采用 101 果汁澄清剂澄清药液(新工艺)与采用醇沉法澄清药液(原工艺)的差异,探讨 101 果汁澄清剂在双黄连口服液制备中应用的可行性。

新工艺操作过程:

(1) 5% 101 液的配制:取 101 果汁澄清剂 50g 加蒸馏水至 1000ml,放置过夜,每间隔一段时间搅拌一次,直至完全溶解。

(2) 不同比例 101 液澄清效果比较:取容量为 100ml 的比色管 16 支,分成 4 组,每组 4 支,分别置原液 100ml,按每组的编号 1、2、3、4 管分别加 10ml、8ml、6ml、4ml 101 液,摇匀,观察沉降时间。结果表明加 5% 101 液的最佳量为原液的 8%。

(3) 新工艺液的制备:取原液 500ml,加入 40ml 的 5% 101 液,摇匀,静置 24 小时,滤过,滤液加蒸馏水至足量,搅匀,分装,灭菌,即得。

通过比较新工艺和原工艺样品的外观及样品中黄芩苷的含量,结果表明,新工艺澄清效果较理想,能更有效地保留黄芩苷,能降低生产成本、缩短生产周期。新工艺代替原醇沉工艺是可行的。

实例 15-3　ZTC 1+1-Ⅱ型澄清剂用于中药水提液的澄清

某中药水提液是以何首乌、黄芪、菟丝子、枸杞子、山药等作为主药制成的复方制剂,药理活性物质以多糖和何首乌中所含的苷类化合物为主,故试验中以 2,3,5,4′- 四羟基 - 二苯乙烯 -2-O-β-D- 葡萄糖(二苯乙烯苷)、总多糖和干膏收率含量为指标,采用正交试验法探讨 ZTC 1+1 澄清剂的絮凝澄清效果。

工艺操作过程为:

(1) 澄清剂溶液的制备:采用 ZTC1+1-Ⅱ 天然澄清剂,按说明书配制。A 组分溶液:称取 0.500g A 组分溶液细粉,先用少量水搅拌成糊状,再加水调至 50ml,溶胀 24 小时。搅拌,双层纱布滤过,即得 1% 黏胶液。B 组分溶液:称取 0.500g B 组分溶液细粉,用少量 1% 乙酸溶液溶解并搅拌成糊状,然后加 1% 醋酸溶液调至 50ml,溶胀 24 小时。搅拌,双层纱布滤过,即得 1% 黏胶液。

(2) 澄清条件优选:测得药液的 pH 约为 5.5,确定加入方式为先加 B 组分后加 A 组分,比例为 1:1,溶液温度为 70℃。对澄清剂用量、提取液浓度和搅拌速度 3 个影响因素按 $L_9(3^4)$ 正交表安排试验,以二苯乙烯苷、总多糖和干膏收率含量为指标进行评判,结果表明最佳工艺为:澄清剂用量 5%,药液浓度 1:10,搅拌速度 100r/min。

(3) 不同澄清工艺的含量比较:以二苯乙烯苷和总多糖含量为指标,对水提醇沉工艺和 ZTC1+1-Ⅱ 澄清工艺进行比较,结果表明,ZTC1+1-Ⅱ 澄清法中二苯乙烯苷保留率与醇沉法相近,而总多糖保留率比醇沉法提高了 3.5 倍,表明 ZTC1+1-Ⅱ 澄清剂用于复方中药煎液的澄清工艺是可行的。

(李小芳　胡慧玲)

第十六章 膜分离法

学习目标

1. 掌握膜分离的原理及其特点。
2. 熟悉微滤、超滤和纳滤的原理及其应用范围。
3. 了解膜的种类及其结构。

第一节 概 述

膜和膜分离现象在自然界广泛存在,但人类对它的认识和利用却经历了漫长而曲折的发展历程。1748 年,Abble Nelkt 首先发现水能自发地扩散到装有酒精溶液的猪膀胱内,揭示了膜分离现象,但是直到 1854 年 Graham 发现了渗析现象,人们才重视膜的研究。1960年 Loeb 和 Sourirajan 采用相转化法制备了第一张具有高透水性和高脱盐率的不对称醋酸纤维素反渗透膜,这是膜分离技术发展的一个重要里程碑,使反渗透技术大规模用于海水脱盐成为现实。自此以后,不仅膜材料范围大大扩展(各种高分子有机膜和无机膜),而且在制膜技术上,膜组件结构及膜装置研制方面也取得了重大进展,使整个膜分离技术迅速向工业化应用迈进,膜分离技术的主要发展历程见表 16-1。目前,膜分离技术不仅在电子工业、食品工业、环境保护和生物工程等领域得到了广泛应用,而且正在逐步成为医药工业的分离纯化工艺、液体制剂除菌和除微粒工艺的基本操作单元。膜分离技术在中药领域的应用起步较晚,自 1979 年才开始研究,目前主要用于中药注射剂和口服液的澄清除杂、除菌和除热原,此外在中药有效成分分离纯化、中药固体制剂生产、中药药液浓缩和中药膜控制释放制剂方面的应用也日益增多。由于中药复方的复杂性,传统分离纯化方法如沉降、离心、萃取、过滤、

表 16-1 膜分离技术的主要发展历程

膜分离技术	发展年代	生产厂商
微滤(microfiltration)	1925	Sartorius
电渗析(electro-dialysis)	1950	Ionics Inc
反渗透(reverse osmosis)	1965	HIGA
透析(dialysis)	1965	Enka(AKZO)
超滤(ultrafiltration)	1970	Amicon Corp.
控制释放(control release)	1975	Alza Corp.
气体分离(gas separation)	1980	Permea(DOW)
渗透汽化(pervaporation)	1990	GFT Gmb H

乙醇沉淀等对中药精制效果不理想。膜分离技术作为一种新型高效分离技术,与传统分离方法相比,具有工艺简单、节能、成本低,能除去中药复方中大部分杂质而很少损失有效成分等优点,在中药复方精制领域极具发展前景。

一、膜分离的原理

膜分离是一种新型分离技术,它利用经特殊制造的具有选择透过性的薄膜,在外力(如膜两侧的压力差、浓度差、电位差等)推动下对混合物进行分离、分级、提纯和浓缩等操作,以获取需要的产品。膜分离应用广泛,既可用于液体混合物的分离,也可用于气体混合物的分离。

膜分离主要有两种原理。一是依靠分离膜上的微孔,利用待分离混合物各组成成分在质量、体积大小和几何形态的差异,用过筛的方法使大于微孔的组分很难通过,而小于微孔的组分容易通过,从而达到分离的目的;微滤、超滤、纳滤和渗析一般采用该原理分离混合物。二是依靠分离膜组成材料的理化性质,利用待分离混合物各组分对膜亲和性的差异,用扩散的方法使那些与膜亲和性大的成分,能溶解于膜中并从膜的一侧扩散到另一侧,而与膜亲和性小的成分,很难通过扩散作用透过膜,从而达到分离的目的;反渗透、气体分离、液膜分离、渗透蒸发等膜分离过程一般属于该原理。见图16-1。

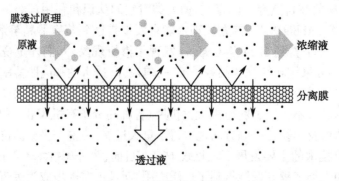

图 16-1　中药膜分离原理

二、膜分离的特点

膜分离与其他分离技术如离心、常规过滤、吸附、萃取、蒸馏、乙醇沉淀等相比,具有如下特点:①膜分离具有高效的分离能力。例如按物质颗粒大小进行分离的领域,常规离心法和过滤法的最小极限是微米,而膜分离技术(如超滤和纳滤)可以将纳米级大小的不同分子混合物(分子量在数千或数百)分离。②对被分离物质破坏少。大多数膜分离过程不发生相变化,且通常是在常温下进行,因而特别适用于对热敏感的物质的处理。③膜分离能耗通常比较低。膜分离过程一般在室温下操作且不发生相变化,而加热、冷却和相变化的能耗比较大。④膜分离设备容易放大,易维护、工艺简单、操作方便、占地面积少、化学品消耗少,不产生二次污染。

三、膜的种类

分离膜与一般塑料薄膜不同,它具有选择透过性,是膜分离技术的核心,其组成材料可以是陶瓷和金属等无机材料,也可以是纤维素和聚砜等有机高分子材料。一般按如下四种

分类方法分类:

(1) 按膜材料的化学组成分类:可分为无机膜(玻璃膜、金属膜和陶瓷膜)和有机膜(纤维酯系膜、聚酰胺系膜、聚砜系膜等)。

(2) 按膜的形态结构分类:按膜孔分为致密膜和多孔膜,后者又可区分为微孔膜和大孔膜。按形态分为对称膜(均质膜)、非对称膜和复合膜。按相态分为固体膜和液体膜,液体膜的结构与固体膜完全不同。按固体膜的形状可分为板式膜、管式膜、卷式膜和中空纤维膜。

(3) 按膜的作用机制分类:可分为吸附性膜、扩散性膜、离子交换膜、选择渗透膜、非选择性膜。

(4) 按膜的功能分类:分为微滤膜、超滤膜、反渗透膜、渗析膜、气体渗透膜和离子交换膜等,其中只有离子交换膜是荷电膜,其余都是非荷电膜。

四、膜分离的过程特征

膜分离过程种类很多,按分离原理一般可分为微孔过滤(microfiltration,简称 MF 或微滤)、超滤(ultrafiltration,简称 UF)、反渗透(reverse osmosis,简称 RO)、电渗析(electrodialysis,简称 ED)、渗透汽化(pervaporation,简称 PV)、液膜分离(liquid membrane,简称 LM)、透析、控制释放、气体分离等,其特点和适用范围见表 16-2 和图 16-2。

表 16-2 几种主要膜分离过程的特点和应用领域

过程	分离目的	分离机制	推动力	膜类型	透过组分	截留组分
微滤	溶液或气体脱粒子	膜孔筛分	压力差 100kPa	多孔膜	溶液、气体	0.02~10μm 的粒子
超滤	溶液脱大分子、大分子分级及其溶液脱小分子	膜孔筛分	压力差 100~1000kPa	非对称多孔膜	小分子溶液	10~200Å 大分子溶质
反渗透	溶剂脱溶质、含小分子溶质溶液浓缩	膜孔筛分	压力差 1000~10 000kPa	非对称膜或复合膜	水和溶剂	1~10Å 小分子溶质
透析	大分子溶质溶液脱小分子	筛分和扩散作用	浓度差	非对称膜	溶剂、小分子溶质	>0.02μm 微粒和大分子
电渗析	溶液脱小离子、小离子溶质的浓缩、小离子分级	反离子经离子交换膜的迁移	电位差	离子交换膜	电解质离子	非电解质大分子物质
气体分离	气体混合物分离和富集	溶解 - 扩散	压力差 1000~10 000kPa	均质膜、复合膜	渗透性的气体	难渗透性的气体
渗透汽化	挥发性液体混合物分离	溶解 - 扩散	分压差	均质膜、复合膜、非对称膜	膜内易溶解组分或易挥发组分	不易溶解组分或较大、较难挥发物
液膜	液体混合物分离和杂质脱除	反应和溶解 - 扩散	浓度差 化学反应	液膜	液膜相易溶解的组分	在液膜中难溶解组分

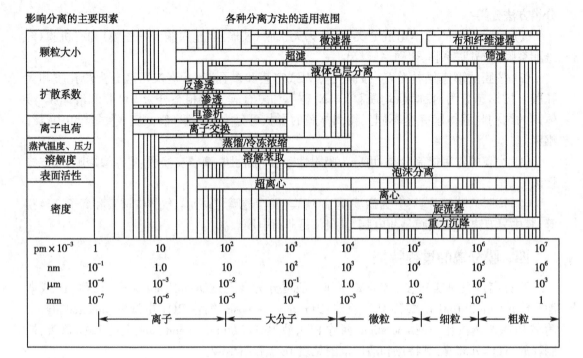

图 16-2　各种膜分离方法的适用范围

不同的膜分离过程需要不同性能的分离膜,如微滤和超滤需要多孔分离膜,电渗析、反渗透和膜蒸馏需要无孔分离膜(致密膜),但电渗析为离子型材料制成的分离膜,反渗透为亲水性材料制成的分离膜,而膜蒸馏需要亲脂性膜材料制成的分离膜。分离膜性能的每一重大改进都能使其应用范围扩大和经济效益显著提高。中药特别是中药复方水提液成分复杂,对分离膜的性能具有更高的要求,除考察不同孔径和不同材料分离膜对药液的透过性能外,还必须考察分离膜对中药有效成分的吸附,以及中药水提液对分离膜的污染。优选出合适的中药分离膜材料和结构(如膜孔径等)通常是一个艰苦的过程。

分离膜的性能包括分离能力、透过能力、理化稳定性和经济性四个方面。适合于中药制药行业工业化生产的分离膜应具有较强的分离能力和较高的透过能力,同时理化稳定性好、成本低。

(1) 分离膜的分离能力:分离膜必须对被分离的混合物具有选择性透过能力,即具有分离能力。分离膜的形态结构(膜孔径、机械强度、荷电性、膜表面粗糙程度和内部构造等)和组成材料化学性质共同决定分离膜的分离能力,但操作条件也有一定的影响。不同膜分离过程的分离能力有不同的表示方法,如用平均孔径表示微滤膜的分离能力,即液体中体积大于此孔径的溶质或悬浮固体,都可以被微滤膜截留。在超滤中以截留分子量来表示超滤膜的分离能力,如截留分子量为 67 000 的超滤膜表示该膜可以将液体中比牛血清蛋白(相对分子质量为 67 000)大的成分截留住(一般指截留 90%),只让相对分子质量小于 67 000 的成分通过。在反渗透以脱盐率来表示反渗透膜的分离能力,90% 脱盐率表示膜可以将水溶液中的 90% 无机盐除去,用于一级海水淡化的反渗透膜要求脱盐率 >99%,而用于苦咸水淡化的反渗透膜只需 90%~95% 的脱盐率。在中药膜分离应用中,常以杂质除去率和有效成分保留率两个指标综合衡量分离膜的分离能力。

(2) 分离膜的透过能力：分离膜的透过能力也就是通常所说的膜通量大小。膜透过能力越大，药液批处理能力越大，运行成本越低，生产效率越高。分离膜的分离能力和透过能力相互关联，通常是分离效果越好，膜通量越低；但膜通量太低，在生产中就没有实际应用价值。因此必须在分离膜的分离能力和透过能力之间进行均衡，并不是分离能力越高越好。在选择需要的分离能力后，再尽可能提高膜的透过能力。分离膜的透过能力首先取决于分离膜材料的化学特性和分离膜的形态结构；其次，对膜装置的操作条件也有较大影响，如不少膜分离过程与压力差之间，在一定范围内呈直线依赖关系，增大压力差可以显著增加膜通量。此外多数反渗透膜操作温度每增加 1℃，膜通量可以增加 3% 左右。中药水提液成分复杂，对分离膜表面的污染和膜孔径的阻塞通常很严重，导致微滤膜或超滤膜的透过能力下降很快。解决的办法是加强中药水提液的预处理、选择耐中药污染的膜材料和优选最佳的操作条件。

(3) 分离膜的理化稳定性：分离膜的理化稳定性决定着膜的使用寿命，进而影响生产成本。分离膜的理化稳定性主要由膜材料的化学组成决定，包括耐热性、耐酸性、耐碱性、抗氧化性、抗微生物分解性和机械强度等。无机膜的理化稳定性能好，而高分子有机膜的理化稳定性较差，这是因为高分子材料特别是纤维素等天然高分子材料容易被微生物降解，可与光、热、酸碱、氧气发生缓慢反应，导致材料老化。不同的膜分离过程对膜的使用寿命要求是不同的，当然都是愈长愈好，但根据经济核算后通常都有一个最低的使用寿命要求。例如在一级海水淡化中要求反渗透膜使用寿命平均为 3 年以上，而在干扰素等高科技生物产品分离中，分离膜是一次性的。

(4) 经济性：分离膜的价格不能太贵，否则生产上就无法采用。分离膜的价格取决于分离膜材料和制造工艺两个方面。

第二节　膜的结构与组成

分离膜的形态结构主要包括两个方面：①膜的分层数和各层厚度；②每一层膜所含的微孔形态、大小和数量。分离膜从形态上可以分为均质膜、非对称膜和复合膜。均质膜不分层，膜的任何一部分都具有相同的形态和化学组成，既可以是致密的，也可以是多孔的，但均质膜的膜通量一般比较小，主要用于电渗析和个别气体分离。非对称膜和复合膜均由两层组成，表面的一层非常薄，厚度为几十纳米到数微米，通常叫皮层，可以是致密的也可以是多孔的，起分离作用（选择透过作用）；下面一层膜是多孔的，厚达 100 多微米，起支撑作用，叫支撑层。有的分离膜在支撑层和皮层中间还有多孔性的过渡层，组成三层结构。皮层和支撑层由同一材料组成，在制膜过程中同时形成，习惯上称非对称膜。若皮层和支撑层由不同材料组成，在制膜过程中先制成支撑膜，再把皮层复合到支撑膜的表面上，习惯上称复合膜。

皮层对分离膜的性能起决定性影响。通常要求皮层越薄越好，有的分离膜已经做到仅30nm。皮层如果属于多孔性的，则皮层上的孔不仅要求越多越好，而且最好孔径的大小和分布均匀，这样才能保证膜的高分离能力和高透过能力。无论是多孔的还是致密的分离膜，皮层都不允许有大孔（缺陷）存在。总之，一张高性能的分离膜除了选择合适的膜材料外，它应具有非对称结构，即具有致密或多孔的、无缺陷的、超薄的皮层和孔隙率高的多孔支撑层。分离膜的制造工序繁多而严格，而且最终的分离膜产品合格率还是很低，因此分离膜价格一般较贵。通常采用千分尺对层结构的厚度进行测定,采用电子显微镜对孔结构进行测定。

分离膜的材料主要包括有机膜和无机膜。

1. 有机高分子膜材料   目前使用的大多数分离膜为有机高分子材料,可以分为纤维素衍生物类、聚砜类、聚酰胺类、聚酯类、聚乙烯类、硅橡胶类、含氟有机高分子等7类,其中纤维素衍生物类、聚酰胺类和聚砜类是目前膜分离技术中最重要和最常用的膜材料。

(1) 纤维素衍生物:醋酸纤维素(CA)主要用作反渗透膜、超滤膜和微滤膜材料,其优点是价格便宜、膜的分离与透过性能良好;缺点是pH使用范围窄(pH在4~8之间),容易被微生物分解以及在高压操作下时间长了容易被压密,引起膜通量下降。硝酸纤维素(CN)用作透析膜和微滤膜材料,一般与醋酸纤维素混合使用。

(2) 聚砜类:聚砜类耐酸碱,缺点是耐有机溶剂的性能差,但双酚A型聚砜(PSF)克服了上述缺点。一般用作超滤和微滤膜材料,也可用作复合膜的支撑层材料。聚砜类材料可以制成带有负电荷或正电荷的膜材料,其抗污染性能特别好。聚芳醚砜(PES)、酚酞型聚醚砜(PES-C)、聚醚酮(PEK)、聚醚醚酮(PEEK)也是制造超滤、微滤和气体分离膜的材料。

(3) 聚酰胺类:聚酰亚胺(PI)耐高温、耐溶剂,具有高强度,是用于耐溶剂超滤膜和非水溶液分离膜的首选膜材料。聚酯酰亚胺和聚醚酰亚胺的溶解性能较聚酰亚胺大有改善,已成为新兴的高性能膜材料。

(4) 聚酯类:具有强度高、尺寸稳定性好、耐热、耐溶剂、耐化学试剂等特点。聚碳酸酯膜用于制造核辐射蚀刻微滤膜,这种膜是有机高分子分离膜中唯一的孔呈圆柱形、孔径分布非常均匀的膜。聚酯无纺布是反渗透、气体分离等卷式膜组件的最主要支撑材料。

(5) 聚乙烯类:低密度聚乙烯(LDPE)和聚丙烯(PP)薄膜通过拉伸可以制造微滤膜,孔一般呈狭缝状,也可以用双向拉伸制成接近圆形的椭圆孔。高密度聚乙烯(HDPE)通过加热烧结可以制成微孔滤板或滤芯,也可作分离膜的支撑材料。聚丙烯腈(PAN)是仅次于聚砜和醋酸纤维素的超滤和微滤膜材料,也用来作为渗透汽化复合膜的支撑体。聚乙烯醇(PVA)是目前唯一获得实际应用的渗透汽化膜,聚氯乙烯和聚偏氟乙烯用作超滤和微滤的膜材料。

(6) 硅橡胶类:聚二甲基硅氧烷(PDMS)通常称为硅橡胶,主要由于制造气体分离膜。

(7) 含氟高分子类:聚四氟乙烯(PTFE)可用拉伸法制成微滤膜,化学稳定性非常好,膜不易被堵塞和污染,且极易清洗。聚偏氟乙烯具有较强的疏水性能,除用于超滤、微滤外,还是膜蒸馏和膜吸收的理想膜材料。

2. 无机分离膜材料   有机高分子膜在耐热、耐微生物、耐pH,耐有机溶剂和使用寿命等方面具有很大的局限性。因此具有优良理化稳定性的无机分离膜越来越受到重视。无机分离膜与有机高分子分离膜相比,具有以下特点:①热稳定性好,适用于高温、高压体系;使用温度一般可达100℃以上。②化学稳定性好,能耐酸和弱碱,pH适用范围宽。③抗微生物能力强,与一般的微生物不发生生化及化学反应。④无机膜组件机械强度大。无机膜一般都是以载体膜的形式应用,而载体都是经过高压和焙烧制成的微孔陶瓷材料和多孔玻璃等,涂膜后再经高温焙烧,使膜非常牢固,不易脱落和破裂。使用寿命可达5~7年。⑤清洁状态好。本身无毒,不会使被分离体系受到污染。容易再生和清洗。当膜污染被堵塞后,可进行反吹及反冲。也可在高温下进行化学清洗。⑥无机膜的孔分布窄,分离性能好。⑦无机膜的缺点是:没有弹性,比较脆;不易成型加工,可用于制造膜的材料较少;成本较贵,强碱条件下会受到侵蚀。

无机分离膜包括陶瓷膜、玻璃膜、金属膜、分子筛炭膜以及以无机多孔膜为支撑体再与有机高分子材料超薄致密层组成的复合膜等。无机陶瓷膜的材料主要是氧化铝(Al_2O_3)、氧化锆(ZrO_2)和氧化钛(TiO_2)等金属氧化物,其中氧化铝陶瓷膜是目前工业上最常用的无机分离膜。

第三节 微 滤

微滤(microfiltration)又叫微孔过滤,是以压力为推动力,利用膜孔筛分作用进行分离的膜过程。微滤膜相对超滤膜具有孔隙率高、孔径分布均匀、驱动压力低和滤速快等特点,其膜孔径范围通常在 $0.025\sim14\mu m$ 之间。在压力的推动下,粒径小于膜孔的粒子和溶质通过滤膜,而大于膜孔的粒子被截留在膜面上,从而达到分离。在中药领域里,微滤主要用于除去液体制剂中的微粒,提高液体制剂的澄明度,特别是中药注射剂的澄明度,也可用于注射剂和热敏性药物的除菌过滤,此外还可用于固体制剂的精制,中药超滤工艺的预处理等。

一、微滤的基本原理

微孔滤膜的截留机制因膜的结构差异而不同。通过电镜观察,微孔滤膜的截留机制有如下几种:①机械截留:即膜能截留比其孔径大或与其孔径相当的微粒杂质,这是主要截留机制。②吸附截留:如果过分强调机械截留机制就会得出不符合实际的结论,因为吸附(物理的或化学的)可以使小于膜孔的微粒或溶质吸附在膜内外表面和大微粒上而被截留。③架桥作用截留:通过电镜可以观察到,在孔的入口处,小于膜孔径的部分微粒因架桥作用同样被截留。④网络模型的网络内部截留:颗粒并非截留在膜的表面,而是在膜的内部,这种内部截留称为网络内部截留。⑤浓差极化和膜污染:常造成膜孔径变小,从而使小于膜孔径的部分微粒也被截留。

二、微滤膜的基本结构、性能

有机微滤膜多数为对称膜,而无机微滤膜多为不对称膜。微滤膜的基本性能包括孔隙率、孔结构、分离膜表面特征、机械强度和化学稳定性。其中孔结构和膜表面特征是影响膜通量、膜污染和膜截留率的主要因素。表征微滤膜分离性能的参数是膜孔径,测试方法有电子显微镜扫描法、已知颗粒通过法、压汞法、泡压法和气体流量法等。相同的膜用不同的方法测试其膜孔径不同,必须结合实际应用选择合适的测定方法。商品膜在标出孔径的同时,一般应注明孔径测试方法。

三、微滤膜的分类

最早开发成功的微滤膜由有机高分子材料制得,由于有机膜耐热性及理化稳定性较差、孔径分布范围较宽、易堵塞、再生困难且难以适应多次高温灭菌和净化等缺点,所以在一些领域的应用受到了限制。自 20 世纪 80 年代起,采用陶瓷、金属、金属氧化物及玻璃等无机材料制成的无机膜,其优异的化学稳定性、热稳定性及高机械强度等特点,使得有关无机微滤膜的开发和应用研究日趋活跃。现将国内外主要微滤膜及其膜组件的性能列于表 16-3 和表 16-4,可供选用时参考。

表 16-3　国产主要微滤膜及其膜组件的性能

单位	类型	膜材料	膜孔径（μm）
国家海洋局杭州水处理中心	折叠滤蕊、平板滤膜	CN-CA，PAN	0.22~70
无锡市超滤设备厂	同上	CN-CA，CA-CTA	0.22~0.8
无锡化工研究院	同上	CA-CTA	0.22~0.8
核工业部第八研究所	同上	CN-CA	0.22~1.0
庆江化工厂	平板滤膜	CN-CA，CA，Nylon	0.2~10
上海医药工业研究院	同上	CN-CA	0.2~3.0
旅顺化工厂	同上	PSA	0.2~0.8
辽源市膜分离设备厂	平板、管式	PSA	0.1~3
机电部北京第十设计研究院	蜂房滤蕊、平板滤膜	PP，棉纤维	0.8~75
化工部南通合成材料实验厂	折叠滤蕊、平板滤膜	Nylon-66	0.2~0.8
苏州净化设备厂	平板滤膜	CN-CA	0.2~3
上海第十制药厂	同上	CN-CA	0.2~3
中科院大连化学物理研究所	平板滤膜	PSA	0.2~0.8
中科院高能物理所	同上	PC	核孔膜
南京化工大学	管式、多通道	α-Al_2O_3	0.2~0.8

表 16-4　国外产主要微滤膜及其膜组件的性能

公司	类型	膜材料
A/G Technology	中空	PS
Akzo（Enka Division）	中空、平板	PP，尼龙 66
Alcan	平板	陶瓷
Alcon	管式	陶瓷
Amicon（W.R. Grance）	中空	PS
Asahi	中空	PP，PTFE
Ceramem	整块	陶瓷
Cuno（Commercial Intertech）	平板	尼龙 66，PTFE
DDS	平板	PS，PVDF
Dominik Hunter	平板	CA-CN，尼龙 66，PTFE
Filterte（Memter）	平板	PS，PTFE
Gelman Sciences	平板	CTA，CA，CA-CN，PVC，PS，PVDF，PTFE，PP
W.L.Gore	平板，管式	PTFE
Microgon	中空	CA-CN
Mitsubishi Rayou	中空	PP，PE
Millipore	平板，管式	陶瓷，CA-CN，PP，PVDF，PTFE
MFS	平板	CN，CA-CN，CA，PTFE
Nuclepore（Costar）	平板	PC，PE
Poretics	平板	PC，PE
Sartorius	平板	CA，CN，PTFE
Schleicher-Schuell	平板	CA，CN，CA-CN，PTFE
Whatman	平板	CN，CA-CN，PTFE
AFolw B.V.	中空	PS，PE

四、应用实例

实例 16-1　无机陶瓷膜微滤技术分离纯化中药水提取液的研究

无机陶瓷膜微滤技术是以多孔陶瓷膜为滤材的微滤技术,对中药水提取液具有很好的澄清除杂效果。与有机膜微滤工艺和水醇法精制工艺相比,具有工艺简单、成本低、化学性质稳定、耐高温、抗污染性强、膜通量大、易清洗、机械强度高、使用寿命长等优点。研究者采用平均孔径为 0.2μm 的 19 通道管式 α-Al₂O₃ 陶瓷膜微滤皮康宁水提液(复方水提液,外观显棕黑色,悬浮物多而不透明),得到的微滤液澄明,呈橙红色,15℃放置数天未出现浑浊,原料液和微滤液的总含固量分别为 3.4% 和 2.6%,表明通过微滤,药液中的悬浮杂质完全除去,达到了澄清的目的。另有研究者采用孔径为 0.2μm 的 19 通道管式 α-Al₂O₃ 陶瓷膜膜组件对部分常用单味中药和复方的水提液进行微滤,以膜通量为指标优选工艺参数,并对水提液微滤前后在性状、总固体、指标成分等方面的变化进行对比分析,发现中药水提液微滤前均为浑浊液体,微滤后成为颜色变浅的澄明液体,水提液中总固体去除率为 15%~38%,总固体中有效成分含量提高率为 2%~30%,微滤液得率高,在 90% 以上,平均膜通量较大,在 15L/(h·m²·Bar) 以上,结果见表 16-5 和表 16-6。

表 16-5　无机陶瓷膜微滤技术对单味中药及复方水煎液的微滤参数

药材	用量(kg)	水提液重(kg)	微滤液重(kg)	收得率(%)	平均膜通量(L/h·m²·Bar)
金银花	1.0	15.77	13.53	85.80	25.37
白芍	1.0	13.45	12.40	92.19	33.82
黄连	1.0	15.02	14.61	97.27	22.36
大黄	1.0	13.24	12.81	96.75	20.23
陈皮	1.0	11.91	10.84	91.02	15.48
热毒净颗粒	2.04	17.39	17.10	98.33	19.73
补阳还五汤	4.32	60.00	60.00	100.00	21.43

注:收得率 $= \dfrac{\text{微滤液重}}{\text{水提液重}} \times 100\%$

研究者采用无机陶瓷膜微滤技术对国家新药基金资助项目糖渴清片的水提物进行精制,并以四氧嘧啶糖尿病小鼠为模型,探讨无机陶瓷膜微滤工艺对糖渴清片主要药效作用的影响。结果表明,无机陶瓷膜微滤技术不影响糖渴清片的降糖效果,但显著降低糖渴清片的服用量,改善糖渴清片的外观,促进糖渴清片的崩解和有效成分的溶出,从而提高了糖渴清片的质量和科技含量,结果见表 16-7。刘陶世采用无机陶瓷膜微滤技术精制补阳还五汤颗粒,结果表明微滤技术不仅能除去杂质,降低服用量,而且能减少水提液蒸发浓缩过程中产生的结膜和泡沫现象,制得的颗粒剂颜色较浅,在水中能快速溶解,无残渣,溶液澄清透亮,口感好。

郭立玮等以复方山茱萸制剂"抗厥注射液"和单味山茱萸煎剂为例,系统比较研究不同浓度水醇法与不同孔径膜分离澄清中药制剂对其所含成分的影响。结果表明,用无机陶瓷微滤膜(0.2μm 孔径)处理药液,其除杂效果相当于 40% 醇浓度处理;与 50%~70% 醇浓度处理效果相当的超滤膜截留分子量在 10 000 至 1000 之间;截留分子量为 10 000 的超滤膜对马钱素(分子量为 384)无明显影响。金万勤等采用无机陶瓷微滤膜精制枳实和苦参水提液,

表16-6　无机陶瓷膜微滤技术对单味中药及复方水煎液的微滤效果

药材	水提液				微滤液				总固体除去率 (%)	成分含量提高率 (%)
	性状	总含固量 (g)	成分总量 (g)	成分含量 (%)	性状	总含固量 (g)	成分总量 (g)	成分含量 (%)		
白芍	咖啡色浑浊	151.04	3.70 (芍药甙)	2.45	黄色澄明	97.34	2.93	3.01	35.55	22.86
黄连	灰黄浑浊	211.33	58.22 (小檗碱)	27.55	红黄色澄明	178.83	52.13	29.15	15.38	5.81
陈皮	黄色浑浊	333.12	29.61 (陈皮甙)	8.89	黄色澄明	221.57	25.42	11.47	33.49	29.02
大黄	黄褐色浑浊	326.63	2.62 (大黄酸)	0.80	红黄色澄明	235.45	1.92	0.82	27.92	2.50
金银花	青黄浑浊	361.92	19.57 (绿原酸)	5.41	黄色澄明	257.75	15.46	6.00	28.78	10.90
热毒净	深黄色浑浊	366.23	3.50 (绿原酸)	0.96	黄色澄明	265.22	2.86	1.08	27.58	11.11
颗粒			0.35 (大黄酸)	0.09			0.27	0.10		11.11

成分含量 = $\dfrac{\text{成分总量}}{\text{总含固量}} \times 100\%$

总固体除去率 = $\dfrac{\text{水提液总含固量} - \text{微滤液总含固量}}{\text{水提液总含固量}} \times 100\%$

成分含量提高率 = $\dfrac{\text{微滤液总固体中成分含量} - \text{水提液总固体中成分含量}}{\text{水提液总固体中成分含量}} \times 100\%$

表16-7　无机膜微滤工艺对糖渴清片降血糖作用的影响($\bar{x} \pm s$)

组别	动物数（只）	血糖（mmol/L）		变化值
		治疗前	治疗后	
正常组	10	4.91 ± 1.01	4.98 ± 0.96	0.07 ± 0.62
模型组	10	17.32 ± 4.20	13.96 ± 7.46	−3.36 ± 5.11$^{\triangle *}$
原液组	10	16.14 ± 1.04*	7.02 ± 1.38	−9.12 ± 1.58$^{\triangle * \#}$
微滤组	10	16.32 ± 1.38*	8.51 ± 1.96	−7.81 ± 2.65$^{\triangle * \#}$
乙醇沉淀组	10	17.34 ± 2.51*	8.16 ± 2.01	−9.08 ± 1.96$^{\triangle * \#}$

注：$^{\triangle}$自身比较 $P<0.01$；*与正常组比较 $P<0.01$；$^{\#}$与模型组比较 $P<0.05$

与70%乙醇沉淀法相比，在除杂效果和有效成分保留率上基本相近，但微滤操作简单，常温下进行，生产周期短，省去了大量乙醇试剂及乙醇回收工艺。

无机陶瓷膜微滤技术在以下几个方面具有较好的发展前景：①用于中药固体制剂的生产：中药复方水提液经微滤后再浓缩干燥，可减少服用量，改善颗粒剂的外观、溶化性和稳定性，提高片剂的崩解度和溶出速度，从而提高中药固体制剂的质量和科技含量。②提高中药水浸提液浓缩的效率：中药水提液经微滤后，在浓缩过程中很少产生泡沫和结膜现象，从而大大提高水分蒸发速度。③与超滤技术联用：中药水提液经微滤后再超滤，可以大大减轻超滤膜的污染，显著提高超滤速度，延长超滤膜的使用寿命。④与大孔树脂吸附分离技术联用：中药水提液经微滤后再上柱分离，可以减轻药液中杂质对大孔树脂的毒化作用，显著提高大孔树脂吸附分离技术的效率。

第四节　超　　滤

超滤（ultrafiltration）是指利用经特殊制造的微孔膜为分离介质，采用错流过滤的方式，依靠分离膜两侧的压力差为推动力，使药液中的小分子成分和溶剂透过分离膜，而大分子成分、微粒、细菌等被截留不能通过膜，从而在分子水平达到分离、分级、纯化和浓缩等作用。超滤所截留的粒径范围为1~20nm，相当于分子量为300~300 000的各种分子，也可截留相应粒径的胶体微粒。在中药领域里，超滤主要用于：①中药液体制剂的分离纯化：除去药液中所含的不溶性微粒和可溶性大分子杂质如蛋白质、树脂、淀粉、黏液质和鞣质等成分，以提高液体制剂的澄明度和稳定性，特别是提高中药注射剂的澄明度和稳定性；②也是中药注射剂、中药眼用制剂和热敏性药物的除菌和除热原的主要方法；③用于中药复方固体制剂的精制，以减少服用量，降低制剂成型难度，提高固体制剂质量；④用于中药有效成分和有效部位的分离纯化，如蛋白质和多糖类药物精制；⑤热敏性或贵重药物提取液的浓缩。

一、超滤的基本原理

超滤的分离机制同微滤类似，主要是筛分机制，即膜表面的无数微孔像筛子一样截留住分子直径大于它们的不溶性微粒和可溶性大分子成分，透过小分子和溶剂，从而达到分离目的。

二、超滤膜的基本结构、性能

超滤膜主要采用有机高分子材料制成，通常为不对称结构或复合结构的多孔膜，膜孔径一般为数纳米到数十纳米。超滤膜一般为分层结构,最表面的一层很薄,为分离层,控制药液不同大小分子的分离,分离层下面通常为多孔支撑层。超滤膜的基本性能包括截留分子量、膜通量、机械强度和化学稳定性。

超滤膜的孔径大小通常以被截留分子的分子量来表征,叫截留分子量(molecular weight cut off,MWCO),即 1 摩尔分子的 90% 以上可被该超滤膜截留。超滤膜对某种物质的截留率是指超滤完成后,截留液中该物质的质量与原待滤药液中该物质质量之比,它表示膜拦阻溶质的能力。测定截留率的实验是选择不同分子量的溶质做超滤实验,将截留率对溶质分子量的对数值作标绘,得出截留率曲线。测定超滤膜截留率和截留范围常用的试剂为蛋白类、聚乙二醇类和葡萄糖类,即已知分子量的球状和链状分子,见表 16-8。

表 16-8　截留范围测定常用试剂

试剂名称	分子量	试剂名称	分子量
蔗糖	342	肌红朊	17 800
棉子糖	594	胃蛋白酶	35 000
维生素 B_{12}	1350	卵白蛋白	45 000
胰岛素	5700	血清蛋白	67 000
细胞色素 C	12 400	球蛋白	160 000

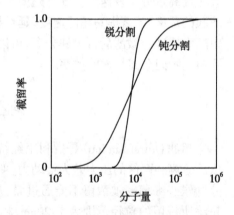

图 16-3　膜分离截留率曲线类型

根据膜上的孔径分布,截留率曲线有两种,如图 16-3 所示。孔径均匀时,曲线形状陡,称为锐分割;孔径分布很宽时,曲线变化平缓,称为钝分割。曲线越陡,则截留分子量范围越狭,膜性能愈好。目前供应的商品膜,性能在两种类型之间。如果膜在截留率为 0.9 和 0.1 时的分子量相差 5~10 倍,即可认为是性能良好的膜。

三、超滤膜的分类

超滤在我国应用广泛,目前已有 20 多个单位和数百个厂家从事超滤膜的研究与生产。我国超滤膜的品种与欧美相差不大,但膜的质量(如孔径分布和膜通量等)、膜产品的系列化和标准化尚有较大差距。国内外常用超滤膜及其组件的性能见表 16-9、表 16-10 和表 16-11。

表 16-9　超滤膜的结构和特性

结构		活性层	支撑层	pH	T_{max}(℃)	截留分子量
有机膜	不对称 / 复合	PS	PP/ 聚酯	1~13	90	1~500
	不对称 / 复合	PES	PP/ 聚酯	1~14	95	1~300
	复合	PAN	聚酯	2~10	45	10~400
	复合	PA	PP	6~8	80	1~50
	不对称 / 复合	CA	CA/PP	3~7	30	1~50
	复合	PVDF	PP	2~11	70	50~200
	复合	PE	聚酯	2~12	40	20~100

续表

结构		活性层	支撑层	pH	T_{max}(℃)	截留分子量
无机膜	复合	氧化锆	碳	0~14	350	10~300
	复合	Al_2O_3/TiO_2	改性 Al_2O_3/TiO_2	0~14	400	10~300
	不对称	Al_2O_3	Al_2O_3	1~10	300	0.001~0.1μm
	复合	γ-Al_2O_3	α-Al_2O_3	1~10	150	0.004~0.1μm

表 16-10　国产主要超滤膜及其膜组件的性能

单位	类型	膜材料	截留分子量(10^3)
国家海洋局杭州水处理中心	平板、卷式	CA,PAN,PES,PVDF	5~10
无锡市超滤设备厂	平板、管式	CA,PAN,PVC,PS,PSA	3~150
中科院生态环境研究中心	平板、中空	PS,PSA	10~100
上海纺织科学研究院	中空	PS	6~25
辽源市膜分离设备厂	平板、管式卷式、中空	PS,CA,PAN,PSA	3~10
常州能源设备总厂	中空	PS	6~50
湖州水处理设备厂	平板、中空卷式	PS,CA	6~100
武汉仪表厂	中空	PS	6~1000
沙市水处理设备厂	管式	CA,PS,PSA	10~100
中科院大连化物所	平板、中空	PSA,PS	10~100
中科院上海原子核研究所	平板、卷式	PEK,SPS,PS,PAN	4~70
天津工业大学	中空	PS	6~50
山东招远膜分离设备厂	中空	PS	6~100

表 16-11　国外产主要超滤膜及其膜组件的性能

公司	类型	膜材料	截留分子量(10^3)
Amicon	盘式、中空、卷式	PS,PVDF,PAV	1~100
Asahi	中空	PAN	6~7
Daicel	平板、管式	PAN,PES	5~40
DDS	平板	CA,PS,TFC	6~30
Desalination Systems INC/DSI	卷式	PS,TFC	35~500
Fluid Systems	卷式	PES	6~10
Koch Membrane Systems	卷式、管式	PES,PVDF	1~600
Nitto/Hydranutics	卷式、管式、中空	PS,PO,PI	8~100
Osmonics/Sepa	卷式	CA,PS,PF	1~100
Rhone-Poulenc/Iris	平板	PAN,PVDF,SPS	10~25
Romicon	中空	PS	1~100

四、应用实例

1. 高分子有机膜超滤技术分离纯化中药水提液的研究　俞加林用超滤法制备中药浸膏固体制剂,能除去大分子杂质,较多地保留有效成分,克服传统方法制备的中药浸膏制剂崩解缓慢的缺点,使之达到与西药相同的崩解时限,减少浸膏服用量至传统服用量的1/5~1/3,使之接近西药的服用量。用超滤法制备神宁胶囊,与醇沉法相比能减少中药用量,且有效成分损失少,工艺流程缩短。近年来,日本采用先微滤或超滤的技术生产汉方颗粒制剂,具有生产成本低、周期短、产品剂量小、质量高的优点。郭立玮等在热毒净颗粒的制备工艺研究中,将水提取液用管式高速离心机离心后(10 000r/min),采用截留分子量为10 000的聚砜中空纤维膜(膜面积数十平方米)对提取液进行超滤,以除去微粒、悬浮物、胶体和高分子杂质(淀粉、鞣质、树脂等)等,超滤液经减压薄膜浓缩、喷雾干燥、干法制粒,即得热毒净颗粒剂成品。结果表明,采用超滤法为核心制备技术的热毒净颗粒具有服用剂量小(5g/袋,1袋/次,3次/日)、口感好,颗粒溶化性好,疗效高等优点,热毒净颗粒已获新药证书。

2. 膜分离技术分离纯化中药有效成分的研究 传统的中药有效成分分离纯化方法主要为有机溶媒法,由于中药有效成分含量很低,且许多是热敏性成分,因此常需使用大量的有机溶媒,提取方法复杂,污染严重,成分保留率低。采用膜技术提取分离纯化中药有效成分工艺简单,具有不需加热,一般可免除相的转换,能在低压和低温下操作,基本上不需化学药品处理,不易破坏热敏性成分等优点。天然麻黄碱传统提取工艺为苯提法,工艺复杂污染严重,王英等采用超滤技术提取天然麻黄碱,用超滤脱色代替传统的活性炭脱色,色素除去率达96.7%以上,用超滤浓缩代替传统的苯提和减压蒸馏两个步骤,截留率达98.2%,膜处理段一次性麻黄碱收率可达98.1%,与传统工艺相比,超滤提取麻黄碱成本低,收率高,质量好,生产安全可靠,具有经济竞争力。王世芬等采用超滤技术从黄芩中提取黄芩苷,经过1次超滤,即可使黄芩苷半成品满足注射剂的要求,并可缩短生产周期1~2倍;与常规方法相比,产率从4.87%提高到7.34%,产品颜色较浅,纯度从80.78%提高到92.68%;并进一步探讨了超滤法提取黄芩苷的最佳工艺,如药液经过预处理,严格控制pH(酸化时pH为1.5,碱溶时pH为7.0),选用截留分子量在6000~20 000的中空纤维超滤膜等,并发现提高药液超滤温度可增加收率,但产品纯度有所降低。有人用中空纤维膜对中药水提液成分进行分离研究,分别从益母草、甘草和白芍等水溶液中分离盐酸水苏碱、甘草酸及芍药苷,以截留分子量为20 000的膜分离的杂质除去率为40%左右。何昌生等采用超薄型板式超滤器和截留分离量为10 000的CA膜超滤甜叶菊提取液,可除去蛋白质、色素、多糖等杂质,较好地解决了生产时出现的沉淀问题和灌装起泡问题,提高了甜菊糖苷的收率和质量。此外,有人用液膜法从黄柏皮中提取小檗碱,也具有实际意义。

第五节 纳 滤

纳滤(nanofiltration)是一种介于反渗透和超滤之间的压力驱动膜分离过程,纳滤膜的孔径范围在几个纳米左右。纳滤膜是在反渗透复合膜基础上开发出来的,是超低压反渗透技术的延续和发展分支,早期被称作低压反渗透膜或松散反渗透膜。目前,纳滤膜已从反渗透技术中分离出来,成为独立的分离技术。纳滤膜的截留分子量在200~2000之间,膜孔径约为1nm,适宜分离大小约为1nm的溶解组分,故称为"纳滤"。纳滤膜分离在常温下进行,无相变,无化学反应,不破坏生物活性,能有效地截留二价及高价离子、分子量高于200的有机小分子,而使大部分一价无机盐透过,可分离同类氨基酸和蛋白质,实现高分子量和低分子量有机物的分离,且成本比传统工艺还要低。因而被广泛应用于超纯水制备、食品、化工、医药、生化、环保、冶金等领域的各种浓缩和分离过程。

一、纳滤的基本原理

纳滤膜处于超滤和反渗透两者之间,且大部分为荷电膜,其对无机盐的分离行为不仅由化学势梯度控制,同时也受电势梯度的影响,即纳滤膜的行为与其荷电性能,以及溶质荷电状态相互作用都有关系。其传质机制根据分离对象的不同,主要有以下两种类型。

1. 分离非电解质溶液时的传质模型　其传质机制与反渗透类似,传质模型主要有溶解-扩散模型、空间位阻-孔道模型等。溶解-扩散模型是由 Lonsdale 等人提出的,其过程可概括为 3 步:①溶质和溶剂在膜的料液侧表面外吸附和溶解;②溶质和溶剂之间没有相互作用,它们在各自化学位差的推动下仅以分子扩散方式(不存在溶质和溶剂的对流传递)通过渗透膜的活性层;③溶质和溶剂在膜的透过侧表面解吸。

2. 分离电解质溶液时的传质模型

(1) Donnan 平衡模型:将荷电基团的膜置于含盐溶剂中时,溶液中的反离子在膜内浓度大于其在主体溶液中的浓度,而同名离子在膜内的浓度则低于其在主体溶液中的浓度。由此形成的 Donnan 位差阻止了同名离子从主体溶液向膜内的扩散,为了保持电中性,反离子也被膜截留。

(2) 空间电荷模型:它是表征膜对电解质及离子的截留性能的理想模型,模型假设膜由孔径均一而且其壁面上电荷均匀分布的微孔组成。该模型的基本方程有描述体积透过通量的 Navier-Stokes 方程、描述离子传递的 Nernst-Plank 方程及描述离子浓度和电位关系的 Poisson-Boltzmann 方程等。

(3) 固定电荷模型:该模型假设膜是均质无孔的,膜中固定电荷的分布是均匀的,不考虑孔径等结构参数,认为离子浓度和电势能在传质方向具有一定的梯度。固定电荷模型其实是空间电荷模型的简化形式。

(4) 杂化模型:该模型认为膜质相同且无孔,但离子在极细微的膜孔隙中的扩散和对流传递会受到立体阻碍作用的影响。该模型建立在扩展的 Nernst-Plank 方程上,用于表征两组分和三组分的电解质溶液的传递现象。

二、纳滤膜的基本结构、性能

由于纳滤膜特殊的孔径范围和制备时的特殊处理(如复合化、荷电化),使其具有较特殊的分离性能。纳滤膜的一个很大特征是膜表面或膜中存在带电基团,因此纳滤膜分离具有两个特性,即筛分效应和电荷效应。分子量大于膜的截留分子量的物质,将被膜截留,反之则透过,这就是膜的筛分效应;膜的电荷效应又称为 Donnan 效应,是指离子与膜所带电荷的静电相互作用。对不带电荷的分子的过滤主要是靠位阻效应即筛分效应,利用筛分效应可以将不同分子量的物质分离;而对带有电荷的物质的过滤主要是靠荷电效应,纳滤膜表面分离层可以由聚电解质构成,膜表面带有一定的电荷,大多数纳滤膜的表面带有负电荷,它们通过静电相互作用,阻碍多价离子的渗透,这是纳滤膜在较低压力下仍具有较高脱盐性能的重要原因。纳滤膜的特点如下:

(1) 对不同价态的离子截留效果不同,对二价和高价离子的截留率明显高于单价离子。对阴离子的截留率按下列顺序递增:NO_3^-,Cl^-,OH^-,SO_4^{2-},CO_3^{2-};对阳离子的截留率按下列顺序递增:H^+,Na^+,K^+,Mg^{2+},Ca^{2+},Cu^{2+}。

(2) 对离子截留受离子半径的影响。在分离同种离子时,离子价数相等,离子半径越小,膜对该离子的截留率越小;离子价数越大,膜对该离子的截留率越高。

(3) 截留分子量在 200~1000 之间,适用于分子大小为 1nm 的溶解组分的分离。

(4) 对疏水型胶体油、蛋白质和其他有机物具有较强的抗污染性,与反渗透膜相比,纳滤膜具有操作压力低、水通量大的特点;与微滤膜相比,纳滤膜又具有截留低分子量物质能力强的特点。

(5) 纳滤技术填补了超滤和反渗透之间的空白,它能截留透过超滤膜的小分子量有机物,透过被反渗透膜所截留的无机盐。纳滤与电渗析、离子交换和传统热蒸发技术相比,它可以同时脱盐兼浓缩,在有机物与无机物混合液的浓缩与分离方面具有无可比拟的优点。

三、纳滤膜的分类

基于不同的出发点,纳滤膜的分类有许多方法。

(1) 按膜的材料:纳滤膜有醋酸纤维素及其衍生物膜、芳香族聚酰胺膜、磺化聚砜(SPS)、磺化聚醚砜(SPES)等。

(2) 按膜的结构特点:纳滤膜有一体化的不对称膜和复合膜,如溶液相转化的 CA 膜属非对称膜之列,其表皮层致密,皮下层比较疏松。通用的复合膜大多是用聚砜多孔支撑膜制成,而表层致密的芳香族聚酰胺薄层是以界面聚合法形成的。

(3) 按膜的传递机制:膜可分为活性膜和被动膜。活性膜是在透过膜的过程中透过组分的化学性质可改变;被动膜是指透过膜前、后的组分没有发生化学变化。目前所有的纳滤膜都属于被动膜。

(4) 按制膜工艺:纳滤膜有溶液相转化膜、熔融热相变膜、复合膜和动力形成膜等,如 CA 膜为溶液相转化膜,CTA 中空纤维为熔融热相变膜。目前卷式普遍用的为芳香族聚酰胺复合膜。

(5) 按膜的功能和作用:纳滤膜属渗透膜范畴,渗透压在膜的传递过程中起重大作用。

(6) 按膜的使用和用途:膜可分为低压膜、超低压膜等,纳滤膜属于超低压膜。

(7) 按膜的外形:纳滤膜可制成膜片、管状膜和中空纤维膜形状。商用的纳滤膜组件多为卷式,另外还有管式和中空纤式。

四、应用实例

纳滤主要用于饮用水制备和污水处理,近年来在食品、制药工业和膜生物反应器等领域中的应用日益受到重视。

1. 制药工业的应用 纳滤技术已经成功地应用于红霉素、金霉素等多种抗生素的分离纯化。例如发酵法生产 6-APA,可以采用 MPS-44 的纳滤膜,可以将发酵液中的 6-APA 由 0.4% 浓缩到 5%,操作参数为:流量 13L/(m²·h),截留率 95%,回收率 90%,浓缩倍数 15。维生素 B_{12} 的回收发酵液中的维生素 B_{12} 可以采用管式纳滤膜 MPT-10 进行浓缩,浓缩倍数达到 35。

2. 食品工业的应用 纳滤膜在食品工业、饮料行业中应用较多,主要用于浓缩、脱盐、调味、脱色和去除杂质。Kubei 等应用纳滤膜进行了脱脂牛奶的处理,并对使用纳滤膜和反渗透膜进行了比较,结果表明使用反渗透膜浓缩处理的牛奶,由于盐类和乳糖都被浓缩,咸味和甜味都被增强,所以使牛奶的总体评价降低。而使用纳滤膜选择适当的浓缩比进行处理,使得脱脂牛乳具有盐类平衡的良好风味。此外应用纳滤还能有效地除去脱脂乳在储藏过程中产生的各种不良气味物质,且不破坏牛奶风味,营养价值也高于其他处理方法。

果汁的浓缩传统上是用蒸馏法或冷冻法浓缩,不仅能耗大,且导致果汁风味和芳香成分的散失。采用反渗透膜和纳滤膜串联起来进行果汁浓缩,可获得更高浓度的浓缩果汁,而且能保证果汁的色、香、味不变,也可节省大量能源,提高经济效益,其能耗仅为通常蒸馏法的八分之一或冷冻法的五分之一。

第六节 膜分离的应用前景

膜分离技术在中药领域的应用始于20世纪70年代末。1979年,空军北京医院首先将超滤技术应用于7种中草药注射液的制备,结果表明,超滤法制备的中药注射液,杂质去除率及澄明度均符合制剂标准,并可较多地保留原配方的成分。1982年,超滤法制备中药注射剂的工艺研究通过鉴定,国内有关药学专家认为:超滤法制备中药注射剂是提高中药注射剂质量的一个重大突破。此后,不断有采用超滤技术制备中药注射剂和口服液,以及分离纯化中药有效成分和精制中药浸膏的研究报道,这些研究充分肯定了超滤技术在中药制药工业的优越性和发展前景。目前在中药制药领域应用的膜分离技术主要是微滤和超滤技术,主要用于中药注射剂和口服液的澄清除杂、除菌和除热原;此外,在中药有效成分分离纯化、中药固体制剂生产和中药药液浓缩也有应用。

中药注射剂和中药口服液是中药制剂的两大剂型。中药注射剂是由中药材经提取精制而成的专供注入人体内的一种制剂,为了保证安全有效稳定,注射剂的质量要求极其严格,必须澄明、无菌、无热原、无肉眼可见的微粒和异物,尽可能除去蛋白质、树脂、鞣质等杂质。中药口服液是将中药材提取精制后,基本上按注射剂的工艺制成的一种口服液体制剂,其质量标准要求澄明、无菌。其他溶液型液体制剂如中药合剂、中药酒剂也有澄明度的要求。目前一般用水提取中药,中药水提取液是一种由真溶液、胶体溶液、乳浊液和混悬液组成的复杂体系,该体系中有效成分的分子量大多数不超过1000,而无效成分如蛋白质、树脂、淀粉、鞣质和热原的分子量一般在50 000以上,杂质如细菌、病毒、微粒、分子团和药渣属于不溶性固体杂质,其大小一般在0.025μm以上,见表16-12。目前中药口服液和注射液大都采用

表 16-12 一些常见中药成分的分子量

成分	分子量(D)	尺寸(nm)	成分	分子量(D)
真菌		$10^3 \sim 10^4$	喜树碱	348
细菌		$300 \sim 10^4$	黄芩苷	446
胶体		$100 \sim 10^3$	芦丁	664
病毒		$30 \sim 300$	甘草酸	722
蛋白质	$10^4 \sim 10^6$	$2 \sim 10$	薯蓣皂苷	413
多糖	$10^4 \sim 10^6$	$2 \sim 10$	大黄酸	284
酶	$10^4 \sim 10^6$	$2 \sim 10$	氨基酸	$75 \sim 211$
抗体	$300 \sim 10^3$	$0.6 \sim 1.2$	葡萄糖	198
单糖	$200 \sim 400$	$0.8 \sim 1.0$	麦芽糖	360
有机酸	$100 \sim 500$	$0.4 \sim 0.8$	蔗糖	342
无机离子	$10 \sim 100$	$0.2 \sim 0.4$	菊糖	$5000 \sim 7000$
淀粉	500 000		树脂	150 000~300 000
可溶淀粉	50 000		鞣酸	1000~10 000

传统的水醇法、醇水法、石硫法、改良明胶法等工艺除去上述大分子无效成分和不溶性杂质，存在的问题是有效成分损失大，杂质除去不彻底，澄明度和稳定性差，且生产周期长，增加了细菌污染的机会。

微滤技术和超滤技术是一种新型澄清除杂技术，其主要分离机制是筛孔分离，即膜能截留比其孔径大的溶质、胶体和微粒。膜分离技术作为中药注射剂和中药口服液的精制技术与传统技术相比具有如下优点：①除杂彻底，产品澄明度高，容易达到无菌和无热原的要求：微滤技术可以除去 0.025~10μm 大小的固体粒子，因而可以除去细菌和影响澄明度的细微粒子；超滤技术是一种适合分子分离的膜分离方法，不仅能除去细菌和微粒，而且通过选用合适截留分子量的膜可以除去分子量在 1000~1 000 000 道尔顿（对应大小为 0.002~0.05μm）的可溶性大分子杂质，如热原（分子量在 80 万 ~200 万）、蛋白质、树脂和鞣质等，可较好地解决中药注射剂的刺激性问题和稳定性问题。一般采用 1 万 ~3 万截留分离量的超滤膜制备中药注射用水、中药注射剂和输液，采用 5 万 ~7 万截留分子量的超滤膜制备口服液和固体制剂。②有效成分损失少，产品稳定性好，疗效高：中药有效成分分子量一般在 1000 以下，因此微滤和超滤技术一般不截留有效成分，而且膜分离技术不存在相的转换，不需加热，操作条件温和，在常温和常压下进行，不必添加化学试剂，因此有效成分特别是热敏性有效成分破坏少。③工艺简单、操作方便、生产周期短、设备体积小，占地面积少，节能，有利于降低成本和达到 GMP 要求。

一、膜分离技术在中药注射剂制备中的应用

复方丹参注射液，原工艺为水 - 醇法，生产周期 12~30 天，采用超滤技术后缩短至 2~3 天，并节省了大量乙醇（相当于配制量 5~6 倍），而且超滤产品的有效成分含量较其他方法提高 0.5~1 倍。全山丛等对超滤法和水醇法制备补骨脂注射剂进行了比较实验研究，结果表明超滤法生产周期仅 1~2 天，而水醇法需 6 天；超滤法有效成分（补骨脂素）损失少，产品色泽深且澄明度好；薄层色谱表明，超滤法制备的注射液中主要有效成分补骨脂素和异补骨脂素含量均高于水醇法。薛云丽等在制备清开灵注射液中，比较了水醇工艺和超滤工艺，结果表明，超滤法不但大大缩短了生产周期，降低了成本，而且提高了有效成分黄芩苷和总氮的含量；水醇工艺产品放置 1 年，pH 和澄明度指标发现明显变化，而超滤工艺产品在同样条件下放置 2 年未发现明显变化，其热原值变化明显低于水醇法产品。

季红等采用超滤技术制备感冒康注射液，并对其质量作了各项考察，包括安全性试验，均符合规定，尤其是澄明度极佳，观察 15 个月，合格率达到 99%。杨富昌利用超滤技术提高柴胡注射液的澄明度，效果显著。王列容等用超滤法除热原，采用截留值为 22 500 和 67 000 两种膜，除去分子量为 80 万 ~200 万的热原，所用供试品热原含量高达 10EV/ml，超滤后少于 0.5EV/ml，达到了美国药典有关细菌内毒素的检定标准。张玉忠等采用超滤技术处理双黄连粉针药液，解决了原工艺微粒含量超标问题，超滤产品因除去了微粒而清澈透明，达到了国家标准，且产率没有损失，降低了成本。郁瑞昌等采用超滤法制备中药复方植物多糖营养输液，产品的杂质量、细菌数量、热原、微粒等都符合要求，尤其是有效地解决了热原反应和澄明度两个最难解决的问题。周嘉秀等采用平板式超滤器制备淫羊藿注射液，产品在稳定性、淫羊藿苷含量上都显著优于水醇法。颜锋等用超滤法代替水醇法制备五味清毒饮注射液，试验表明：超滤法不仅制得的药液质量和澄明度均高于水醇法，而且操作简便、节省大量乙醇。

据不完全统计,超滤生产中药注射剂,已有 20 多个单位,30 多个品种,其中大部分是运用"DUF-5 型"药用超滤器完成的,该设备和超滤膜由空军北京医院研究生产和监制,超滤器由大恒公司生产,1988 年通过技术鉴定。超滤器已售出 100 多台,分布在全国各地使用。

二、膜分离技术在中药口服液制备中的应用

中药口服液是深受广大患者欢迎的一种新剂型,具有剂量小而准确、口感好、服用携带方便等优点,自 1988 年以来发展迅速。空军北京医院 1982 年采用超滤技术制成生脉饮,随后又制成六味地黄饮、补阳还五饮、知柏地黄饮和脉味地黄饮等 13 种饮剂,深受中外厂家青睐。简惠等在人参精和海龙蛤蚧精两种口服液的生产中采用超滤法,探讨了超滤技术应用于制备中药口服液的可行性。结果表明采用超滤工艺,可省去醇沉、水沉、浓缩、过滤、冷沉、灭菌工序,大大节省了工时,缩短了生产周期,尤其是避免了因加热灭菌而出现絮状沉淀,最后产品无菌、澄清,且可最大限度地保留有效成分。董波等采用超滤法处理何首乌口服液,结果表明超滤法能除去药液中的大分子胶体和部分色素,从而提高了何首乌口服液的澄明度和外观质量。张宇等将超滤法应用于四逆汤口服液的制备,与水醇法相比,超滤法产品甘草酸含量更高,澄明度和稳定性更好。刘洪谦等采用超滤法(膜截留值为 6.0 万 ~7.5 万)精制生脉饮口服液,发现超滤法比水醇法更能有效的除去杂质,保留原配方有效成分。

超滤法制备中药口服液的基本工艺流程如图 16-4:

由于中药水提取液含有大量的微粒和高分子物质(淀粉、多糖、蛋白质等)直接超滤极易引起膜孔阻塞和浓差极化,造成膜通量迅速下降,因此在超滤之前应对药液进行预处理,预处理的方法有:①预滤:选用滑石粉、硅藻土、滤纸浆等板层或其他滤材进行预滤;②离心分离:根据药量的多少,选用不同类型的离心机进行离心,离心机转速视具体药液而定,经此法预处理的药液再进行超滤效果较好,有效成分损失少;③调 pH:药液在超滤

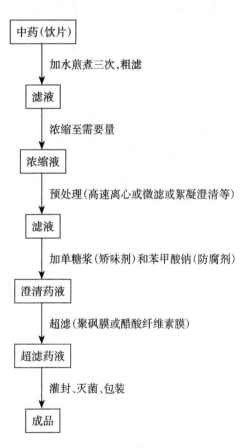

图 16-4 超滤法生产中药口服液工艺流程

前调 pH,一方面可增加有效成分的溶解度、稳定性和提高药液澄明度,另一方面可满足超滤膜使用的 pH 范围;④醇沉:对于中药有效成分水醇均溶,而杂质可水溶而乙醇不溶者,水煎液经醇沉淀后,超滤效果较好。另外,进超滤装置的药液浓度应控制适当,因药液的浓度直接影响过滤速率,低浓度的药液不易形成凝胶层,超滤速率较快。

三、膜分离技术在其他中药液体制剂制备中的应用

在药酒生产中采用膜分离技术可提高药酒的澄明度,钱百炎等用超滤法纯化了虫草补

酒等五种药酒,结果表明:超滤处理前后药酒的组分基本无变化,除菌率达100%,澄明度提高,且药酒的色、香、味与原酒比较基本无变化,保持了原药酒的风味。林必杰应用截留分子量为2万的中空纤维超滤器制备南方参茶,其产品的澄明度、稳定性、主成分含量,特别是多糖含量等指标优于现行的水醇法。冯汉鸽等采用超滤法制备麻黄雾化液,产品的麻黄碱含量与水醇法相同,但超滤法的流程大大缩短,节省了大量乙醇,且产品的澄明度有明显改善。

四、膜分离技术在中药提取物分离纯化中的应用

中药成分复杂,有效成分含量低,因此大部分中药制剂需要经过提取、分离和纯化制备,其中分离纯化方法可分为两大类:一类是根据有效成分的性质设计分离纯化方法,如有机溶媒萃取、沉淀、分馏、层析、结晶等,适用于有效成分明确的中药,中药一类和二类新药的研制需采用此种方法;另一类是根据无效成分的性质设计分离纯化方法,如沉降法、离心法、过滤法、吸附法、絮凝澄清法和乙醇沉淀法等,适用于有效成分复杂或不明确的中药。中药的药效物质基础通常为多种有效成分组成的“化学成分库”,该化学库中各成分虽然结构和理化性质可能差别极大,但能通过多途径和多靶点的协同作用消除致病因素,从而使患者恢复健康。但大部分中药及其复方的有效成分库不清楚或不完全清楚,导致根据有效成分理化性质设计提取分离纯化方法极其困难,目前主要根据无效成分的性质设计分离纯化方法,但现有方法分离纯化效果不好,有的分离纯化不够,产品仍然是粗、大、黑的面貌;有的分离纯化过头,导致疗效降低,毒副作用增加。经研究,近年来发展的膜分离方法(主要是超滤和微滤)是一种较理想的去除中药无效成分的方法,可望取代传统的乙醇沉淀法。

(程建明)

第十七章 其他分离纯化方法

学习目标
1. 掌握色谱法的原理、每种色谱法的适用范围。
2. 掌握酸碱法的原理、应用范围。
3. 掌握结晶法、重结晶法的操作、注意事项。
4. 熟悉盐析法的概念、原理、常用的盐析试剂。

第一节 色 谱 法

一、概述

当一个混合物被导入固定相中,并用液体(流动相)洗脱时,由于混合物中各组分与固定相和流动相的相互之间的作用不同,致使各组分通过固定相的速率不同,从而使混合物中各组分得到分离,这种能使混合物得到分离的方法称为色谱法。按其进行的具体方式又可将其分为柱色谱、薄层色谱、纸色谱等。通常在柱上进行的称柱色谱,在薄层上进行的称薄层色谱,在纸上进行的称纸色谱。由于柱色谱分离量较大,故主要用于分离制备;薄层色谱和纸色谱分离量小,主要用于分离鉴定,但也可用于半微量制备。

根据分离原理还可将色谱法分为吸附色谱、分配色谱、离子交换色谱、凝胶色谱、亲和色谱、电泳色谱、气相色谱等。利用物质吸附能力不同进行分离的称为吸附色谱,常用的吸附剂有硅胶、氧化铝、聚酰胺、活性炭、大孔吸附树脂等。利用物质在两相不互溶的溶剂中分配比不同进行分离的称为分配色谱,常用的支持剂有硅胶、硅藻土、纤维粉等。利用物质解离程度不同进行分离的称为离子交换色谱,常用的离子交换树脂有强酸型(磺酸型)、强碱型(季胺型)、弱酸型(羧酸型)、弱碱型(三级胺型)等。利用物质分子大小不同进行分离的称为凝胶色谱(亦称分子筛或排阻色谱),常用的支持剂有葡聚糖凝胶、羟丙基葡聚糖凝胶等。

数十年来色谱理论逐渐完善,在现代色谱理论的指导下,其实验技术也已逐渐达到自动化、高速化和仪表化。目前高效液相色谱的使用已相当普遍,并从作为分析手段逐渐发展到分析分离并用,在相当一部分实验室中使用高效液相色谱和中低压液相色谱分离天然药物化学成分已成为一个常规手段,使色谱技术不断趋于完善而成为整个化学领域内的一个重要分离分析工具。

色谱法的特点是分离效果好,对于经典方法难以得到分离的化合物采用色谱法往往可以得到满意的分离,但对于所用的吸附剂或支持剂、试剂、仪器设备等要求较高,技术操作较细致,操作周期也较长,故在工业生产中用得较少,目前主要是作为一种实验室常规分离方法用于天然药物中生物活性成分及化学成分的研究。由于天然药物中有效成分的结构类型不同,理化性质也不同,所以选择的色谱方法也是不同的,要根据具体情况选定。

通常生物碱的分离可选用硅胶或氧化铝色谱,对于极性较强的生物碱可选用分配色谱或反相色谱,对于碱性较强的生物碱可选用离子交换色谱,对于水溶性生物碱如季胺型生物碱、氮氧化物生物碱等也可选用分配色谱或离子交换色谱。

苷类化合物的色谱分离与苷元的性质有关,对于水溶性较大的苷如皂苷、强心苷等通常采用分配色谱或反相色谱分离,对于水溶性较小的苷则可采用吸附色谱分离。

挥发油、甾体、萜类、萜类内酯(成苷者除外)等往往首选硅胶及氧化铝色谱,若在氧化铝色谱上有次级反应,则宜用硅胶吸附色谱分离。

黄酮类、醌类等含有酚羟基的化合物则可采用聚酰胺色谱进行分离。

有机酸、氨基酸等含有羧基或氨基类的化合物通常可选用离子交换色谱进行分离,有时也可用分配色谱进行分离。氨基酸类化合物还可采用活性炭色谱进行分离。

对于大分子化合物如多肽、多聚糖、蛋白质以及极性较大的化合物则通常采用凝胶色谱进行分离。

二、色谱法分类

(一) 纸色谱

1. 原理　纸色谱(纸层析)是分配色谱的一种。固定相为滤纸上吸附的水,滤纸是水的支持剂或载体,流动相为有机溶剂和水。滤纸纤维中含的羟基会从空气中吸收水分,并以氢键和滤纸纤维素结合。当流动相(展开剂)在滤纸上移行时,样品也就在流动相和水相中反复分配,最后由于各组分在两相中分配系数不同,迁移速度也不同,从而使不同的组分在滤纸上得以分离。

各组分的位置一般用比移值 R_f(点样线到样品展开完毕后斑点的位置之间的距离与点样线到展开溶剂前沿距离的比值)表示,R_f 值的大小与化合物的结构、性质、展开的溶剂系统、温度、展开方式等有关。

2. 操作

(1) 滤纸的选择:滤纸的质地要均一,厚薄要适宜,平整无折痕,杂质要少。若含有过多的杂质,会影响分析的结果。一般定性的分析需要使用较薄的滤纸,而分离制备则需要厚质滤纸,如新华 5 号等。

(2) 展开剂的选择:纸色谱展开剂常用有机溶剂和水组成,往往不是单一溶剂系统,如常用的正丁醇 - 水,是指水饱和的正丁醇;而展开系统正丁醇 - 乙酸 - 水(4∶1∶5)则是指将溶剂先按此比例混合,然后置分液漏斗中静置分层,取上层正丁醇溶液作为展开剂。展开剂的选择可以根据文献报道的类似化合物常用的展开系统来加以改善,原则上要求欲分离样品的各组分在该溶剂系统中的 R_f 值差异较大,且该系统对样品有良好的溶解性能,不会与样品发生化学反应,组成的比例也不应该受温度影响。

(3) 展开方式:根据溶剂的移行方向,可以分为上行法和下行法。在分离一些复杂的组分时,还常采用双向纸色谱,就是先用一种展开系统展开,冷风吹干后,再采用另一种展开系统在与前一次展开垂直的方向做第二次展开。

(4) 显色与检识:展开结束后,取出滤纸,马上用铅笔记下溶剂前沿的位置,吹干滤纸后进行检识。本身有颜色的成分,可以直接在日光灯下观察,计算 R_f 值;有紫外吸收的结构,如黄酮、香豆素等,可以在紫外灯下检识位置;对于无色又无紫外吸收的化合物,则可以先采用一定的显色剂显色后检识(如碘蒸气可做通用显色剂,生物碱的显色可用碘化铋钾,氨基酸、肽类可用茚三酮显色检识)。

3. 应用　从 1944 年 Consden、Gordon 和 Martin 首次采用纸色谱的方法成功地分离了多种氨基酸以后,这种分离技术就开始在植物成分的研究方面得到了广泛的应用,20 世纪 80 年代被广泛用于黄酮类化合物的分离。近年来,由于薄层色谱的快速发展和广泛应用,在很多方面显示出更强的优越性,但在糖类、氨基酸等大极性化合物的分离分析方面,纸色谱仍具有其独特的应用价值。

（二）薄层色谱

1. 概述　薄层色谱(thin-layer chromatography,TLC)是一种微量分离方法,分离效果好,样品用量少,灵敏度高,分析速度快,已在各个学科中广泛应用。经薄层分离后再采用薄层扫描仪(TLC scanner)定量,则可进一步测定样品中微量或痕量组分的含量,分析快速,结果准确。因此薄层色谱法和薄层扫描法适用于化学、化工、医药、临床、农业、食品、毒理等领域内的各种化合物的分离、精制、定性鉴定和定量测定。最常用的薄层色谱属于液 - 固吸附色谱。同柱色谱不同的是吸附剂被涂布在玻璃板上,形成薄薄的平面涂层。干燥后在涂层的一端点样,竖直放入一个盛有少量展开剂的有盖容器中。展开剂接触到吸附剂涂层,借毛细作用向上移动。与柱色谱过程相同,经过在吸附剂和展开剂之间的多次吸附 - 溶解作用,将混合物中各组分分离成孤立的样点,实现混合物的分离。除了固定相的形状和展开剂的移动方向不同以外,薄层色谱与柱色谱在分离原理上基本相同。由于薄层色谱操作简单,试样和展开剂用量少,展开速度快,所以经常被用于探索柱色谱分离条件和检测柱色谱进程。

2. 操作

（1）固定相的选择:薄层吸附色谱常用的吸附剂是氧化铝、硅胶、聚酰胺;薄层分配色谱的支持剂为硅藻土和纤维素。对粒度的要求比柱色谱用吸附剂(支持剂)的粒度更细,一般应小于 250 目,并要求粒度均匀。

硅胶是无定形多孔性物质,略具酸性,适用于酸性和中性物质的分离和分析。常用的硅胶分为:硅胶 H,不含黏合剂;硅胶 G,含煅石膏作黏合剂;硅胶 HF254,含荧光物质,可用于254nm 紫外光下观察荧光;硅胶 GF254,即含煅石膏也含荧光剂。

氧化铝有中性、酸性、碱性三种类型。其中中性氧化铝(pH7.5)的用途最广,适用于分离生物碱、萜类、甾体、挥发油及酸碱中不稳定的苷类、内酯类等化合物。

聚酰胺可以分离极性和非极性物质,如黄酮类、生物碱、有机酸、蒽醌类、萜类、糖类、苷类等,尤其在黄酮类化合物、蒽醌类、酚类化合物的分离方面,有明显优势。

（2）展开剂的选择:天然药物化学成分大致可按其极性不同而分为无极性、弱极性、中极性与强极性。一般来说,在薄层板上溶剂的极性越大,对化合物的洗脱力越大,溶质在薄层板上移动的距离也越大(如果样品在溶剂中有一定的溶解度);极性越小,对化合物的洗脱力越小。由于薄层色谱要在短的距离内(10~20cm)使化合物得到分离,用单一溶剂不易达到分离效果,一般多用两种或两种以上的溶剂按不同比例混合而成。

（3）展开:展开操作必须在密闭的容器中进行,根据薄层板的大小,选用不同的器皿。展开的方式可为上行展开、下行展开、平卧展开及径向展开。具体操作是把薄层板放在缸内,将点有样品的一端浸入展开剂中,其深度约 0.5cm(注意样品不能浸入溶剂中),展开的距离一般到薄层板的 3/4 处即可。展开结束后,马上取出薄层板,用铅笔划下溶剂前沿的位置,冷风吹干或自然挥干溶剂,检识。

(4) 检识:如果化合物本身有颜色,薄层板分离后可以直接在日光灯下观察它的斑点;如果化合物本身无颜色,但有紫外吸收,可在紫外灯下观察荧光;如果既无颜色又无紫外吸收,可以置碘缸中显色,许多化合物都能与碘形成棕色斑点。碘蒸气挥发后,斑点颜色即褪色,所以碘显色后应立即标出斑点位置。

3. 应用　①可用于判断两个化合物是否相同;②可用于确定混合物中含有组分数;③可用于为柱色谱选择合适的展开剂,监视柱色谱分离状况和效果;④可用于检测反应过程。

(三) 柱色谱

柱色谱法(column chromatography)是将色谱填料装填在色谱柱管内做固定相的色谱方法。根据色谱柱的尺寸、结构和制作方法不同,可以分为填充柱色谱和毛细管柱色谱;根据分离原理,又可以分为吸附柱色谱、分配柱色谱、凝胶柱色谱、离子交换柱色谱等。

1. 吸附柱色谱

(1) 原理:吸附柱色谱(adsorption chromatography)的原理是利用混合物中的各组分对固体吸附剂(固定相)的吸附能力不同而达到分离的色谱方法。特别适用于很多中等分子量的样品的分离,尤其是脂溶性成分,吸附色谱的分离效果,取决于吸附剂、溶剂和被分离化合物的性质这三个因素。

(2) 吸附剂的选择:吸附剂一般是一些多孔物质,具有较大的比表面积,在其表面有许多吸附中心。吸附剂的吸附作用主要是因为其表面的吸附中心,吸附中心的多少及其吸附能力的强弱直接影响吸附剂的性能。常用的吸附剂有硅胶、氧化铝、活性炭、硅酸镁、聚酰胺、硅藻土等。

(3) 洗脱溶剂的选择:色谱过程中溶剂的选择,对组分分离效果影响极大。洗脱剂的选择,须根据被分离物质的性质与所选用的吸附剂性质这两者结合起来加以考虑。分离极性大的成分,宜选用活性低的吸附剂,选用极性溶剂为洗脱剂;分离极性弱的组分,宜选用活性高的吸附剂,一般选用弱极性溶剂为洗脱剂;中等极性组分则选用中间条件进行分离。

单一溶剂的极性顺序为:石油醚 < 环己烷 < 二硫化碳 < 四氯化碳 < 三氯乙烷 < 苯 < 甲苯 < 二氯甲烷 < 三氯甲烷 < 乙醚 < 乙酸乙酯 < 丙酮 < 正丁醇 < 乙醇 < 甲醇 < 吡啶 < 酸 < 水。

以单一溶剂为洗脱剂时,组成简单,分离重现性好,但往往分离效果不佳。所以,在实际工作中常常采用二元、三元或多元溶剂系统作洗脱剂。以上的洗脱顺序仅适用于极性吸附剂,如硅胶、氧化铝。对非极性吸附剂,如活性炭,则正好与上述顺序相反,在水或亲水性溶剂中所形成的吸附作用,较在脂溶性溶剂中强。

在多元流动相中不同的溶剂起不同的作用。一般比例大的溶剂往往起溶解样品和分离的作用,比例小的溶剂则起到改善 R_f 值的作用,有时在分离酸(碱)性成分时还需加入少量的酸(碱),以使被分离的某些极性物质的斑点集中,改善拖尾现象,提高分离度。

(4) 被分离物质的性质:被分离的物质与吸附剂、洗脱剂共同构成吸附色谱的三个要素,彼此紧密相关。在吸附剂与洗脱剂固定的情况下,各组分的分离情况直接与被分离物质的结构与性质有关。对极性吸附剂而言,被分离物质成分的极性越大,吸附性就越强。

(5) 柱色谱操作

1) 装柱:色谱柱要求填装均匀,且不带有气泡。若松紧不一致,则被分离物质的移动速度不规则,影响分离效果。装柱时首先将色谱柱垂直固定在支架上,在管的下端塞少许棉花,使棉花成为一个表面平整的薄层,然后选择下述方法装柱。

①干装法:将硅胶均匀的倒入柱内,中间不应间断。通常在柱的上端放一个玻璃漏斗,使硅胶经漏斗成一细流状慢慢地加入柱内。必要时可轻轻敲打色谱柱,使填装均匀。尤其是在填装较粗的色谱柱时,更应小心。色谱柱装好后打开下端活塞,然后沿管壁轻轻倒入洗脱剂(注意在洗脱剂倒入时,严防硅胶被冲起),待硅胶湿润后,需保证柱内不能带有气泡。如有气泡需通过搅拌等方法设法除去,也可以在柱的上端再加入洗脱剂,然后通入压缩空气使气泡随洗脱剂从下端流出。②湿装法:因湿法装柱容易赶走硅胶内的气泡,故一般以湿法装柱较好。量取一定量体积的准备用作首次洗脱的洗脱剂(V_0),倒入色谱柱中,并将活塞打开,使洗脱剂滴入接受瓶内,同时将硅胶慢慢地加入;或将硅胶放置于烧杯中,加入一定的洗脱剂,经充分搅拌,待硅胶内的气泡被除去后再加入柱内(因后一种方法对硅腔内的气泡除去的较完全,故最常用)。一边沉降一边添加,直到加完为止。硅胶的加入速度不宜太快,以免带入气泡。必要时可在色谱柱的管外轻轻敲打,使硅胶均匀下降,有助于硅胶带入的气泡外溢。硅胶加完后,仍使洗脱剂流滴一段时间,然后使色谱柱中高于硅胶面上的洗脱剂几乎全部流入接受瓶内,正确计量接受器中的溶剂量(V_1),V_0 和 V_1 之差即为色谱柱内包含的洗脱剂的体积,即色谱柱的保留体积。知道保留体积多少,就能主动掌握大致在什么时候收集洗脱液,当变换洗脱剂的时候,也能估计到新洗脱剂的流分在什么时候开始。

为了使色谱柱装得更加均匀,提高分离效果,同时也为了除去硅胶中含有的杂质,通常是色谱柱装好后,先不急于上样品,而是先用洗脱剂洗脱一天,待回收洗脱剂后回收瓶中没有残渣时再上样品。

2) 样品的加入:样品的加入有两种方法,即湿法加样和干法加样。湿法加样虽然具有吸附剂对样品的死吸附较少和样品回收率较高等优点,但因所用溶剂较难选择、样品谱带较宽以及获得均匀的样品谱带较难等缺点,故较少使用。

①湿法加样:先将样品溶解于用作首次使用的洗脱剂的溶剂中,如果样品在首次使用的洗脱剂中不溶解,可改用极性较小的其他溶剂,但溶剂的极性要尽可能的小,否则会大大降低分离效果,并有可能导致分离的失败(需完全溶解,不得有颗粒或固体)。溶液的体积不能过大,体积太大往往会使色带分散不集中,影响分离效果,通常样品溶液的体积不要超过色谱柱保留体积的15%。先将色谱柱中硅胶面上的多余洗脱剂放出,再用滴管将样品溶液慢慢加入,在加入样品时勿使柱面受到扰动,以免影响分离效果。②干法加样:先将样品溶解在易溶的有机溶剂中,样品溶液体积不要太大,通常不要超过色谱柱保留体积的30%,否则会造成死吸附和大量样品进入多孔性硅胶的内部,影响分离效果和降低样品的回收率,同时样品与硅胶一同加热时间过长,也会导致样品中的某些成分发生变化。但样品溶液体积也不宜太小,样品溶液体积过小会造成溶液过浓,同样也会影响分离效果。称取一定量硅胶(通常为色谱柱中硅胶量的10%~15%),置于蒸发皿中,用滴管慢慢加入样品溶液,边加边搅拌,待硅胶已完全被样品溶液湿润时,在水浴锅上蒸除溶剂,如果样品溶液还没有加完,则可重复上述步骤,直到加完为止。蒸除溶剂后附有样品的硅胶在100℃加热3小时除去水分后,按湿法装柱的方法装入柱内,但要注意在样品加入时不要使柱面受到扰动。

3) 洗脱:①常压洗脱:是指色谱柱上端不密封,与大气相通。先打开柱下端活塞,保持洗脱剂流速 1~2 滴 / 秒,等份收集洗脱液。上端不断添加洗脱剂(可用分液漏斗控制添加速度与下端流出速度相近)。如单一溶剂洗脱效果不好,可用混合溶剂洗脱(一般不超过 3 种溶剂)。通常采用梯度洗脱。洗脱剂的洗脱能力由弱到强逐步递增。每份洗脱液采用薄层色谱定性检查,合并含相同成分的洗脱液。经浓缩、重结晶处理往往能得到某一单体成分。

如仍为几个成分的混合物,不易析出单体成分的结晶,则需要进一步用色谱法或其他方法分离。②低压洗脱:是指色谱柱上配一装洗脱剂的色谱球,并将色谱球与氮气瓶相连通,在 $0.5 \sim 5 kg/cm^2$ 压力下洗脱。此法所用色谱柱为耐压硬质玻璃柱。使用的吸附剂颗粒直径较小(200~300 目),可用薄层色谱用的硅胶 H、氧化铝、细粒径的聚酰胺、活性炭等。分离效果较经典柱色谱高。

2. 分配柱色谱

(1) 基本原理和支持剂:一种物质在两种互不相溶的溶剂中振摇,当达到平衡时,在同一温度下,该物质在两相溶剂中浓度的比值是恒定的,这个比值就称为该物质在这两种溶剂中的分配系数。在天然药物提取分离工作中常用的溶剂萃取,就是利用天然药物中化学成分在互不相溶的两相溶剂中的分配系数不同从而使其达到分离的。如果需要分离的物质在两相溶剂中的分配系数相差很小,则一般用液 - 液萃取的方法是无法使其分离的,必须使其在两相溶剂中不断地反复分配,才能达到分离的目的,而分配色谱就能起到使其在两相溶剂中不断地进行反复分配分离的效用。

分配色谱法是用一种多孔性物质作为支持剂,将极性溶剂在色谱过程中始终固定在支持剂上,因它在色谱过程中始终是不移动的,故称之为固定相。用另一种极性较小的溶剂来洗脱,因它在色谱过程中始终是移动的,故称为移动相。由于移动相连续的加入,混合物中各成分一次又一次地在固定相与移动相之间按其分配系数进行无数次的分配,实际上就是移动相把成分从固定相中连续不断地提取出来并向前移动。结果是在移动相中分配量大的成分移动速度快,走在前头。在移动相中分配量小的成分移动速度慢,走在后头,从而使混合物中各成分达到彼此分离的目的。将支持剂装在柱中的称为柱分配色谱,以滤纸作为支持剂的称为纸上分配色谱。

柱分配色谱所用的支持剂有硅胶、硅藻土、纤维素等,硅胶由于规格不同,往往使分离结果不易重现。硅藻土(商品名 kiesilguhr,celite)由于所含的氧化硅质地较致密,几乎不发生吸附作用。用纤维素作为支持剂进行分配色谱,实际上相当于纸色谱的扩大。

使用分配色谱的分离工作难易主要决定于混合物中各成分的分配系数的差异,如果分配系数相差较大,只要用较小的柱和较少的硅胶(支持剂)就能获得满意的分离,如果分配系数相差较小,则分离同样重量的样品往往需要用较大的柱和较多的硅胶才能分开。通常在溶剂萃取中,所用的两相溶剂比大致为 1:1,而在分配色谱中移动相的体积常常大于固定相 5~10 倍,在某些情况下甚至更大,即相当于以 5~10 倍甚至更大体积的有机溶剂向水溶液萃取。而分配系数的含义为溶质在两相溶剂中的浓度比。若体积增大,实际抽提出的量也大。因此在分配色谱中选择固定相和移动相时,要考虑样品在两相溶剂中的分配比(样品在移动相中的浓度 / 样品在固定相中的浓度),通常其分配系数选择在 0.1~0.2 为宜。分配系数较大时,则很快会从柱上被洗脱下来,分离效果较差;如果分配系数过大则可采用反相分配色谱的方法进行分离,即以极性较小的溶剂作固定相,极性较大的溶剂作移动相。

原则上各类化合物均可用分配色谱的方法进行分离,但在实际工作应用中由于反相分配色谱用得较少,主要是用于一些水溶性较大的化合物的分离如皂苷类、糖类、氨基酸类、极性较大的强心苷类、有机酸类、酚性化合物等。

(2) 基本操作:先将固定相溶剂和支持剂拌匀,在布氏漏斗上抽去多余的固定相,倒入预先选好的流动相中,剧烈搅拌,使两相互相饱和平衡,按湿法装柱。加样的基本方式也和吸附柱色谱相同。洗脱时要注意的是流动相溶剂在使用前也应该用固定相予以饱和,否则色谱过程固定相的体积会发生变化,会破坏平衡条件,影响分离效果。

3. 凝胶柱色谱　凝胶色谱法是20世纪60年代发展起来的一种分离分析方法,所使用的固定相"凝胶"具有分子筛的性质,所需设备简单,操作方便,获得结果正确可靠。缺点是凝胶的价格昂贵,但因凝胶可以再生,故可反复多次使用。凝胶最早是用作水溶性生物大分子的分离和分子量的测定,随着科学技术的发展,各种各样规格性能和能适合于不同用途凝胶的相继问世,凝胶色谱已不局限于生物大分子的分离和分子量的测定,现已广泛用于生物化学和天然药物化学生物活性成分及化学成分的分离。

凝胶色谱是指混合物随流动相经过固定相(凝胶)时,混合物中的各组分按分子量大小不同而被分离的一种技术,当然现在的凝胶色谱实际上已不仅限于此。固定相是一种不带电荷的具有三维空间的多孔网状结构的物质(具有离子交换性质的凝胶衍生物除外),凝胶的每个颗粒的细微结构就如一个筛子,小的分子可以进入凝胶网孔,大的分子则被排阻于凝胶颗粒之外,因而具有分子筛的性质,故又称为分子筛过滤(molecularsievefiltration)色谱。因整个色谱过程中一般不更换洗脱溶剂,好像过滤一样,故又可将其称为凝胶过滤(gel filtration)色谱。

(1) 凝胶色谱的分离原理:凝胶的种类繁多,其分离原理会随凝胶的不同而不同,有的具有离子交换的作用,有的具有形成氢键的作用,但大多数凝胶都具有分子筛的作用。下面仅就分子筛作用作一介绍。

当被分离物质加入到色谱柱中后,被分离物质会随洗脱液的流动而移动。但不同体积的分子移动的速度并不同,体积大的物质(阻滞作用小)沿凝胶颗粒间的空隙随洗脱液移动,流程短,移动速度快,先被洗出色谱柱。体积小的物质(阻滞作用大)可通过凝胶网孔进入凝胶颗粒内部,然后再随洗脱液扩散出来,所以其流程长,移动速度慢,后被洗脱出柱。分子筛色谱的基本分离原理就是按被分离物质体积(分子量)的大小先后被洗脱出柱,体积大的先出柱,体积小的后出柱。当两种以上不同体积的物质均能进入凝胶颗粒内部时,则由于它们被排阻和扩散的程度不同,在色谱柱内所经过的时间和路程也就不同,所以就可以得到分离。

(2) 凝胶的类型

1) 葡聚糖凝胶:葡聚糖凝胶由平均分子量一定的葡聚糖和交联剂(如环氧氯丙烷)交联聚合而成。凝胶颗粒网孔大小取决于所用交联剂的数量和反应条件。加入交联剂越多,网孔越紧密,孔径越小,吸水膨胀也越小;交联剂越少,网孔越大,吸水膨胀也越大。市售的凝胶型号按交联度大小分类,并以吸水量多少表示。以 Sephadex G-25 为例,G 为凝胶,后附数字等于吸水量乘以 10,故 G25 表示此葡聚糖凝胶的吸水量为 2.5ml/g。

Sephadex G 型凝胶仅适合于水中应用,不同规格适于分离分子量不同的物质。

2) 羟丙基葡聚糖凝胶:羟丙基葡聚糖凝胶是 Sephadex G 经羟丙基化处理后的产物。羟丙基与葡聚糖凝胶分子中的葡萄糖部分结合成醚键。与 Sephadex G 比较,Sephadex LH-20 分子中羟基总数不变,但碳原子的数目相对增加了,因此亲脂性增强,不仅可以在水中使用,也可以在有机溶剂或含水的混合溶剂中使用。

Sephadex LH-20 除了具有分子筛特性,可以根据分子量大小分离物质外,还常常在极性与非极性溶剂组成的混合溶剂中起到反向分配色谱的效果,适于不同类型化合物的分离。在天然产物分离纯化方面得到了越来越广泛的应用。使用过的 Sephadex LH-20 可以反复再生使用,而且柱子的洗脱过程往往就是凝胶的再生过程。短期不用时,可以水洗,然后用不同梯度的醇洗(醇的浓度逐步增加),最后用100%醇洗脱,放入醇中置磨口瓶中保存。如长期不用时,可以在上述处理的基础上,减压抽干,再用少量乙醚抽干,室温挥干乙醚后,可以在60~80℃干燥保存。

除上述两种凝胶外,还有琼脂糖凝胶(Sepharose,Bio-Gel A)、丙烯酰胺凝胶(Bio-Gel P)以及具有不同离子交换基团的葡聚糖凝胶衍生物,如羧甲基交联葡聚糖凝胶(CM-Sephadex)、二乙氨乙基交联葡聚糖凝胶(DEAE-Sephadex)、磺丙基交联葡聚糖凝胶(SP-Sephadex)、苯胺乙基交联葡聚糖凝胶(QAE-Sephadex)等,分别具有不同的特性及不同的应用范围。

(3) Sephadex LH-20在中药成分研究中的应用:Sephadex LH-20可用于多种天然成分的提取分离,如黄酮类、生物碱、有机酸、香豆素等。它独特的亲脂和亲水的双重特性,使其在天然产物分离纯化中具有独一无二的色谱选择性。同时它具有的多重色谱原理(分子筛、分配、吸附原理),在分离分子结构相似的化合物方面显示出得天独厚的优势,如许多同分异构体的分离。从产业化角度来说,其具有重复性好、纯度高、易于放大、易于自动化等优点。2003年5月底,国家医药卫生局对医药保健品原料的生产工艺有了明文规定,大孔吸附树脂工艺暂时不被认可,主要是担心致孔剂的毒性问题。而Sephadex LH-20则没有此担忧,不仅使分辨率提高,还无有毒物质的污染,重复性也好。所以在中药现代化进程中可能起到重要作用。下面分述Sephadex LH-20在分离纯化中药成分方面的应用。

1) 黄酮类化合物:最经典的例子是1995年Henke Hans博士利用Sephadex LH-20成功分离橙皮素、山奈酚和槲皮素。梁鸿等利用Sephadex LH-20将柴胡中柴胡色原酮酸、葛根素等八种黄酮成分分开。有学者利用Sephadex LH-20成功分离了灯盏花中的四种黄酮类物质,灯盏花甲素、灯盏花乙素、黄芩素-7-O-β-D-吡喃葡萄糖苷和5,6,4'-三羟基黄酮-7-O-β-D-半乳糖醛酸苷。此外,银杏黄酮苷、鹿蹄草苷、淫羊藿苷等黄酮类物质的成功分离纯化也都应用了Sephadex LH-20柱色谱。许多母核相同,结合了不同糖配基的黄酮苷的分离,以甲醇洗脱,在Sephadex LH-20柱上黄酮苷的三糖苷先被洗脱下来,二糖次之,单糖苷随后,而苷元最后被洗脱下来。

2) 皂苷类:皂苷类的极性较大,而且在同一中药中往往有很多种结构相近的皂苷存在,更增加了分离的难度。现已有很多使用Sephadex LH-20分离皂苷的报道。Kamel H. Shakker等从*Fagonia indica*中分离到具有治疗皮肤损害及抗癌作用的三萜皂苷,其中最后的纯化步骤用的就是Sephadex LH-20,流动相为CH_3OH-H_2O(17:3)。Susanne Valcic等采用Sephadex LH-20从*Acaena pinnatifida*中分离到八种皂苷类化合物,流动相为CH_3OH-CH_2Cl_2(1:1)。

3) 生物碱:在中药中的生物碱往往是几种或几十种并存,且来源于同一单体,因此使用传统的方法很难得到高纯度的单体,但是用Sephadex LH-20可以获得满意的分离效果。如Labrana J. 等利用Sephadex LH-20从*Narcissus bujei*成功分离了石蒜碱和高石蒜碱。另外,在嘧啶碱、腺嘌呤、乌头碱、茄啶等分离纯化中,Sephadex LH-20也显示了其有效性。

4) 有机酸、香豆素类化合物:用Sephadex LH-20以丙酮作流动相可以成功分离琥珀酸、酒石酸和马来酸。近年来,采用Sephadex LH-20分离茶多酚、多元酚类化合物的报道很多。

在香豆素的分离方面,Sephadex LH-20也有报道,可以将7-甲基香豆素、7-羟基-6-甲基香豆素和7-羟基香豆素分开。

4. 离子交换色谱　利用离子交换树脂对各种离子的亲和力不同,从而使能离子化的化合物得到分离的方法称为离子交换色谱法。

（1）原理：离子交换树脂是一种不溶性的球状固体，具有很大的表面积，能吸收大量的水。在离子交换树脂的分子中含有可离解性的酸性基团或碱性基团，这些可离解性的基团在水溶液中能离解出本身的离子，并与溶液中的其他阳离子或阴离子交换。这种交换反应是可逆的，并遵守质量作用定律。虽然离子交换反应是可逆反应，但由于是在色谱柱上进行的，当连续不断添加新的交换溶液时，交换反应的平衡就会不断地向正反应方向进行，直到交换完全，所以可以把交换剂上的离子全部洗脱下来。当一定量的溶液通过离子交换树脂时，由于溶液中的离子会不断被交换到树脂柱上，其浓度会不断下降，所以溶液中的物质也可以完全被交换到树脂上。根据这一原理，可以将天然药物的提取物通过离子交换树脂，将酸性成分或碱性成分或酸碱两性成分交换到树脂上，然后再用适当的溶剂将其洗脱下来，从而达到与其他成分分离的目的。

如果有两种以上的成分被吸附到离子交换树脂上，当用另一种洗脱液进行洗脱时，其洗脱能力与反应平衡常数有关，化合物的结构不同，其反应的平衡常数就有可能不同，从色谱柱上被洗脱的难易程度就不同，故可以利用离子交换色谱使具有不同化学结构的化合物得到分离。

（2）离子交换树脂的基本类型：离子交换树脂是一种合成的高分子化合物，一般为浅黄色至深褐色球状颗粒，直径 0.3~1.2mm，可以分为两大类：阳离子交换树脂和阴离子交换树脂，按照功能基的不同可以分为以下类型。

1）强酸性阳离子交换树脂：强酸性阳离子交换树脂凝胶型为浅黄色球状颗粒，具有交换容量高、交换速度快、机械强度好等特点，并且抗污染性强，淋洗水耗低，再生效率高。可以重复使用几千次，不溶于酸、碱和有机溶剂，对弱氧化剂稳定，即使长时间浸泡在 5% 氢氧化钠、0.1% 高锰酸钾、过氧化氢水溶液，也不会改变性能，可在任何 pH 下进行工作，强酸性阳离子交换树脂可耐 120~130℃ 的高温，产品吸水性好，一般含有 50%~60% 的水。

磺酸型强酸性阳离子交换树脂由苯乙烯与二乙烯苯经过悬浮共聚，再进行磺化而制成。磺酸型强酸性阳离子交换树脂吸水性很强，可在水中与各种离子进行交换，功能基在交换以后，可在过量的稀酸中再生后洗至中性，恢复使用。

磺化苯乙烯链节单元的相对分子质量为 184.2，为一个功能基，按照理论交换量计算为 5.43mmol/g，工业产品（干）为 4.5~5.0mmol/g。在水中的体积交换量约为 2mmol/ml。

强酸性阳离子交换树脂的盐型较稳定，用水继续洗涤也不水解，把这类树脂的游离型交换后成盐型时，体积的变化较小。当进行交换时，无论游离型变成盐型或者盐型变成游离型都能迅速地进行。

2）中强酸性阳离子交换树脂：中强酸性阳离子交换树脂一般带有磷酸基团，特点是具有两个交换基团，交换量较大，兼备强酸和弱酸型的优点，带磷酸基的中强酸性阳离子交换树脂是由各种交链度的凝胶或大孔聚苯乙烯树脂，用三氯化磷在傅氏催化剂的作用下进行反应，然后用碱水解，再用硝酸等氧化制得苯环上含磷酸基的树脂，还可以将交联聚苯乙烯先经过氯甲基化后，再经过磷化、氧化，得到带苄基磷酸基团的树脂。

苯环上的磷酸与苄基磷酸的区别在于苯环上的磷酸酸性较苄基上的磷酸强，这主要是苄基磷酸电离度减少，酸性减弱所致。磷酸功能基构成了具有特殊络合物能力的螯合树脂，兼带阴阳离子两种基团，构成了具有氧化还原能力的电子交换树脂。多种多价金属离子交换时构成金属络合及生成多氢键的特征，能够构成四元环、六元环、八元环等多元环。

3）弱酸性阳离子交换树脂：弱酸性阳离子交换树脂为乳白色球状颗粒，出厂的产品有氢型也有钠型,弱酸性阳离子交换树脂具有交换容量高的特点,这是由于弱酸性树脂链节单元的分子量小,丙烯酸类及甲基丙烯酸类的交换量分别为 10.0~11.0mmol/g 及 8.0~10.0mmol/g,丙烯酸类较甲基丙烯酸类交换量大一些,体积变化小,机械强度高,化学稳定性好,抗污染、抗氧化性能优越,交换速度快,体积交换为 2.5~3.0mmol/ml,功能基相当于羧基,离解度小,为弱酸性,再生效率高,尤其是对二价离子交换速度选择性高,在使用过程中树脂不会结块。弱酸性阳离子交换树脂不能与中性盐作用,不能与 Cl^-、SO_4^{2-} 盐作用,只能与碳酸盐交换,适用于含碳酸盐高的样品特别是地下水的软化。

弱酸性阳离子交换树脂的盐型不稳定,用去离子水继续洗涤会逐渐水解,因此把弱酸性阳离子交换树脂的氢型用氢氧化钠变成钠型后,用去离子水洗时,洗脱液不容易变成中性,特别是弱酸性阳离子交换树脂从游离型交换成盐型时,体积会显著增加,因此在使用弱酸性阳离子交换树脂时要充分考虑到它的膨胀性,以免增加不必要的麻烦。

4) 强碱性阴离子交换树脂:强碱性阴离子交换树脂多为淡黄色至金黄色的颗粒,出厂的产品为氯型。强碱性阴离子交换树脂是在苯乙烯 - 二乙烯苯共聚交联结构的高分子基体上带有季铵基的离子交换树脂,有Ⅰ型和Ⅱ型之分,Ⅰ型较Ⅱ型的碱性强,Ⅰ型能彻底交换水中的硅酸等弱酸,而Ⅱ型则去除硅酸的能力比较差,不能除去比乙酸弱的弱酸,在水中含硅量大于 25% 时则不宜使用。强碱性阴离子交换树脂耐热温度和使用寿命都不如阳离子交换树脂,Cl^- 型 <80℃,OH<60℃,使用寿命 2000~3000 个周期。Ⅱ型树脂的再生效率、再生速度比Ⅰ型高,交换量比Ⅰ型树脂大,但Ⅱ型树脂对氯离子的选择性远低于Ⅰ型,因此Ⅱ型树脂交换量不受水中氯离子含量的影响。

强碱性阴离子交换树脂重量交换量为 3~4.5mmol/g,体积交换量为 0.8~1.4mmol/ml。

强碱性阴离子交换树脂和强酸性阳离子交换树脂一样,在盐型时较稳定,用去离子水继续洗涤也不水解,把这类树脂的游离型交换成盐型时,体积的变化不大。当进行交换反应时,无论是游离型转化成盐型还是盐型转化成游离型都能迅速地进行。

5) 弱碱性阴离子交换树脂:弱碱性阴离子交换树脂多为半透明状乳黄色颗粒,出厂产品为游离胺。弱碱性阴离子的功能基团是胺,分为伯胺(—NH_2)、仲胺(—NHR)和叔胺(—NR_2),三者碱性依次递增,可根据出厂说明书中所带功能基团来判断弱碱性阴离子交换树脂的碱性强弱,如功能基为 N 则是弱碱性阴离子交换树脂中碱性最强的,功能基为—NH、=NH、≡N 的碱性为中等,功能基为—NH_2 的为最弱。

弱碱性阴离子交换树脂具有交换速度快、交换容量大、再生效率高、耐有机污染、机械强度好等特点。弱碱性阴离子交换树脂重量交换量为 5~7mmol/g,缩聚类的可达 8~9mmol/g,体积交换量为 2~3mmol/ml。

弱碱性阴离子交换树脂的盐型不稳定,用去离子水继续洗时会同弱酸性阳离子交换树脂一样逐渐水解。

(3) 离子交换色谱的一般操作:因为在色谱柱中被分离物会随流而下相继与新树脂接触,不会产生逆交换。如果有两种以上的离子时,还可以利用离子交换能力的差异把各成分分别洗脱,从而达到分离的目的,所以离子交换色谱一般都在柱中进行。

1) 离子交换树脂的预处理:通常新树脂中都含有合成时混入的小分子有机物和铁、钙等杂质,而且也多以比较稳定的但不适合于作离子交换色谱的钠型或氯型存在。所以在进行离子交换以前都要进行预处理,一是通过预处理除去杂质,二是将钠型或氯型转为 H 型或 OH 型。首先用蒸馏水将新树脂浸泡 1~2 天,充分溶胀后,将其装在色谱柱中按下法处理:

A. 强酸性阳离子交换树脂的预处理:这类新树脂通常是钠型。先用树脂体积20倍量的7%~10%盐酸以每分钟每平方厘米(色谱柱横截面积)1ml的流速进行交换,树脂转为H型后,用水洗至洗脱液呈中性。然后再用树脂体积10倍量的4%的氢氧化钠(或食盐)进行交换,转为钠型后,用水洗至洗脱液中不含钠离子(烧灼时无黄色火焰出现)。

再重复一次上述操作(钠型转为H型,H型再转为钠型,反复操作的目的,一是除去树脂中的杂质,二是活化树脂,使其容易进行交换)。最后以树脂体积10倍量的4%的盐酸将其转为H型,并用蒸馏水将其洗到流出液呈中性。

B. 强碱性阴离子交换树脂的预处理:这类新树脂通常是氯型。先用树脂体积20倍量的4%氢氧化钠水溶液将其转变成OH型,并用树脂体积10倍量的水进行洗涤。然后再用10倍量的4%盐酸将其转变为氯型,并用蒸馏水将其洗到流出液呈中性。再重复一次上述操作(氯型转为OH型,OH型再转为氯型),最后再用10倍量的4%氢氧化钠将其转呈OH型。因OH型树脂在放置过程中易吸收空气中的二氧化碳,故保存时要注意。多数是临用时才将其由氯型转变成OH型。

C. 弱酸性阳离子交换树脂的预处理:这类新树脂通常也是钠型。先用树脂体积10倍量4%盐酸将其转为H型,并用水洗至洗脱液呈中性。然后再用树脂体积10倍量的4%氢氧化钠将其转为钠型(此时体积膨胀),并用树脂体积10倍量的水洗涤(注意此时流出液仍然呈弱碱性)。再重复一次上述操作(钠型转为H型,H型再转为钠型)。最后以树脂体积10倍量的4%的盐酸将其转为H型,并用蒸馏水将其洗到流出液呈中性。

D. 弱碱性阴离子交换树脂的预处理:这类新树脂通常是氯型。预处理方法与强碱性阴离子交换树脂基本相同,只是转变为氯型后用蒸馏水洗涤时,因为水解的关系不容易被洗至中性,通常用树脂体积10倍量的水洗涤即可。

2) 装柱:将离子交换树脂置于烧杯中,加水后充分搅拌,赶尽气泡。放置几分钟待大部分树脂沉降后,倾去上面的泥状微粒。反复上述操作直到上层液透明为止。因为粒度小的树脂较难沉降,故搅拌后放置的时间要较长一些,如急于将上清液倒掉,往往损失较大。

在色谱柱的底部放一些玻璃丝(玻璃丝一般含有少量水溶性的碱,所以在使用前要用水煮沸,并反复洗涤直到洗涤液呈中性后才可使用),厚度1~2cm即可,用玻璃棒或玻璃管将其压平。在上述准备好的树脂中加入少量的水,搅拌后倒入保持垂直的色谱柱中,使树脂沉降,让水流出。如果把粒度大小范围较大的树脂和多量的水搅拌后分几次倒入,则色谱柱上下部的树脂粒度往往会不一致,影响分离效果,故最好一次性将树脂倒入。此外,在装柱过程中不要让气泡进入色谱柱。如有气泡进入,样品溶液与树脂的接触就不均匀,同样影响分离效果。最后在色谱柱的顶部加一层干净的玻璃丝,以免加液时把树脂冲散。

3) 样品的交换:将适当浓度的天然药物提取液或所需分离(交换)的样品配成适当浓度的水溶液,以适当的流速通过离子交换树脂柱。亦可将样品溶液反复通过离子交换色谱柱,直到被分离的成分全部被交换到树脂上为止(可用显色反应进行检查)。然后用蒸馏水洗涤,除去附在树脂柱上的杂质。

4) 样品的洗脱:当溶液通过离子交换树脂柱时,亲和力强的离子先被交换而被吸附在色谱柱的上部,亲和力弱的离子后被交换而被吸附在色谱柱的下部,不被交换的物质通过树脂而从柱中流出。当用一种洗脱剂进行洗脱时,则亲和力弱的(被交换在色谱柱下部的离子)离子先被洗脱下来。常用的洗脱剂有强酸、强碱、盐类、不同pH的缓冲溶液、有机溶剂等。既可以是单一浓度的,也可以是由低浓度到高浓度依次进行洗脱。对于总碱性物质如生物碱的精制,可用碱如氢氧化钠、氨水等先进行碱化,使生物碱变为游离型,然后再用有机溶剂进行回流洗脱或从色谱中直接进行洗脱。对于总酸性物质如有机酸的精制,则可用酸先进行酸化,使有机酸变为游离型,然后再用有机溶剂进行洗脱。

5) 离子交换树脂的再生:离子交换树脂是一类可反复使用的大分子吸附剂。使用过的树脂,如果还要继续交换同一个样品,可把盐型转换为游离型即可继续使用。如果要改为交换其他样品,则需要用预处理的方法进行再生,然后再继续使用。如果一段时间不用,则可加水后将其保存在广口瓶中。

若遇耐热性的离子交换树脂,则可在加温条件下处理,市售商品往往是湿的,如果是干燥状态的树脂,不要马上加热,这样易引起龟裂,影响物理性能。为了避免此现象,可先加饱和氯化钠的水溶液,待湿润后再加水,然后按前法处理或再生。

(4) 影响离子交换树脂的相关因素:运用离子交换树脂分离目标化合物,为了达到理想的目的,应当注意影响离子交换树脂交换的相关因素,一般包括被交换离子溶液的pH、浓度、温度、溶液中化合物的解离常数以及溶液中溶剂的含量等方面。下面就有关的问题进行讨论。

1) 被交换溶液的pH:离子交换树脂可以简单地理解为一种不溶性酸或碱、高分子、可以吸附溶液中的阴离子或阳离子并在适当条件下解吸这些离子的介质。因此,被交换溶液的pH对离子的交换有很大的影响。在阳离子交换树脂交换溶液中的阴离子时,溶液中由于氢离子浓度比较高而产生同离子效应,抑制了阳离子交换树脂中酸性基团的解离,这样离子交换就很难进行,甚至不进行。一般要求强酸性阳离子交换树脂交换的溶液pH应大于2,弱酸性阳离子交换树脂交换的溶液pH在6以上。同样,在阴离子交换树脂交换溶液中的阳离子时也会出现同样的情况,要求强碱性阴离子交换树脂交换溶液的pH应在12以下,弱碱性阴离子交换树脂的pH在7以下。

2) 被交换物质在溶液中的浓度:离子交换树脂顾名思义就是在离子状态下进行交换的,这样在水溶液或含水的极性溶剂中,化合物有利于解离和与离子交换树脂进行交换,低浓度的溶液对离子交换树脂的选择性比较大,在高浓度时化合物的解离会逐渐减少,有时会影响吸附次序及选择性。浓度过高时,还会引起树脂表面及内部交联网孔的收缩,影响离子进入网孔,所以被交换物质溶液的浓度应在合适的范围,太稀和太浓都不利于提取分离。

3) 交换温度:就稀溶液而言,温度的改变对离子交换的性能影响不大,而浓度在0.1mol/L以上时,温度对水合倾向大的离子就容易交换吸附,同时离子的活性系数也增大,对弱酸和弱碱性离子交换树脂的交换率有较大的影响。随着温度的升高,离子交换的速度加快,在洗脱时也可以提高洗脱的能力。但对热敏感的离子交换树脂如一般离子交换树脂的碱型不能超过60℃,有些弱碱性丙烯酸系阴离子交换树脂甚至于不能大于40℃,要注意离子交换的温度,避免引起离子交换树脂的破坏。

4) 被交换离子的选择性:离子交换树脂对被交换化合物来说,主要取决于化合物的解离常数、离子的电荷、半径及酸碱性的强弱。解离常数和酸碱性越大,离子交换越容易,相反洗脱相对来说较难;解离离子价数越高,电荷越大,则它的吸附性越强,越容易交换在离子交换树脂上。碱金属、碱土金属及稀土元素还与它们的原子序数有关,前者原子序数越大,则交换吸附越强,稀土元素的原子序数越小,其交换吸附越弱。

5) 溶液中溶剂:离子交换树脂是在离子状态下进行交换的,一般都选择在水中进行交换,有时被交换化合物在水中的溶解度比较小,采用含水的极性溶剂溶解进行交换,这时应当控制极性溶剂的浓度,极性溶剂浓度越大,化合物越不易解离,离子交换就越不易进行。

此外不同的离子交换树脂的交联度各不相同,交联度大的离子交换树脂的结构中网孔直径越小,大分子的离子就不容易进入,反之交联度小,网孔直径就大,则易于离子的扩散和交换。因此可以根据被交换化合物离子的情况选择离子交换树脂的交联度。树脂颗粒的大小也会影响离子交换速率和流程,树脂颗粒越小,表面积越大,有利于与溶液中的离子接触、增加交联速度,但会影响流速。

(5) 离子交换树脂在中药中的应用实例:按前面离子交换树脂预处理,树脂用酸或碱处理成游离型后用蒸馏水或去离子水洗净,即可通过样品进行离子交换,全部样品通过后以去离子水或蒸馏水洗去柱留的残液,再进行洗脱,洗脱剂一般用酸、碱或盐溶液进行,常用酸洗脱阳离子树脂,碱洗脱阴离子树脂,洗脱过程也是被吸附离子的交换过程,同时也是再生的过程,如果有些阳离子树脂吸附需要碱洗脱,那么树脂还要用酸再生,如有些氨基酸需要阳离子树脂吸附,氨水洗脱后再生。

1) 生物碱:生物碱在植物中分布很广,常常是很多中草药中的有效成分,除酰胺生物碱外,大多为碱性,碱性的强弱不等。一般能与无机酸成盐而溶于水,而两性生物碱既有酸性又有碱性,利用生物碱能与酸形成盐并在水中解离成离子,可以用阳离子交换树脂将生物碱吸附,然后再将生物碱碱化使其游离,并用有机溶剂洗脱。由于生物碱的分子量一般都比较大,应该选择低交联度的聚苯乙烯磺酸型阳离子交换树脂为宜,因为这种阳离子交换树脂具有多孔性,比较适合大的离子交换。用阳离子交换树脂分离总生物碱一般都要用稀酸水提取,离子交换后,用蒸馏水或去离子水冲洗,由于许多游离型生物碱在碱性溶液中都难溶于水,阳离子交换树脂都在过量的碱性条件下,用有机溶剂提取得到总生物碱。如研究者用阳离子交换树脂提取一叶萩碱,具体操作为:取一叶萩干叶和嫩茎的粉末 1kg,0.3% 硫酸 1L 润湿后,放置 1 小时,装入渗滤筒中,加 0.3% 硫酸的溶液浸泡 24 小时后渗滤,流速 4~5ml/min,共收集渗滤液 8~10L,将渗滤液通过 150g(干重)的聚苯乙烯磺酸氢型阳离子交换树脂(柱高 100cm,内径 5cm),流速 800~1000ml/($cm^2 \cdot h$),渗滤液全部通过后,将树脂倒出,用蒸馏水洗涤数次,置空气中干燥后(水分不超过 60%),倒入烧杯中,加适量 10% 氨水,边加边搅拌,到树脂全部湿润为止,静置 20 分钟,装入索氏提取器中用乙醚回流提取,回收乙醚,即可得到金黄色一叶萩总生物碱。

在离子交换树脂分离生物碱时,也可以利用生物碱碱性强度的不同把交换在离子交换树脂上的总生物碱分别游离出来,如分离总莨菪碱和东莨菪碱。东莨菪碱的碱性较莨菪碱性弱,用弱碱和有机溶剂先把交换在离子树脂上的东莨菪碱分离,再用稍强的碱和有机溶剂分离莨菪碱,肖崇厚等取白曼陀罗花(洋金花)粗粉,用 0.1% 盐酸渗滤,渗滤液通过强酸性阳离子交换树脂(交联度 8%)柱,水洗至无色,将阳离子树脂从交换柱中倒出,晾干,用 10% 的碳酸氢钠适量与树脂拌匀,置索氏提取器中,用乙醚回流提取。乙醚提取液用无水硫酸钠干燥后,回收乙醚,得油状物,加 3 倍量丙酮,用 40% 氢溴酸调至刚果红试纸显蓝色,冰箱放置,析晶后过滤,得氢溴酸莨菪碱。将乙醚提取过的树脂再用氨水碱化,乙醇提取,乙醇提取液浓缩后放置,析出莨菪碱,过滤即得。

2) 有机酸和酚类:有机酸是含有羧基(—COOH)的一类化合物,在中草药中大多以有机酸盐的形式存在,少见游离的有机酸。酚类是芳香族化合物,包括苯、萘、蒽、菲等,芳香环上存在一个或多个羟基,而这种羟基一般具有不同的酸性。有机酸和酚类化合物都具有酸性,可以用阴离子交换树脂进行分离。尹莲等为研究治疗痛风的中药加味四妙丸的质量标准及药效物质基础,对该处方中有机酸部位进行总量测定及分离纯化研究,比较用强碱性阴离子交换树脂法、石-硫法及大孔树脂法分离纯化有机酸提取物的方法,结果发现用强碱性阴离子交换树脂法分离纯化有机酸部位的方法最好,提取物纯度为88.9%,纯化得率为89.1%。

3)氨基酸:氨基酸是广泛存在于植物与动物中的一种含氮的有机化合物,在分子中同时存在氨基和羧基,表现出既有酸性,又有碱性,多为无色结晶,大部分易溶于水,难溶于有机溶剂。由于具有两性,在水溶液中根据分子结构的不同显现出不同的酸碱性,有的呈现中性(甘氨酸),有的显现酸性(谷氨酸),还有的显碱性(赖氨酸)。离子交换树脂是中草药中分离氨基酸的常用方法,多为用去离子水或蒸馏水提取,通过离子交换树脂,用不同pH的水溶液洗脱,根据需要,既可以用阳离子交换树脂,也可以用阴离子交换树脂交换。

上海医药工业研究院用阳离子交换树脂分离了大蒜中的蒜氨酸。大蒜为百合科植物蒜 *Allium sativum L.* 的鳞茎,为多年生草本植物,蒜氨酸是含硫的氨基酸,是大蒜中的主要活性成分,具有多方面的药理作用。工艺如下:去皮蒜瓣1kg在沸水中加热10分钟,取出后用研磨捣烂加95%乙醇2kg搅拌1小时,倾析上清液,再用70%乙醇2kg搅拌1小时,倾析上清液,合并两次提取的上清液,过滤,滤液70℃减压浓缩至无醇味,用去离子水稀释至500ml,稀释液上样PC11(氢型,50cm×4cm)阳离子交换树脂,流速2ml/min,用1L去离子水洗后,8L 0.5%氨水洗脱。收集有蒜氨酸的斑点,浓缩至干(可直接用70%乙醇结晶但析出量少,有时不能析出)再上硅胶柱(200~300目)(88cm×6cm),洗脱剂乙酸乙酯-乙醇-水(1.5∶1∶0.3),收集蒜氨酸的斑点,浓缩至干加70%乙醇溶解,放置析出结晶15g。中草药中的化学成分是极其复杂的,用离子交换树脂分离目标化合物,应当考虑到该植物中是否有与目标化合物相同的离子干扰,为了达到满意的分离效果,经常需要用两种或者两种以上的树脂进行分离,如分离生物碱,在植物中同时存在氨基酸和无机盐,可以考虑阳离子交换树脂和大孔吸附树脂的联合应用。分离有机酸和酚类化合物,同时有氨基酸和无机盐存在,则用阴离子交换树脂和弱极性大孔吸附树脂联合应用。分离氨基酸同时有无机盐和生物碱时,可先用阴离子交换树脂,再用阳离子交换树脂。有无机盐、有机酸和酚类化合物,使用的树脂顺序则相反。如果同时存在生物碱、有机酸、酚类化合物和无机盐,根据存在化合物的各自特性,可采用大孔吸附树脂和离子交换树脂不同顺序的联合方式。

第二节　酸　碱　法

一、概述

利用中药中某些成分能在酸或碱中溶解,又在加碱或加酸变更溶液的pH后,成不溶物而析出以达到分离的方法。例如内酯类化合物不溶于水,但遇碱开环生成羧酸盐溶于水,再加酸酸化,又重新形成内酯环从溶液中析出,从而与其他杂质分离;游离生物碱一般不溶于水,遇酸生成生物碱盐而溶于水,再加碱碱化,又重新生成游离生物碱。这些化合物可以利用与水不相混溶的有机溶剂进行萃取分离。一般中草药总提取物用酸水、碱水先后处理,可以分为三部分:溶于酸水的为碱性成分(如生物碱),溶于碱水的为酸性成分(如有机酸),酸、碱均不溶的为中性成分(如甾醇)。还可利用不同酸、碱度进一步分离,如酸性化合物可以分为强酸性、弱酸性和酚性三种,它们分别溶于碳酸氢钠、碳酸钠和氢氧化钠,借此可进行分离。有些总生物碱,如长春花生物碱、石蒜生物碱,可利用不同 pH 进行分离。

酸碱法通常仅适用于酸性或碱性化合物的提取分离,对于没有酸、碱基团的化合物不建议采用。

二、工艺流程

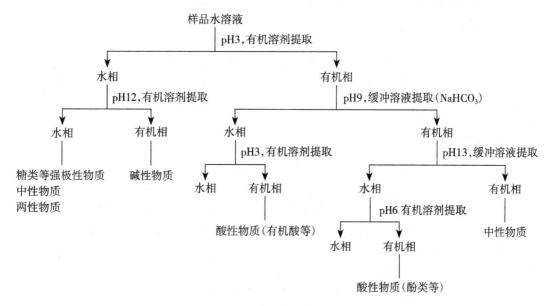

图 17-1 酸碱法工艺流程图

一般 pH<3 时,酸性物质多呈非离解状态、碱性物质则呈离解状态存在;而 pH>12 时,酸性物质呈离解状态、碱性物质则呈非离解状态存在。据此,可采用以上流程图所示,在不同 pH 的缓冲溶液与有机溶剂中进行分配的方法,使酸性、碱性、中性及两性物质得以分离。

第三节 盐 析 法

一、概述

盐析法是在中药水提取液中加入无机盐,使之呈饱和状态或过饱和状态到一定浓度时,有效成分如生物碱、苷类或挥发油等化合物在水中溶解度降低而被沉淀出来。常用作盐析的无机盐有氯化钠、硫酸钠、硫酸镁、硫酸铵等。此法目前常用于有效成分是蛋白质的药物,既能使蛋白质分离纯化,又不致使其变性;此外,盐析法也常用于挥发油的提取纯化。

二、盐析法的原理

以蛋白质盐析为例,当溶液中盐达到一定浓度时,可使蛋白质等分子表面的电荷被中和,同时使蛋白质胶体的水化层脱水,使之凝聚沉淀。蛋白质在水溶液中的溶解度取决于蛋白质分子表面离子周围的水分子数目,亦即主要是由蛋白质分子外周亲水基团与水形成水化膜的程度以及蛋白质分子带有电荷的情况决定的。蛋白质溶液中加入中性盐后,由于中性盐与水分子的亲和力大于蛋白质,致使蛋白质分子周围的水化层减弱乃至消失。同时,中性盐加入蛋白质溶液后由于离子强度发生改变,蛋白质表面的电荷大量被中和,更加导致蛋白质溶解度降低,加速蛋白质分子之间聚集而沉淀。由于各种蛋白质在不同盐浓度中的溶解度不同,不同饱和度的盐溶液沉淀的蛋白质不同,从而使之从其他蛋白中分离出来。简单地说就是将硫酸铵、硫酸钠或氯化钠等加入蛋白质溶液,使蛋白质表面电荷被中和以及水化膜被破坏,导致蛋白质在水溶液中的稳定性因素去除而沉淀。

三、常用盐的种类

盐析常用中性盐有:硫酸铵、硫酸钠、硫酸镁、氯化钠等。硫酸铵的盐析能力较大,其饱和溶液的浓度大,而且溶解度受温度影响较小,同时不会引起蛋白质的明显变性,故常被采用。缺点是它的缓冲能力差。在盐析时,常用氨水调 pH 至 4.5~5.5 之间。

四、影响盐析的因素

1. 离子强度　离子强度越大,蛋白质的溶解度越小。
2. 氢离子浓度　溶液的 pH 距蛋白质的等电点越近,盐析时所需的盐浓度越低。
3. 蛋白质浓度　盐析蛋白质时,溶液中蛋白质的浓度对沉淀有双重影响,既影响蛋白质的沉淀极限,又影响其他蛋白质的共沉淀作用,蛋白质的浓度越低,所需盐的饱和度极限越低,但蛋白质的浓度越高,其他蛋白质的共沉淀作用越强,所以当溶液中蛋白质浓度太高时,应适当进行稀释,以防止发生严重的共沉淀作用。
4. 蛋白质性质　各种蛋白质的结构不同,盐析沉淀所需盐的浓度不同。
5. 温度　一般在室温下进行即可,但对于一些对热敏感的蛋白质和酶,最好在 4℃ 左右进行,并要求迅速操作。

五、应用实例

1. 大麦中提取淀粉酶　大麦(hordeum vulgare)种子 25~27℃ 发芽 7 天,麦芽捣碎,压榨,在汁液中加入硫酸铵盐析,沉淀物冻干燥,磨粉,即为淀粉酶。
2. 三七皂苷乙的分离　滇三七先用戊醇提取得三七皂苷甲,残渣用乙醇提取,醇提物加水溶解。滤去不溶物加硫酸镁饱和即析出三七皂苷乙。

第四节　结　晶　法

一、概述

一般情况下,大多数的天然产物在常温下是固体物质,具有结晶的通性,有一定的熔点和结晶学的特征,有利于化合物的鉴定。结晶法是利用混合物中各成分在某种溶剂中溶解度不同的特性,滤去某些固体成分中伴随的杂质,而使它们通过析晶过程达到互相分离、精制的目的。结晶的形成是同类分子的自相排列的产物,如试样中杂质太多,阻碍分子的排列,就很难结晶,也就是说,试样必须达到一定的纯度。通常,能结晶的大部分是比较纯的化合物,但不一定是单体化合物,有时它仍是个混合物,需要进一步纯化。此外,有一些物质即使达到了很纯的程度,仍不能结晶,只呈无定形粉末,例如植物中有些游离生物碱、皂苷、多糖、蛋白质等经常不能结晶或不容易结晶。

在实际工作中,由于得到的化合物不是结晶而给以后的结构鉴定工作带来一定的困难。遇到这种情况就往往需要将化合物制备成为结晶性的衍生物或盐,或者先制备衍生物或盐的结晶后再用化学方法处理使之恢复得到原来的化合物。这样,即使不呈结晶状态,因通过前一步结晶的分离纯化,可以认为是比较纯的化合物,例如粉末状莲心碱是通过过氯酸盐结晶而纯化的,并通过分析确定了正确的分子式。

影响形成结晶的因素有:有效成分在欲结晶的混合物中的含量、适宜的溶剂系统、合适的温度和时间、正确的操作技术等。其中最主要的是选择合适的溶剂系统。

二、结晶的条件

需要结晶的溶液,往往呈过饱和状态,通常是在加温的情况下,使化合物溶解过滤除去不溶解的杂质,浓缩,放冷后析出。最合适的温度为5~10℃。如果在室温条件下可以析出的结晶,就不一定要放入冰箱中。一般放置对形成结晶来说是一个重要条件,它可使溶剂自然挥发到适当的浓度,即可析出结晶,特别是在探索过程中,对未知成分的结晶浓度是很难预测的,有时溶液太浓,黏度大就不易结晶,如果浓度适中,逐渐降温,有可能析出纯度较高的结晶,X射线衍射用的单晶即采用此法。在结晶过程中溶液浓度高则析出结晶的速度快,颗粒较小,夹杂的杂质可能多些,有时自溶液中析出结晶的速度太快,超过化合物晶核的形成和分子定向排列的速度,往往只能得到无定形粉末。结晶过程和结晶条件的选择有时会花费很长时间。

三、结晶溶剂的选择

选择合适的溶剂是形成结晶的关键。最好它能对所需成分的溶解度随温度的不同而有显著的差别,即热时溶解,冷时则析出,同时不产生化学反应。对杂质来说,在该溶剂中应不溶或难溶,亦可采用对杂质溶解度大而对欲分离物质不溶或难溶的溶剂,则可用洗涤法除去杂质后再用合适溶剂结晶。要找到合适的溶剂,一方面可查阅有关资料及参阅同类型化合物的结晶条件,另一方面也可进行少量探索,参考"相似者相溶"的粗略规律加以考虑,如极性的羟基化合物易溶于甲醇、乙醇或水;多羟基化合物在水中比在甲醇中更易溶解;芳香族化合物易溶于苯和乙醚;杂环化合物可溶于醇,难溶于乙醚或石油醚;不易溶解于有机溶剂的化合物可用冰醋酸或吡啶。常用的结晶溶剂有甲醇、乙醇、丙酮和乙酸乙酯等,但所选溶剂的沸点应低于化合物的熔点,以免化合物受热分解变质。溶剂的沸点应低于结晶的熔点,以免混入溶剂的结晶。不能选择适当的单一溶剂时可选用两种或两种以上溶剂组成的混合溶剂,要求低沸点溶剂对物质的溶解度大、高沸点溶剂对物质的溶解度小,这样在放置时,沸点低的溶剂较易挥发进而比例逐渐减少易达到过饱和状态,有利于结晶的形成。选择溶剂的沸点不宜太高,要适中,在60℃左右,沸点太低溶剂损耗大,亦难以控制;沸点太高则不易浓缩,同时不易除去。重结晶用的溶剂一般可参照结晶的溶剂。但也经常改变,因形成结晶后其溶解度和原来混杂状态下不同,有时需要采用两种不同的溶剂分别复结晶才能得到纯粹的结晶,即在甲溶剂中重结晶除去部分杂质后,再用乙溶剂复结晶以除去另外的杂质。在结晶或重结晶时要注意化合物是否和溶剂结合成加成物或含有结晶溶剂的化合物,有时也利用此性质使本来不易形成结晶的化合物得到结晶。

四、结晶法的操作

结晶的具体操作是选择合适的溶剂,将化合物加热溶解,溶液趁热抽滤或过滤,以除去其中的不溶性杂质,有时在过滤之前可加入少量活性炭脱色处理,然后将溶液适当浓缩,使所需的化合物达到饱和,而其中的可溶性杂质尚未饱和,将其放入三角瓶中塞紧瓶塞,静置,析晶。如果放置一段时间后没有结晶析出,可松动瓶塞,使溶剂自动挥发,可望得到结晶,或可加入少量晶种,加晶种是诱导晶核形成的有效手段。一般地说,结晶过程具有高度的选择性,当加入同种分子,结晶便会立即增长。抽滤结晶,并用少量不溶性溶剂洗涤,抽干后即得所需化合物。对于一种溶剂效果不太理想时,可以选择两种以上混合溶剂进行。

五、不易结晶或非晶体化合物的处理

化合物不易结晶,其原因一种是本身的性质所决定,另一种在很大程度上是由于纯度不够,夹杂不纯物引起的。若是后者就需要进一步分离纯化,若是本身的性质,往往需要制备结晶性的衍生物或盐,然后用化学方法处理得到原来的化合物,达到分离纯化的目的。

譬如生物碱,常通过成盐来达到纯化,常用的有盐酸盐、氢溴酸盐、氢碘酸盐、过氯酸盐和苦味酸盐等。如粉末状莲心碱是通过过氯酸盐结晶而纯化的。在分离美登素时首先制备成 3-溴丙基美登素结晶后,再经水解除去溴丙基而得到美登素结晶,从而作为晶种而得到较多的美登素结晶。羟基化合物可转变成乙酰化物,如治疗肝炎药物的有效成分垂盆草苷,本身是不结晶的,其乙酰化物却是很好的针状结晶。此外,也可利用某些化合物与某种溶剂形成复合物或加成物而结晶,如穿心莲内酯亚硫酸氢钠加成物在稀丙酮中容易结晶,蝙蝠葛碱能和三氯甲烷或乙醚形成加成物结晶。但有些结晶性化合物在用不同溶剂结晶时亦可形成溶剂加成物,如汉防己乙素,能和丙酮形成结晶的加成物,千金藤素(cepharanthine)能与苯形成加成物结晶。由于复结晶溶剂不同,有时呈双晶现象、熔点可以有很大的差别,如血根碱(sanguinarine)在乙醚、三氯甲烷和乙醇三种溶剂中所析出的结晶熔点不一样,分别为266℃、242~243℃及195~197℃。

结晶的形状很多,常见为针状、柱状、棱柱状、板状、片状、方晶、粒状、簇状及多边形棱柱状晶体等,结晶形状随结晶的条件不同而异。

(吴兆华)

第十八章　中药提取工艺实例分析

一、三七总皂苷的制备

【来源】本品为五加科植物三七 *Panax notoginseng*（Burk）F.H.Chen. 的主根或根茎经加工制成的总皂苷。

【工艺研究】

（1）提取方法的优选：三七药材的提取方法主要有煎煮法、回流法、渗漉法、超声提取法等，试验中以三七中主要的药效成分人参皂苷 Rg_1、Rb_1 和三七皂苷 R_1 总含量作为评价指标，对四种提取方法进行评价。结果见表18-1。

表18-1　三七总皂苷提取方法的考察

提取方法	人参皂苷 Rg_1、Rb_1 和三七皂苷 R_1 总含量（%）	提取率（%）
煎煮法	3.73	39.33
回流法	9.29	98.21
渗漉法	7.97	84.26
超声提取法	1.65	17.49

试验结果表明，回流法得到的人参皂苷 Rg_1、Rb_1 和三七皂苷 R_1 总含量及提取率最高，故选择回流法作为三七总皂苷的提取方法。

（2）回流提取工艺的优化：以三七总皂苷含量和干膏收率作为评价指标（权重系数分别为0.7、0.3），对回流提取过程中影响提取效果的主要因素：乙醇浓度、乙醇用量、提取时间、提取次数，安排 $L_9(3^4)$ 正交试验，筛选最佳的回流提取工艺。因素水平表、正交试验表、方差分析表、验证试验结果分别见表18-2~18-5。

表18-2　三七回流提取工艺因素水平表

水平	因素			
	A 乙醇浓度（%）	B 乙醇用量（倍）	C 提取时间（h）	D 提取次数（次）
1	30	6	1	1
2	60	8	1.5	2
3	90	10	2	3

表18-3　三七回流提取正交试验表

试验号	因素				总含量（%）	干膏率（%）	综合评分
	A	B	C	D			
1	1	1	1	1	8.23	27.50	84.57
2	1	2	2	2	9.08	34.71	96.98
3	1	3	3	3	9.14	29.28	92.86
4	2	1	2	3	9.09	31.63	94.46
5	2	2	3	1	9.31	28.22	93.23
6	2	3	1	2	9.38	30.66	95.81
7	3	1	3	2	9.32	33.36	97.63
8	3	2	1	3	9.34	35.64	99.70
9	3	3	2	1	9.14	27.82	91.63
K_1	26.450	26.640	26.950	26.680			
K_2	27.780	27.730	27.310	27.780			
K_3	27.800	27.660	27.770	27.570			
R	0.450	0.363	0.273	0.367			

表18-4　三七回流提取方差分析表

因素	SS	f	MS	F	显著性
A	36.0739	2	18.037	14.3	
B	31.2642	2	15.632		
C	2.5167	2	1.258	1.0	
D	84.6538	2	42.327	33.6	*

表18-5　验证试验结果

序号	总含量（%）	干膏率（%）
1	9.36	35.69
2	9.39	35.51
3	9.32	36.02

由试验结果可知,影响三七回流提取效果的因素顺序为:D>A>C>B,提取次数对三七总皂苷的提取有显著影响,其最佳提取工艺为 $A_3B_2C_1D_3$,根据生产实际,为节约溶媒用量,降低成本,调整工艺为取三七粗粉(过2号筛),用8倍60%乙醇回流提取3次,每次回流1小时。由验证试验结果可知,正交试验筛选的工艺条件合理、可行。

(3) 分离与纯化工艺研究:文献报道三七皂苷的分离、纯化工艺所采用的方法包括大孔树脂吸附法、萃取法、制备色谱法等,其中大孔树脂技术应用最为成熟、广泛,故研究中采用大孔树脂吸附法对三七提取液进行分离、纯化。

经回流提取得到的药液含有大量脂溶性色素,故试验中采用活性炭对提取液进行了脱色,以人参皂苷 Rg_1、Rb_1 和三七皂苷 R_1 总含量及固体物含量为指标,筛选活性炭的用量。结果见表18-6。

表18-6　活性炭用量的筛选

活性炭的用量（%）	人参皂苷 Rg_1、Rb_1 和三七皂苷 R_1 总含量（%）	固体物含量（%）
0.5	9.30	15.67
1	9.19	15.22
1.5	8.47	15.01

结果表明，活性炭加入量为药液的 1% 时，可较好地保留有效成分，故选择 1% 的活性炭除去提取液中的脂溶性色素。

采用 D101、AB-8、HPD300、HPD400、HPD500 五种大孔吸附树脂对脱色后的药液进行了静态饱和吸附量及静态洗脱试验，以筛选适宜的大孔树脂型号。试验结果见表 18-7、18-8。

表18-7　5种树脂静态饱和吸附量测定结果

型号	初始浓度（mg/ml）	吸附后的浓度（mg/ml）	饱和吸附量（mg/g）
D101	46.792	22.235	49.114
AB-8	46.792	23.017	47.550
HPD300	46.792	22.125	49.334
HPD400	46.792	22.307	48.970
HPD500	46.792	22.240	49.104

表18-8　5种树脂静态洗脱测定结果

型号	饱和吸附量（mg/g）	洗脱量（mg/g）	洗脱率（%）
D101	49.114	43.281	88.124
AB-8	47.550	36.275	76.288
HPD300	49.334	38.134	77.298
HPD400	48.970	39.997	81.677
HPD500	49.104	37.239	75.837

试验结果表明，5 种大孔树脂对三七总皂苷的饱和吸附量无明显差异，但在静态洗脱中，D101 型树脂吸附的总皂苷较易洗脱，洗脱率达 88.124%，故选择 D101 型大孔树脂对三七总皂苷进行纯化。

将三七药材提取液通过 D101 大孔树脂柱，分别为 40%、50%、60%、70%、80%、90% 的乙醇洗脱皂苷类成分，分别测定洗脱液中 3 种皂苷的含量，试验结果表明，70% 以上的乙醇均能够将三七总皂苷洗脱下来，考虑到生产实际情况，故选用 70% 乙醇洗脱。具体洗脱用量考察表见表 18-9。

表18-9　洗脱剂用量的考察

洗脱剂用量（BV）	1	2	3	4	5	6	7	8	9	10
洗脱率（%）	4.34	10.23	14.53	24.02	23.44	13.09	7.03	3.11	0.09	—

结果表明，洗脱剂用量约为上柱药液 8 倍时洗脱效果较好。

（4）浓缩与干燥工艺研究：为了提高浓缩与干燥的效率，减少有效成分的损失，选择在 60℃ 条件下减压回收乙醇至无醇味，进一步浓缩至相对密度为 1.15（60℃），真空干燥（60℃），得到三七总皂苷有效部位提取物。

【制法】取三七粉碎成粗粉,用60%的乙醇回流提取,滤过,滤液减压浓缩,脱色,滤过,过D101型大孔吸附树脂柱,用水洗涤,水洗液弃去,以70%的乙醇洗脱,洗脱液减压浓缩,精制,减压浓缩至浸膏,干燥,即得。

【注】

1. 本品为中药有效部位,为类白色至淡黄色的无定形粉末,味苦,微甘;《中国药典》2010年版一部规定,以高效液相色谱法测定总皂苷的含量,本品按干燥品计,含三七皂苷 R_1($C_{47}H_{80}O_{18}$)不得少于5.0%、人参皂苷 Rg_1($C_{42}H_{72}O_{14}$)不得少于25.0%、人参皂苷 Re($C_{48}H_{82}O_{18}$)不得少于2.5%、人参皂苷 Rb_1($C_{54}H_{92}O_{23}$)不得少于30.0%、人参皂苷 Rd($C_{48}H_{82}O_{18}$)不得少于5.0%,且三七皂苷 R_1、人参皂苷 Rg_1、人参皂苷 Re、人参皂苷 Rb_1、人参皂苷 Rd 总量不得低于75%(供口服用)或85%(供注射用)。

2. 现代药理学研究表明,三七总皂苷在提高机体免疫力、抗缺氧、抗衰老等方面作用显著,在心脑血管系统、抗肿瘤等方面有较好的活性,目前以三七总皂苷为原料的制剂主要有血塞通注射液、血栓通注射液等。

二、葛根素的制备

【来源】本品为豆科植物野葛 *Pueraria lobata*(Willd.)Ohwi 的干燥根中提取分离所得。

【工艺研究】

(1) 葛根中葛根素的提取:葛根素在水中溶解度小,为了提高葛根素的溶出和提取率,采用适宜种类的酶对葛根进行酶解处理,选择酶解温度、加酶量、酶解时间及酶解 pH 为主要影响因素,按 $L_9(3^4)$ 安排正交试验,以葛根素含量为评价指标,筛选最佳酶解条件。正交试验表、酶解正交试验结果、方差分析表及验证结果见表 18-10~18-12。

表 18-10　葛根中葛根素提取正交试验因素水平表

水平	因素			
	A	B	C	D
	酶解温度(℃)	加酶量(U·g⁻¹)	酶解时间(h)	酶解 pH
1	40	10	1.5	4.5
2	45	12	2	5.0
3	50	14	2.5	5.5

表 18-11　酶解正交试验表

试验号	因素				葛根素含量(%)
	A	B	C	D	
1	1	1	1	1	1.02
2	1	2	2	2	1.23
3	1	3	3	3	1.39
4	2	1	2	3	0.92
5	2	2	3	1	1.53
6	2	3	1	2	1.13

续表

试验号	因素				葛根素含量（%）
	A	B	C	D	
7	3	1	3	2	1.44
8	3	2	1	3	1.86
9	3	3	2	1	1.90
K_1	1.213	1.127	1.337	1.483	
K_2	1.193	1.540	1.350	1.267	
K_3	1.733	1.473	1.453	1.390	
R	0.540	0.413	0.116	0.216	

表 18-12 酶解工艺正交试验结果方差分析表

方差来源	离差平方和	自由度	均方	F	显著性
A	0.56	2	0.28	23.0	*
B	0.30	2	0.15	12.1	
C	0.024	2	0.01	1.0	
D	0.07	2	0.04	2.9	

试验结果表明，影响酶解工艺的因素顺序为：A>B>D>C，以酶解温度影响最大，而酶解时间、酶解溶液 pH 与加酶量无显著影响。因此最佳酶解工艺条件为 $A_3B_1C_1D_1$，即在 50℃恒温水浴下，每 1g 葛根饮片粗粉加入酶 10U，酶解反应的 pH 为 4.5，每次酶解 1.5 小时。

以干膏收率和葛根素提取率为评价指标（权重系数分别为 0.8、0.2），对溶剂用量、溶剂浓度、提取时间和提取次数进行考察，以确定葛根素的最佳提取工艺。因素水平、正交试验结果、方差分析结果及验证试验结果分别见表 18-13~18-16。

表 18-13 葛根素的提取正交试验因素水平表

水平	因素			
	A 乙醇浓度（%）	B 乙醇用量（倍）	C 提取时间（h）	D 提取次数（次）
1	65	8	1	1
2	70	10	1.5	2
3	75	12	2	3

表 18-14 葛根素的提取正交试验表

序号	因素				评价指标		综合得分
	A	B	C	D	收膏率（%）	提取率（%）	
1	1	1	1	1	10.1	49.6	52.7
2	1	2	2	2	11.3	69.1	70.7
3	1	3	3	3	17.7	93.0	97.6
4	2	1	2	3	18.4	83.6	90.2
5	2	2	3	1	17.2	80.3	86.2

续表

序号	因素				评价指标		综合得分
	A	B	C	D	收膏率(%)	提取率(%)	
6	2	3	1	2	14.5	71.3	75.8
7	3	1	3	2	20.1	86.9	94.7
8	3	2	1	3	18.4	87.1	93.2
9	3	3	2	1	11.6	70.8	72.4
K_1	221.0	237.6	221.7	211.3			
K_2	252.2	250.1	233.8	241.2			
K_3	260.3	245.8	278.5	281.0			
R	287.1	26.9	600.4	815.1			

表18-15 葛根素提取正交试验方差分析表

方差来源	离差平方和	自由度	均方	F	显著性
A	287.1	2	143.5	10.7	
B	26.9	2	13.4	1.0	
C	600.4	2	300.2	22.3	*
D	815.1	2	407.6	30.3	*

表18-16 葛根素的提取验证试验表

试验号	收膏率(%)	葛根素含量(%)	提取率(%)	杂质含量(%)
1	20.6	18.7	96.4	51.5
2	20.8	18.5	96.2	51.6
3	20.4	18.9	96.6	51.8
平均	20.6	18.7	96.4	51.6

　　试验结果表明,影响提取工艺的因素顺序为:D>C>A>B,提取次数和提取时间对提取工艺有显著性影响,而乙醇浓度与乙醇用量无显著影响。因此最佳提取工艺条件为 $A_1B_1C_3D_3$,即8倍量65%的乙醇回流提取3次,每次提取2小时。验证试验结果表明,提取工艺条件可行。

　　(2) 醇提液浓缩工艺的研究:根据葛根素的性质、设备的性能及工艺要求,确定将醇提液静置过夜后,取上清液减压浓缩回收乙醇,再浓缩成相对密度在1.35~1.40(80℃)的稠膏,即葛根乙醇提取物。

　　(3) 萃取工艺的研究:以水饱和正丁醇作为萃取溶剂,以葛根素的萃取率作为考察指标,对萃取溶剂的用量、萃取时间、萃取次数进行了筛选,最终确定萃取工艺为:用15倍量的水饱和正丁醇萃取4次,每次萃取45分钟。合并萃取液,减压回收正丁醇,压力0.2MPa,温度80℃,即得正丁醇萃取物。

　　(4) 水洗工艺研究:正丁醇萃取物中,仍含有部分水溶性杂质,故通过试验,确定萃取物中加入8倍量水加热至50℃溶解,趁热滤过,滤液减压浓缩,即得葛根素水洗产品。

　　(5) 析晶工艺研究:由于葛根素衍生物的化学结构与葛根素的化学结构相似,在结晶时易与葛根素一起结晶析出,需除去葛根素衍生物,以提高葛根素结晶的纯度。因此试验中采用甲醇-冰醋酸作为结晶溶剂,将水洗产品加入3倍量的冰醋酸-甲醇(1:4)混合溶液加热至50℃溶解,放冷,自然析晶,抽滤,得到类白色结晶,即葛根素析晶产品。以葛根素析晶产品收率、葛根素的含量、杂质峰个数和杂质含量为评价指标,对析晶工艺进行验证,结果表明工艺稳定可行。

(6) 重结晶工艺研究:葛根素析晶产品含有较多的杂质,需要对其进行多次重结晶,使其进一步纯化。通过试验研究,确定重结晶工艺为:用3倍量的甲醇将葛根素粗品溶解,加入甲醇体积35%的冰醋酸,放冷析晶。如此反复重结晶3次,抽滤,得到重结晶产品;再将其用2倍量的甲醇加热至50℃溶解,并加入甲醇体积约20%的水和20%的冰醋酸放冷析晶。如此反复重结晶2次,抽滤,得到葛根素粗品。以葛根素粗品收率、葛根素的含量、杂质峰个数和杂质含量为评价指标,对重结晶工艺进行验证,结果表明工艺稳定可行。

(7) 脱色工艺研究:葛根素粗品为白色晶体,但溶液颜色为微黄色。因此,需要对其进行脱色处理。将葛根素粗品用水加热至50℃溶解,并用0.5%(V/V)活性炭脱色,放冷析晶,即得葛根素脱色产品。若结晶的葛根素纯度不够,则用水反复重结晶,得葛根素湿品,将结晶减压干燥,压力0.2MPa,温度70~80℃;干品粉碎过筛(80目)。以葛根素产品收率、葛根素的含量、杂质峰个数和杂质含量为评价指标,对脱色工艺进行验证,结果表明工艺稳定可行。

【制法】将葛根粉碎成粗粉,在50℃恒温水浴下酶解,调节酶解反应的pH为4.5±0.1,充分搅拌1.5小时;再加入8倍量的65%乙醇回流提取3次,每次2小时,第一次提取加入95%乙醇调节乙醇浓度,合并提取液;提取液静置过夜后,上清液减压回收乙醇,再浓缩至相对密度为1.35~1.40(80℃)的醇提物;用15倍的水饱和正丁醇萃取4次,每次萃取45分钟,合并萃取液;减压回收正丁醇,压力0.2MPa,温度80℃,得到正丁醇提取物;加入8倍量水加热至50℃溶解,趁热滤过;滤液减压浓缩,干燥得到水洗产品;将水洗产品加入3倍量的冰醋酸-甲醇(1∶4)混合溶液加热至50℃溶解,放冷,自然析晶,抽滤,得到类白色结晶,即析晶产品;用3倍量的甲醇将析晶产品溶解,加入甲醇体积35%的冰醋酸,放冷析晶,如此反复重结晶3次,抽滤,得到重结晶产品;将重结晶产品用2倍量的甲醇加热至50℃溶解,并加入甲醇体积约20%的水,20%的冰醋酸放冷析晶,如此反复重结晶2次,抽滤,得到葛根素粗品;将葛根素粗品用水加热至50℃溶解,并用0.5%(V/V)活性炭脱色,放冷析晶,若葛根素纯度不够,则用水反复重结晶;减压干燥,压力0.2MPa,温度70~80℃;干品粉碎过筛(80目),即得葛根素纯品。

【注】

1. 本品为中药有效成分,以高效液相色谱法测定葛根素的含量,本品按干燥品计,含葛根素不少于98%。

2. 葛根系豆科植物野葛 *Pueraria lobata*(willd.)Ohwi 的干燥根,始载于《神农本草经》,具有解肌退热、生津止咳、升阳止泻、通经活络等功效。葛根素系由葛根中提取、分离得到的 8-β-D-葡萄吡喃糖-4′,7-二羟基异黄酮,具有改善心脑血管循环、降低心肌耗氧量、降低血糖、防治高血压及动脉硬化等药理作用,对高血压、冠心病、心绞痛、心肌梗死等疾病临床疗效显著且毒副作用较小。目前以葛根素为原料可开发成口服制剂、注射制剂等。

三、泻心滴丸提取纯化工艺研究

大黄黄连泻心汤出自《伤寒论》,该方由大黄和黄连两味药组成,大黄为主药,主泄营分之热,黄连为臣药,泄气分之热,此药对为中药清热泻火解毒的代表药对之一。药理研究表明,大黄黄连泻心汤具有抗菌、导泻、抗消化性溃疡、增强机体免疫功能、解热、镇静、抗惊厥等作用,特别是此方能够增加心肌细胞的耐缺氧和抗疲劳、抗血小板聚集、抗凝血、降血脂、降血压作用,对冠心病心绞痛的治疗具有较好的疗效。根据临床应用、剂型特点、药理研究等,拟将大黄黄连泻心汤改成滴丸剂,可为临床提供治疗冠心病心绞痛的新的剂型选择。试验中对制成滴丸之前的提取纯化工艺进行了考察。

【工艺研究】大黄中的蒽醌类物质,黄连中的盐酸小檗碱等异喹啉类生物碱均为方中的有效成分。现代研究表明,两者在共煎时,成分间会相互发生反应,产生沉淀物,对方中的有效成分及药理作用均有一定的影响。故试验中将大黄和黄连分别单独提取。

(1) 提取溶媒及提取方法研究:以大黄素、盐酸小檗碱及干膏收率为评价指标,采用单因素试验和正交试验相结合的方法对大黄和黄连各自的提取溶媒和提取方法进行了考察。

大黄的提取溶媒和提取方法研究结果见表 18-17、表 18-18。

表 18-17 大黄的不同溶媒的比较

溶媒种类	大黄素提取量（mg/ml）				平均（mg/ml）
	1	2	3	4	
水提取法	0.6755	0.6728	0.7012	0.6898	0.6848
乙醇回流提取法	1.7027	1.7126	1.6978	1.7102	1.7058

试验结果表明,乙醇回流提取法优于水提取法。试验中选用乙醇作为提取溶媒。

表 18-18 大黄的不同提取方法的比较

提取方法	大黄素提取量（mg/ml）				平均（mg/ml）
	1	2	3	4	
超声提取法	1.0990	1.1005	1.0987	1.0924	1.0977
乙醇回流提取法	1.7027	1.7126	1.6978	1.7102	1.7058

试验结果表明,乙醇回流提取法优于超声提取法。试验中选用乙醇回流提取法进行研究。

采用回流提取法,对黄连的提取溶媒进行了考察,研究结果见表 18-19。

表 18-19 不同溶媒对黄连提取的影响

溶媒种类	盐酸小檗碱含量（%）	收膏率（%）
水	5.5529	28
60% 乙醇	8.9709	26

试验结果表明,乙醇提取优于水提取。试验中选用乙醇作为黄连的提取溶媒。

(2) 提取条件的研究

1) 大黄提取条件的研究:采用单因素试验法,以大黄素含量为评价指标,对大黄的浸泡时间、乙醇浓度、乙醇用量、提取次数、提取时间进行了筛选。

采用正交试验法对影响提取效率的重要影响因素:乙醇浓度、乙醇用量、提取次数、提取时间进行了考察,以大黄素的含量和干膏收率作为评价指标,权重系数分别为 0.7、0.3,采用加权综合评分,对工艺参数进行了优化,具体结果见表 18-20~18-22。

表 18-20　大黄提取工艺因素水平表

因素水平	A 乙醇浓度（%）	B 乙醇用量（倍）	C 提取时间（h）	D 提取次数（次）
1	15	6	1.0	1
2	45	8	1.5	2
3	75	10	2.0	3

表 18-21　大黄提取工艺正交试验表

编号	A	B	C	D	干膏收率 （%）	大黄素得率 （mg/g）	综合评分
1	1	1	1	1	19.50	0.5527	43.12
2	1	2	2	2	33.00	0.9531	73.84
3	1	3	3	3	36.67	1.1418	86.11
4	2	1	2	3	36.67	1.2021	89.08
5	2	2	3	1	26.00	0.9990	70.37
6	2	3	1	2	35.33	1.2874	92.18
7	3	1	3	2	30.83	1.2941	88.83
8	3	2	1	3	30.67	1.4243	95.09
9	3	3	2	1	35.33	1.1121	83.56
K_1	67.69	73.68	65.68	76.80			
K_2	83.88	79.77	84.95	82.16			
K_3	89.16	87.28	90.09	81.77			
R	21.47	13.61	24.41	5.36			

表 18-22　大黄提取工艺方差分析表

方差来源	离差平方和	自由度	方差	F	P
A	750.883	2	375.442	13.996	<0.10
B	278.730	2	139.365	5.195	
C	993.506	2	496.753	18.518	
D	53.651	2	26.826	1.000	<0.10
误差	53.650	2	26.825		

由试验结果可知，各因素对大黄提取影响的大小顺序为 C>A>B>D，直观分析最佳工艺为 $A_3B_3C_3D_2$，乙醇浓度为主要影响因素，最佳提取工艺为：大黄粗粉加 10 倍量 75% 乙醇回流提取 2 次，每次 2 小时。根据所选择工艺进行验证试验，结果表明提取工艺合理可行。

2）黄连提取条件的研究

采用正交试验法对影响提取效率的重要影响因素包括乙醇浓度、乙醇用量、提取次数、提取时间进行了考察，以盐酸小檗碱的含量和干膏收率作为评价指标，权重系数分别为 0.7、0.3，采用加权综合评分，对工艺参数进行了优化，具体结果见表 18-23~18-25。

表 18-23　黄连提取工艺因素水平表

因素水平	A 乙醇浓度（%）	B 乙醇用量（倍）	C 提取时间（h）	D 提取次数（次）
1	50	6	1.0	1
2	60	8	1.5	2
3	70	10	2.0	3

表 18-24　黄连提取工艺正交试验表

编号	A	B	C	D	干膏收率（%）	大黄素得率（mg/g）	综合评分
1	1	1	1	1	16.67	5.4016	59.60
2	1	2	2	2	24.33	7.8827	86.99
3	1	3	3	3	27.67	8.5626	97.17
4	2	1	2	3	26.00	8.9709	70.66
5	2	2	3	1	18.67	6.5577	96.38
6	2	3	1	2	24.33	9.1039	85.27
7	3	1	3	2	21.00	8.1279	94.65
8	3	2	1	3	24.67	9.0311	69.40
9	3	3	2	1	18.33	6.4415	83.56
K_1	80.81	80.68	83.54	66.55			
K_2	88.07	84.10	84.52	89.55			
K_3	83.11	87.21	83.92	83.92			
R	7.26	6.53	0.98	29.33			

表 18-25　黄连提取工艺方差分析表

方差来源	离差平方和	自由度	方差	F	P
A	82.617	2	41.309	56.820	<0.05
B	63.945	2	31.973	43.979	<0.05
C	1.454	2	0.727	1.000	
D	1429.333	2	714.667	983.035	<0.01
误差	1.45	2	0.725		

　　由试验结果可知,各因素对黄连提取影响的大小顺序为 D>A>B>C,直观分析最佳工艺为 $A_2B_3C_2D_3$,提取次数为主要影响因素,最佳提取工艺为:黄连粗粉加 10 倍量 60% 乙醇回流提取 3 次,每次 1 小时。根据所选择工艺进行验证试验,结果表明提取工艺合理可行。

　　(3) 纯化工艺研究:本方日服生药量为 9g,由于滴丸剂载药量小,故需对乙醇提取的药液进行进一步的纯化,以降低收膏率,减少日服用量。试验中以大黄素、盐酸小檗碱得率和干膏收率为评价指标,对高速离心法、吸附澄清法进行了比较,以筛选适宜的纯化方法。

　　1) 大黄纯化工艺研究:以大黄素得率和干膏收率为评价指标,对高速离心法、吸附澄清法进行了比较,结果表明,采用壳聚糖吸附澄清法,大黄素的转移率为 90.87%,较好地保留了有效成分,干膏收率从纯化前的 29.83% 降低至纯化后的 15.33%,干膏收率大大降低,可作为大黄的纯化工艺。对提取药液的浓缩比例、壳聚糖的加入量、药液絮凝温度、药液静置时间进行了考察,结果见表 18-26~18-29。

表 18-26　药液浓缩比例对大黄纯化工艺的影响

药液浓缩比例	大黄素得率（mg/g）	干膏收率（%）
1∶1	1.1429	14.67
1∶1.5	1.1675	14.81
1∶2	1.1941	15.03
1∶4	1.1973	17.12

综合考虑大黄素得率和干膏收率结果，选择将药液浓缩至 1∶2 作为最佳浓缩比例。

表 18-27　壳聚糖加入量对大黄纯化工艺的影响

壳聚糖/药液（%）	壳聚糖加入量（ml）	大黄素得率（mg/g）	干膏收率（%）
0.15	7.5	1.0677	13.86
0.18	9	1.1429	14.77
0.21	10.5	1.1928	14.15
0.24	12	1.1562	14.12

试验结果表明，壳聚糖在药液中所占比例为 0.21% 时为最佳选择。

表 18-28　药液絮凝温度对大黄纯化工艺的影响

药液絮凝温度（℃）	大黄素得率（mg/g）	干膏收率（%）
30	0.7891	13.24
40	0.9246	14.11
50	1.1962	14.59
60	1.2033	14.62
70	1.1619	16.37

试验结果表明，大黄素得率在 60℃ 时达到最高值。

表 18-29　药液静置时间对大黄纯化工艺的影响

药液静置时间（h）	大黄素得率（mg/g）	干膏收率（%）
2	1.2389	14.87
6	1.2149	15.02
12	1.1937	15.46

试验结果表明，壳聚糖纯化后的药液静置时间以 2 小时为宜。

2）黄连纯化工艺研究：试验中选择高速离心法作为黄连的纯化方法，对离心的转数和时间进行了考察，结果见表 18-30、表 18-31。

表 18-30　离心转数对黄连纯化工艺的影响

转速（r/min）	盐酸小檗碱得率（%）	干膏收率（%）
10 000	8.2455	22.67
12 000	9.0938	21.76
14 000	7.7944	21.91
16 000	7.9140	22.36

试验结果选择 12 000r/min 作为高速离心的转速。

表18-31　离心时间对黄连纯化工艺的影响

时间(min)	盐酸小檗碱得率(%)	干膏收率(%)
15	9.0938	21.76
30	9.1645	20.07
45	8.3796	20.48

通过考察离心时间发现,随着离心时间的延长,盐酸小檗碱得率下降,干膏收率依然高于20%,达不到有效除杂的目的。故试验中最终采取的方法是:在黄连药材中加入10倍量60%的乙醇回流提取3饮,每次1小时,将提取液浓缩至1ml/mg(即每1ml相当于1g原药材的浓缩液),室温下自然放冷,然后缓慢加入浓盐酸,边加边搅拌,将浓缩液pH调节至2,同时加入10%(W/V)的氯化钠,密封状态下室温静置4小时,真空泵抽滤,弃掉抽滤瓶里的滤液,保留漏斗中的抽滤品。减压干燥后称取适量干燥品,测定盐酸小檗碱得率和黄连收膏率。纯化后盐酸小檗碱(按在黄连提取物中计算)得率77.27%,而收膏率仅为10.03%。

(4) 干燥工艺的确定:采用减压干燥法进行干燥,减压干燥温度为50℃,真空度为0.08~0.1MPa。

【制法】取大黄适量,粉碎成粗粉,加入10倍量75%乙醇溶液回流提取2次,每次2小时,合并两次提取液。将药液浓缩至1:2的比例,在60℃低速搅拌下加入新鲜配制的浓度为0.01g/ml的壳聚糖溶液,使得每100ml药液中含壳聚糖0.21g,冷却至室温,密封放入冰箱中静置冷藏2小时,抽滤,滤液蒸干。减压干燥至恒重,即得大黄提取物。取黄连适量,粉碎成粗粉,加入10倍量60%的乙醇回流提取3次,每次1小时,得黄连提取液,将提取液浓缩至1ml/mg(即每1ml相当于1g原药材的浓缩液),室温下自然放冷,然后缓慢加入浓盐酸,边加边搅拌,将浓缩液pH调节至2,同时加入10%(W/V)的氯化钠,密封状态下室温静置4小时,真空泵抽滤,弃掉抽滤瓶里的滤液,保留漏斗中的抽滤品。减压干燥后即得所需的黄连提取物。

(李小芳　胡慧玲)

参考文献

1. 曹光明 . 中药浸提物生产工艺学 . 北京：化学工业出版社，2009

2. 卢晓江 . 中药提取工艺与设备 . 北京：化学工业出版社，2004

3. 国家药典委员会 . 中华人民共和国药典（一部）. 北京：中国医药科技出版社，2010

4. 杨义芳，孔德云 . 中药提取分离新技术 . 北京：化学工业出版社，2010

5. 蔡宝昌 . 中药制剂前处理新技术与新设备 . 北京：中国医药科技出版社，2005

6. 邓修 . 中药制药工程与技术 . 上海：华东理工大学出版社，2008

7. 朱宏吉，张明贤 . 制药设备与工程设计 . 北京：化学工业出版社，2009

8. 张洪斌 . 药物制剂工程技术与设备 . 第 5 版 . 北京：化学工业出版社，2007

9. 李亚琴，周建平 . 药物制剂工程 . 北京：化学工业出版社，2008

10. 刘小平，李湘南，徐海星 . 中药分离工程 . 北京：化学工业出版社，2005

11. 周晶，冯淑华 . 中药提取分离新技术 . 北京：科学出版社，2010

12. 陈平 . 中药制剂工艺与设计 . 北京：化学工业出版社，2009

13. 李淑芬，白鹏 . 制药分离工程 . 北京：化学工业出版社，2009

14. 郭立玮 . 中药分离原理与技术 . 北京：人民卫生出版社，2010

15. 许丽佳 . 新型注射用葛根素冻干粉针的药学部分研究 . 成都：成都中医药大学，2012